만성통증 극복하기

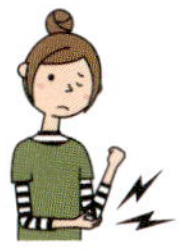
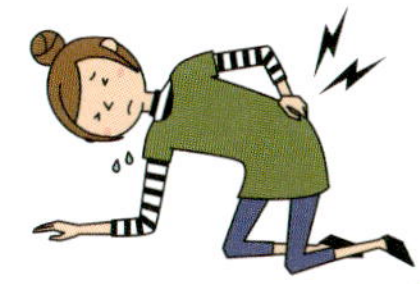

뇌과학으로 이해하는 통증의 접근법과 치료 가이드

만성통증 극복하기

Michiko HAMBA

정효준·서준원·김준호 옮김

이상철 감수

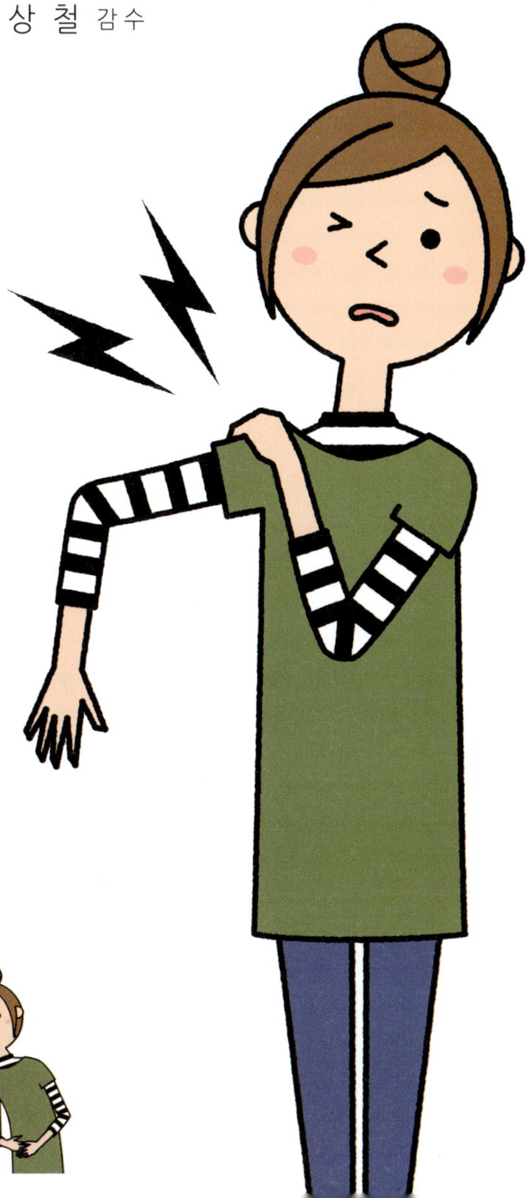
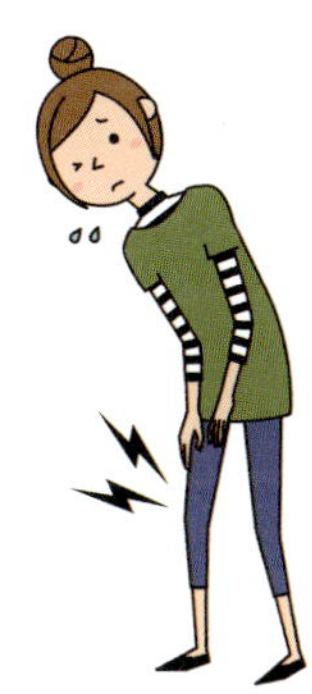
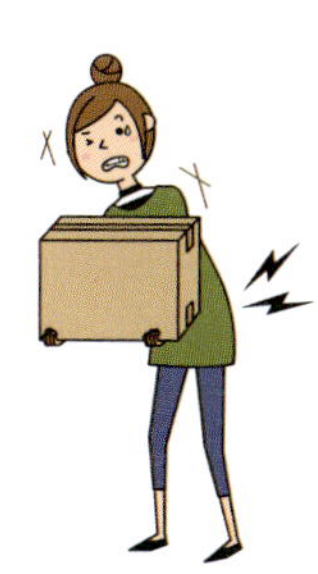
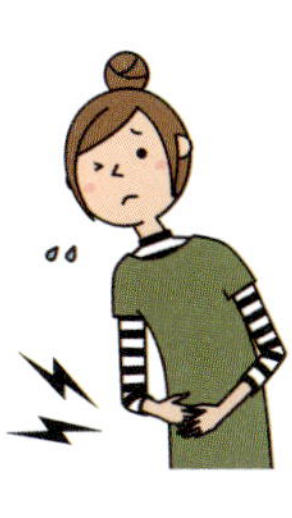

뇌과학으로 이해하는
통증의 접근법과 치료 가이드

만성통증 극복하기

발 행 2022년 7월 30일
지은이 Michiko HAMBA
옮긴이 정효준 · 서준원 · 김준호
감 수 이상철
발행인 홍성혁
발행처 신흥메드싸이언스
디자인 박은경
주 소 서울시 강서구 마곡중앙1로 10, 907호
(마곡동 한일노벨리아타워)
등록번호 제318-2007-000077호
전 화 02-6956-8670
팩 스 02-6956-8671
홈페이지 www.shmed.co.kr
ISBN 978-89-6498-081-1 93510
정 가 28,000원

감수
- 이상철마취통증의학과의원 이상철

옮긴이
- 수재활의학과의원 정효준, 서준원
- 서울지온정형외과의원 김준호

옮긴이 서문

환자를 진료하기 전에도 주위에서 아프다는 얘기를 참 많이 들었습니다.

심각한 질환도, 외상도 없었음에도 몸의 여기저기가 아픈 가족들을 생각하면 답답하고 속이 상했습니다. 그들과 함께 살아가기 위해 의사가 되었는지도 모르겠습니다.

그런데 그 통증을 배우고, 치료하는 입장이 된 지금도 통증에 관해 설명하는 것은 어렵습니다. 모르는 것이 너무 많다는 것을 매일 배우고 있기 때문입니다. 같은 질환이라고 해도 드러나는 증상은 다르고, 같은 환자에게서도 시기에 따라 호소가 달라집니다. 게다가 이 책의 주제인 만성통증으로 전환이 되면, 특별한 원인이 없어도 계속 아프게 됩니다. 이번 번역은 만성통증 환자들의 고통을 공감하고 치료해 가는 힌트를 배울 수 있는 계기가 되었습니다. 독자분들도 이 책을 통해 통증의 다양한 측면과 관련 질환, 새로운 치료에 대해 배울 수 있을 것입니다.

길지 않은 인생 중 통증이 없는 시간이 조금이라도 길어질 수 있도록 매일 노력하겠습니다. '일상 속의 재활로 통증을 치료하자'라는 미션을 실천해 나가겠습니다.

통증 치료에 대해 많은 통찰을 주신 이상철 교수님과 신흥메드싸이언스 관계자분들께 감사드립니다.

2022년 7월
수재활의학과의원
정 효 준

감수의 글

이 책은 통증의 정의와 전달기전, 치료에 관해 정리해 놓은 책입니다.

내용을 목차 순으로 보면, 1장에서는 만성통증의 정의와 분류에 관해 설명하였습니다. 또한, 이와 관련된 제반 문제, 즉 환자 수와 의료비, 정신질환 및 평가 방법에 대해 다루었습니다. 2장에서는 만성통증의 기전에 관해 설명하기 위해 통증의 정보 전달경로, 통증을 억제하기 위한 뇌내 기능과 구조에 대해 다루었습니다. 3장에서는 침해수용성 만성통증, 4장에서는 신경병증성 만성통증, 5장에서는 비기질성 만성통증에 관해 기술하였습니다. 6장에서는 만성통증의 치료법에 대해 소개하였습니다. 또한 약물치료, 신경차단술, 인지행동요법, 마음챙김, 뇌자극 치료법, 근육운동 등을 설명하였습니다. 7장에서는 신경퇴행성 질환과 만성염증의 관계를 다루었습니다.

이처럼 다양한 측면에서 만성통증을 정의하고, 치료법을 설명하고, 관련 질환과의 관계를 다룬 것이 이 책의 특징이라고 생각합니다.

역자인 정효준 원장과는 한 통증 관련 학회에서 만나 인사를 나누게 되었는데 재활의학과 전문의로서 주로 뇌/척수손상 환자의 재활치료를 담당하다가 통증 치료에 관심을 갖게 되면서 제 강의와 저술을 접하게 되었다고 하였습니다. 그 후 우연한 기회에 둘이 마주 앉아 통증 치료에 관한 진솔한 이야기를 나눌 기회를 갖게 되었는데 정효준 원장이 진료로 눈코 뜰 새 없이 바쁜 일정 속에서도 많은 책자들을 번역하는데 힘을 쏟고 있는 그 뜨거운 열정에 저는 진심으로 감탄하게 되었습니다.

이 책도 그 열정으로 만든 작품의 하나인 바 통증 치료에 관심이 있는 분들이 외래에서 매일 마주치는 만성통증 환자들을 진료하는 데 좋은 지침서가 되리라 생각합니다.

2022년 7월
이상철마취통증의학과의원
원장 이 상 철

서 문

본서는 만성통증의 수수께끼를 풀기 위해 뇌과학, 신경과학의 관점에서 접근한 최초의 책이다.

만성통증은 급성통증이 장기화된 것이 아닌 뇌 회로망의 변화로 인한 통증이 주체이다. 그로 인해 치료가 어려워지고 환자 수는 각국 공통적으로 인구의 20% 이상을 차지하고 있다. 만성통증의 치료에 드는 의료비는 엄청나 암이나 심장병의 의료비보다 훨씬 많이 든다. 이런 사태를 어떻게든 해결해야 하는 것이 세계 연구자들과 임상의사들의 바람이다.

급성통증은 메커니즘도, 치료법도 눈부시게 발전하였는데 왜 '만성통증 메커니즘의 규명은 늦었는가?'는 자주 언급된다. 인간의 뇌내 활동을 on-line으로 분석하는 방법이 없었던 것이 지연의 주된 원인이지만 초고령 사회로 이동이 빨랐던 것도 환자 증가를 초래한 원인이 되었다. 비로서 기능적 뇌 영상기법의 발전에 의해 뇌내 기구가 해석되면서 통증 개념의 큰 패러다임이 변화하고 있다.

우리는 지금 인류 역사의 큰 변곡점에 살면서 흔하지 않은 순간을 마주하고 있다. 이렇게 짧은 기간에 평균 수명이 배로 늘어난 것은 현생 인류의 역사에 전례가 없다. 누구나 오래 사는 시대란 누구나 만성통증과 신경병증성 질환에 시달릴 수 있다는 것을 의미한다. 여러 가지 어려운 문제들이 한꺼번에 분출되어 혼돈의 와중에 있는 것이 현대이다.

그러나 소용돌이 치는 혼돈 속에서 신경과학, 뇌과학은 눈부시고 빠르게 새로운 단계로 진입해왔다. 본서에서는 최신 과학의 관점에서 만성통증의 메커니즘을 크게 2가지로 나누어 해설하였다. ① 만성통증(만성요통, 섬유근육통 등)의 뇌 메커니즘과 치료법을 전반에, ② 만성염증에 의한 신경병증성 질환(파킨슨병 등)의 병태와 기능 구조를 후반에 기술하였다.

종래의 통증 서적과는 크게 다르다고 느낄 수 있다. 그러나 ①도 ②도 통증의 새로운 개념이며 향후 의료에 대한 문제 제기이다. ②에 관해서는 현대의 혼돈을 건강으로 이끄는 해법으로서 근력운동이 가져올 Super-healthy한 생리적 의의를 보여 주었다. 만성염증을 막는 확실한 특효약이다. 근골격계 기능의 유지와 향상을 담당하는 정형외과 영역에 새롭고 중요한 사명이 더해지고 있다. 본서가 임상의 새로운 치료법을 개척하는 효시가 되기를 간절히 바란다.

Michiko HAMBA

목 차

마지막 장 165

Box 일람

약어 목록

Aβ	amyloid-β
ACC	anterior cingulate cortex
AIC	anterior insular cortex
Amy	amygdala
BDNF	brain-derived neurotrophic factor
BOLD	blood oxygenation level-dependent signal
BS-POP	Brief Scale for Psychiatry Problem in Orthopaedic Patients
CRPS	complex regional pain syndrome
DAMP	damage-associated molecular pattern
DLF	dorsolateral funiculus
dlPFC	dorsolateral prefrontal cortex
DLPT	dorsolateral ponto-mesencephalic tegmentum
DMN	default mode network
DMOAD	disease-modifying osteoarthritic drug
FC	functional connectivity
FGF-2	fibroblast growth factor-2
FM	fibromyalgia
fMRI	functional magnetic resonance imaging
HP	hippocampus
HPA axis	hypothalamic-pituitary-adrenal axis
IC	insular cortex
LBD	Lewy body dementia
LC	locus coeruleus
LTP	long-term potentiation
MCI	mild cognitive impairment
NAc	nucleus accumbens
NLR	Nod-like receptor
NRM	nucleus raphe magnus
NRS	Numerical Rating Scale
OFC	orbitofrontal cortex
PAG	periaqueductal gray
PAMP	pathogen-associated molecular pattern
PCS	Pain Catastrophizing Scale
PET	positron emission tomography
PFC	prefrontal cortex
PGC1-α	PPAR gamma coactivator-1-α
PPAR-γ	peroxisome-proliferator-activated receptor-gamma
Preclinical AD	preclinical Alzheimer disease
ROS	reactive oxygen species
rTMS	repetitive transcranial magnetic stimulation
RVM	rostral ventromedial medulla
SNRI	serotonin noradrenalin reuptake inhibitor

SOD	superoxide dismutase
SPECT	single photon emission computed tomography
SSRI	selective serotonin reuptake inhibitor
tDCS	ranscranial direct current stimulation
TGF-β	transforming growth factor-β
UCP	uncoupling protein
VAS	Visual Analogue Scale
VEGF	vascular endotherial growth factor
vlPFC	ventrolateral prefrontal cortex
VTA	ventral tegmental area

제 1 장

만성통증이란 무엇인가?

I 만성통증의 정의와 분류

이 장에서는 만성통증의 윤곽을 명확히 하기 위해 만성통증의 정의, 분류, 만성통증의 실태, 통증의 평가 및 측정법 등을 다룬다.

만성통증은 급성통증이 지속된 것이 아니라 주로 뇌 회로망의 변화에 따라 생기는 통증이다. 그러므로 급성통증의 치료법은 만성통증의 완화에 효과를 발휘하지 못하는 경우가 많다. 만성통증 환자는 계속 증가하여 각국 모두 인구의 약 20%에 달하고 있다. 일본에서의 환자 수는 2,300만명으로 추산되어 일본 성인 인구의 22.5%에 해당한다.

통증 연구의 세계적인 선구자 Wall PD는 만성통증이 현대의 epidemic이 될 것을 일찍부터 예견하여 'Challenge of Pain'[2]이나 'The War Against a Silent Epidemic'[5]을 저술했고, 만성통증의 수수께끼 풀이를 전 세계의 연구자나 임상의들에게 호소하였다. 그 노력에 의해 국제통증학회(International Association of Study of Pain : IASP)가 1974년에 설립된 이래 급성통증의 기전은 분자/유전자 수준으로 눈부시게 해명되어 왔다. 하지만 급성통증과는 대조적으로 만성통증의 수수께끼 풀이는 여의치 않아 훨씬 늦어지게 된 것이다. 그러나 최근의 기능적 뇌 영상검사에 의해 만성통증의 뇌내 기전이 밝혀지고 있으며 치료법을 찾기 위한 도전이 시작되고 있다. 이 장에서는 만성통증의 윤곽과 현상 그리고 문제점을 서술한다.

1. 만성통증의 정의

만성통증은 IASP에 의해 '치료에 필요할 것으로 기대되는 시간의 정도를 넘어서 지속되는 통증 또는 진행성 비암성 질환과 관련된 통증'으로 정의되어 있다.[1)] 이는 1987년에 Bonica JJ에 의해 정의된 분류이지만 현재에도 이 정의가 사용되고 있다.

만성통증이 발병 후 몇 개월부터인지, 어떤 증상이 만성통증인지 등의 명확한 기간이나 증상을 정한 기준은 없다. 그러나 보통은 발병 후 3개월 이상 지속되는 통증으로 보고 있다. 또한, 통증이 심해서 일상생활에 지장을 주는 난치성 통증은 기간이 짧아도 만성통증이라고 본다.

급성통증, 아급성통증, 만성통증

급성통증 : 생체가 침습되어 현재 생명이 위태롭다는 것을 알리는 경고신호이다. 위험으로부터 일시적 도피 및 안정과 치유를 요하는 시스템이기도 하다. 생명을 지키기 위한 원시적인 자기방어 본능으로서 교감신경 부신수질계(sympathoadrenal system)의 활동이 우위를 보이며 맥박은 빠르고, 혈압과 호흡수는 상승한다. 이는 적과 마주쳤을 때의 도피 및 투쟁 반사와도 비슷한 생체 반응이다.

창상, 타박상, 화상, 골절 등 말초조직 손상의 직후에는 침해수용성(nociceptive)의 급성통증이 발생한다. 신경절단, 척수손상, 추간판 탈출증 등 말초신경 혹은 중추신경계가 손상되었을 경우에는 신경병증성 급성통증이 발생한다. 급성통증의 기전은 유전자/분자 수준까지 해명되어 다양한 발통물질이나 염증 매개체가 식별되어 왔다. 또한, 이러한 리간드(ligand, 수용체에 결합하는 항체, 호르몬, 약제 따위의 분자)와 연관된 수용체나 미세아교세포(microglia)에 의한 반응계 등도 밝혀져 통증을 억제하는 약물이나 치료법이 다양하게 개발되고 있다.

아급성기 통증 : 급성통증의 단계는 끝났지만 아직 만성통증에는 도달하지 못한 시기의 통증을 말한다. 더 이상 생체 경고계로서의 의의는 없는 통증으로 침습 직후의 생체방어반응도 끝난 시기이다. 보통은 발병 후 3개월 이내의 통증을 말하며, 만약 이 시기에 적절한 치료가 이루어진다면 만성통증으로의 전환을 막을 가능성이 있다. 그러한 의미에서 중요한 시기이다.

만성통증 : 치료에 필요하다고 생각되어지는 시간을 넘어 지속되는 통증으로 정의되고 있다. 만성통증을 기전에서 보면 ① 퇴행성 관절증 등과 같이 말초조직에 염증을 일으키는 근원이 지속적으로 존재하고 있기 때문에 염증반응이 연쇄적으로 진행되어 통증이 오래 지속되는 경우가 있으며 이와는 별개로 상위 뇌에 투사된 침해신호에 따라 중추신경계의 기능에 변용이 일어나 통각과민의 상태가 장기로 지속되는 경우가 있다. 이 책에서는 전자를 ① 침해수용성 만성통증, 후자를 ② 신경병증성 만성통증과 ③ 비기질성 만성통증으로서 각각의 장으로 나누어 설명했다.

③ 비기질성 만성통증은 통증 연구의 긴 역사 가운데 '통증의 수수께끼'라고 불려왔다. 기전이 불분명하고, 풀리지 않는 수수께끼로 취급되어 왔기 때문이다. 우울증, 의욕저하, 수면장애, 고립감 등 불쾌정동을 반영한 병상이 전체적으로 나타난다. 기능적 뇌 영상검사에 따라 비로소 만성통증의 뇌내 기전이 밝혀지고, 그에 따른 인지행동요법, 마음챙김에 근거한 인지치료(MBCT), 약물요법, 운동요법, 뇌자극 치료법 등 다양한 치료법이 개발되고 있다.

2. 만성통증의 분류

이 책에서는 만성통증을 그 발생 기전에 따라 ① 침해수용성, ② 신경병증성, ③ 비기질성의 3가지로 크게 분류하여 설명한다(그림 1.1).

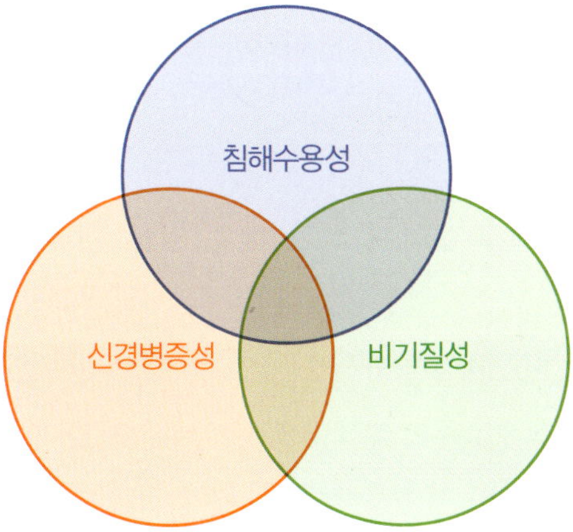

그림 1.1 만성통증을 발생 기전에서 세 가지로 분류한다.
침해수용성 만성통증에는 퇴행성 관절증, 류머티스 관절염 등이 있고, 신경병증성 만성통증에는 요추 추간판 탈출증, 척수손상 후 통증, 중추성 뇌졸중 후 통증이 있다. 비기질성 만성통증인 dysfunctional pain은 새로운 개념이다. 만성요통, 섬유근육통 등이 대표적인 예이다.

1) 침해수용성(nociceptive) 만성통증

말초조직이 외상, 골절, 화상, 산 및 알칼리 등의 침습을 받으면 말초감각신경종말이 자극되어 활동전위가 발생한다. 활동전위가 척수후각, 시상을 경유하여 대뇌피질 체성감각영역에 도달하면 '아프다'라는 감각이 생긴다. 침습을 받은 부위에서 발통물질이나 염증 매개체가 차례로 생성되며 감각신경종말은 이러한 화학물질에 반복적으로 자극되어 침해수용성의 통증이 발생한다.

염증을 일으키는 근원이 말초조직에 장기간으로 존재하는 퇴행성 관절증, 류머티스 관절염, 암일 때는 만성염증이 연쇄적으로 진행되므로 통증은 멈추지 않고, 만성적으로 반복된다. 면역세포에 의한 만성염증의 연쇄반응이나 수많은 침해수용체, 염증 매개체의 상세한 내용에 대해서는 제3장 '침해수용성 만성통증'을 참조하기 바란다.

2) 신경병증성(neuropathic) 만성통증

신경병증성 통증은 '체성감각 신경계의 병변 또는 질환에 따라 발생하는 통증'이라고 정의되어 있다. 말초신경 및 중추신경이 손상을 입은 후 통증이 심해지거나 장기화가 일어난 상태를 신경병증성 만성통증이라고 한다. 손상 부위의 상처가 치유된 후에도 신경조직의 형태나 상위 뇌에서 뇌 회로망의 변화가 일어나기 때문에 만성통증이 계속되는 것이다.

통증의 특징으로는 전기가 통하는 듯한 전격통(lacinating pain), 피부에 닿는 것만으로도 아픈 이질통(allodynia), 타는 듯하다고 표현하는 작열통(causalgie) 등이 있다. 대표적인 신경병증성 만성통증에는 요추 추간판 탈출증이나 척수손상 후 통증, 대상포진 후 신경통, 당뇨병성 신경장애, 중추성 뇌졸중 후 통증 등을 들 수 있다. 이러한 통증이 생기는 자세한 기전에 대해서는 제4장 '신경병증성 만성통증'을 참조하기 바란다.

3) 비기질성 만성통증(심리/사회적 요인에 영향을 받는 만성통증)

전신의 많은 영역으로 확대되는 통증이 있으며 우울증, 수면장애, 의욕저하, 식욕저하, 피로감 등의 증상을 동반하는 통증이다. 말초조직의 어디에도 발통물질이나 염증반응은 보이지 않으며 신경계 유래의 병변도 찾을 수 없다. 침해수용성 만성통증이나, 신경병증성 만성통증 중 어디에도 해당하지 않는다. 통증의 근원이 말초조직에서 발견되지 않기 때문에 의료관계자 및 가족이나 직장에서도 '정말 아픈가?'라고 의심받는 경우가 많다.

대표적인 예로는 만성요통, 섬유근육통, 턱관절증 등이 있다. 비기질성 만성통증은 기능적 뇌영상검사를 이용한 최근의 연구로 뇌의 통증 억제 기전의 기능부전에 의한 통증으로 밝혀졌다. 그리고 dysfunctional pain(중추기능장애성 통증)의 호칭[6]이 제창되었다. 심리적, 사회적 요인의 영향을 받기 쉬운 통증이다. 뇌 회로망의 변화에 따른 통증에 대해서는 제5장 '비기질성 만성통증'에서 자세히 설명한다.

여기까지는 만성통증의 분류에 대한 설명이며, '심인성 통증'이라는 어휘에 대하여 추가로 언급하고자 한다. 예전에 IASP에서는 통증을 ① 침해수용성 통증 ② 신경병증성 통증 ③ 심인성 통증의 3가지로 분류한 시절이 있었다.[3] 그러나 현재 '심인성'이라는 어휘는 정신과에서 사용을 피하고 있다. 또한, 뇌 영상판독에 기초한 통증의 기전과도 괴리가 있어 '심인성'이 뇌 회로망의 어디에서 유래하는지 불명확하다. 따라서, 이 책에서는 '심인성 통증'이라는 어휘는 쓰지 않는다.

WHO 국제통계분류 제11판(ICD-11)과의 관련 : IASP에서는 통증의 분류나 호칭을 정하는 논의가 전문위원회를 중심으로 진행되고, WHO가 작성하는 국제질병분류(International Satatistical Classification of Diseases and Related Health Problems : ICD)의 2017년 개정(ICD-11)에 맞춰 제안들이 논의되어 왔다.[4)]

ICD에는 지금까지 '만성통증'이라는 독립된 항목이 아닌 다양한 질환의 하부개념으로 기재되는 정도에 불과했기 때문이다. ICD-11에 대한 새로운 제언에서는 '인구의 20%가 호소하는 만성통증을 적절하게 분류하는 것은 세계적인 급무이다'라며 다음과 같은 새로운 분류를 제시하였다.

① 일차성(원발성) 만성통증 ② 암성 통증 ③ 수술 후 또는 외상 후 만성통증 ④ 신경병증성 만성통증 ⑤ 만성두통 및 구강안면통 ⑥ 만성내장통 ⑦ 만성근골격계 통증이다. 이상 7가지 분류에는 각각 5~10개의 세부항목이 있다.

이 중에서 ① 일차성(원발성) 만성통증은 일차적으로 생긴 통증 그 자체가 병태라는 의미이다. 통증을 일으킨 어떤 원인(예를 들면, 외상이나 수술)이 있고, 그 결과로 발생한 통증을 가리키는 것이 아님을 나타낸 점에서 새로운 인식이다.

IASP에 의한 새로운 발표는 향후 ICD-11에 포함될 가능성이 있다. 그러나 새로운 분류의 개념이 의료영역이나 사회에 정착되기까지는 아직 시간이 필요할 것이다. 그래서 이 책에서는 만성통증을 발생 기전에 따라 3가지로 분류하여 설명했다. 만성통증을 발생 기전에 따라 살펴보고, 설명하는 것이 임상에 있는 분들이나 독자들이 이해하기 쉽다고 생각했기 때문이다. 이점 부디 양해 바란다.

❖ 참고문헌

1. Bonica JJ : Importance of effective pain control. Acta Anesthesiol Scand 85(Suppl) : 1-16, 1987
2. Melzack R, Wall PD : "Challenge of Pain". Basic Books Inc, NY, 1983. 邦題「痛みへの挑戦」誠信書房, 東京, 1986
3. Merskey H, Bogduk N : Classification of Chronic Pain. Descriptions of Chronic Pain Syndromes and Definitions of Pain Terms. 2nd ed. Seattle : IASP Press ; 1994
4. Treede RD, Rief W, Barke A, et al : A classification of chronic pain for ICD-11. PAIN 156 : 1003-1007, 2015
5. Wall PD, Jones M : Defeating Pain : The War Against a Silent Epidemic. New York : Plenum Press ; 1991
6. Woolf CJ : What is this thing called pain? J Clin Invest 120 : 3742-3744, 2010

II 만성통증을 둘러싼 문제

1. 일본의 만성통증

만성통증의 실태는 '일본의 만성통증 보유자 실태조사'(Pain in Japan 2010)[8)]에 보고되었다. 이 조사는 2010년 6월~7월에 인터넷을 통해 20세 이상의 남녀를 대상으로 행해진 것으로 1차 조사에서 40,000 샘플, 2차 조사에서 5,998 샘플을 통해 추출되었다.

만성통증의 유병률 : 만성통증의 유병률은 성인인구의 22.5%로 추정된다. 2009년도의 성인인구를 1억 290만 1,000명(총무성 통계)으로 확대 추산하면 2,315만명이 만성통증에 시달린다는 계산이 된다.

만성통증의 부위 : 근골격계의 장애로 인한 통증이 압도적으로 많으며 요통(55.7%), 사십견이나 오십견 그리고 어깨결림(27.9%), 관절염(12.9%), 기타 근골격계 통증(9.6%), 추간판장애(8.8%), 무릎장애 등(7.3%), 퇴행성 관절증(6.1%), 좌골신경통(5.3%)이 있다. 이들은 두통 및 편두통(20.7%)이나 냉증(12.2%)을 크게 웃돌고 있다(그림 1.2).

통증의 크기와 성질 : 조사 대상자의 통증 강도를 NRS(Numerical Rating Scale, 0~10까지의 정수에 의한 수치적 평가 척도, 10이 가장 심한 통증)로 평가하면 NRS 5~7이 84%, 8~10이 16%였다.

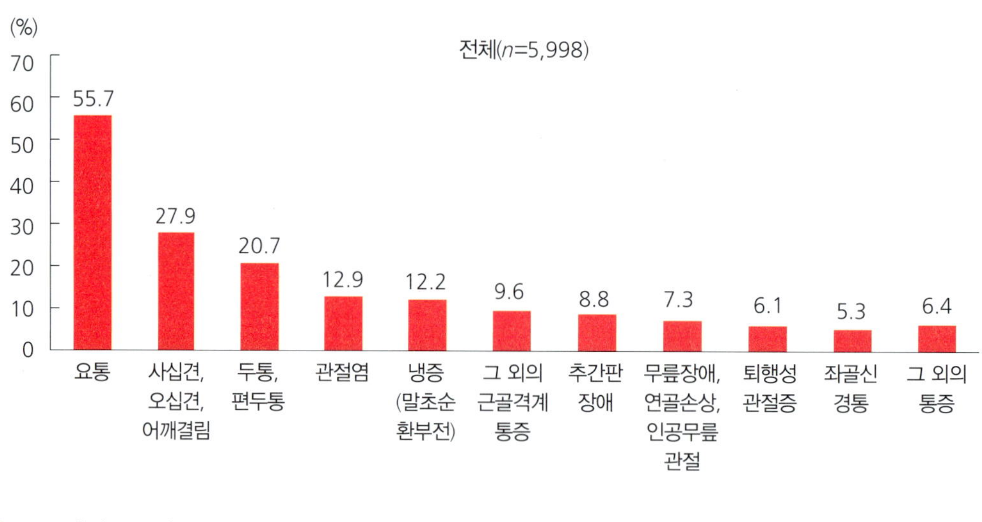

그림 1.2 만성통증의 부위별 통계

(문헌 8에서 인용)

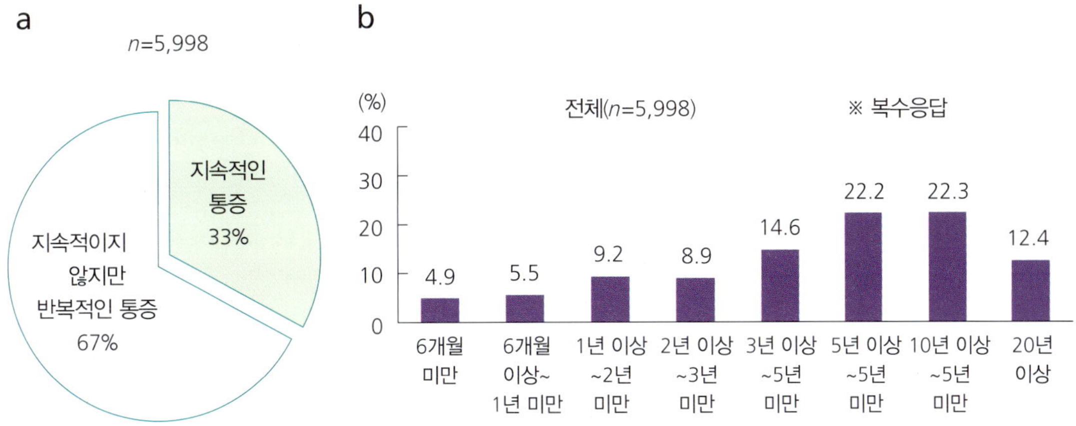

그림 1.3 만성통증 환자의 통증 상황(a)과 이환기간(b)

(문헌 8에서 인용)

통증을 표현하는 단어로는 '둔한 통증'(53.7%), '무거운 통증'(51.1%)의 호소가 많았고, '욱신욱신거리는 통증'과 '쑤시는 듯한 통증'이 그 뒤를 이었다. 단어의 표현으로 보아 침해수용성 만성통증이 대부분을 차지하는 것으로 추측된다. 신경병증성 만성통증을 시사하는 '지끈지끈하고, 찌릿찌릿한 통증', '바늘로 찌르는 듯한 따끔따끔한 통증'의 합계는 전체의 34.7%였다.

자발통 : 주목되는 것은 자발통의 호소이다(그림 1.3a). '지속적이지 않지만 반복하여 일어나는 통증'을 67%가 호소하고 있으며 '지속적인 통증'(33%)의 2배이다. 자발통은 만성통증에 고유한 통증으로 몸을 움직이거나 외부자극을 받은 것도 아닌데 통증이 갑자기 일어나 10여 초~10여 분간 계속된다. 이것이 하루에 몇 번씩 반복되는 것이다. 자발통의 호소는 지금까지 무시되는 경우가 많아 그 실태를 정확히 알 수 없었으나 67%의 사람들이 시달리고 있는 것으로 밝혀졌다.

통증의 기간 : 만성통증 보유자의 통증 기간도 보고되었다(그림 1.3b). 통증의 기간이 6개월 미만은 전체의 4.9%에 불과하며 대부분이 5~20년 이상으로 장기간이다. 만성통증에 대해서 잘못된 인식을 가진 사람들이 의외로 많다. '통증 정도야 1개월 정도 참으면 낫는다', '만성통증이란 급성통증이 길어진 것으로 비싼 진통제를 먹으면 끝난다'라고 말한다. 그러나 만성통증의 정체는 그 정도로 단순한 것이 아니다.

기능적 뇌 영상검사(fMRI)를 이용한 만성요통에 관한 최근의 연구결과[5]에서는 발병 후 3개월 즉, 통증의 급성기와 아급성기는 그 후에 건강한 상태로 회복하거나 만성통증으로 전환되는 분기점이 된다. 일단 만성요통으로 전환된 후에는 6개월 경과 후에도, 3년 경과 후에도 fMRI상은 동일한 패턴을 보이며, 변화는 나타나지 않는다.[5] 급성통증에 효과가 있는 약물이나 치료법의 대부분은 만성통증에는 거의 효과가 없다. 따라서 그림 1.3b는 만성통증의 잔혹함을 나타내는 수치를 보여준다.

2. 만성통증의 환자 수와 의료비

만성통증의 환자 수와 의료비 총액은 전 세계적으로 증가하는 추세이다. 2004년 일본의 만성통증 보유율은 인구의 13.4%로 추계 1,700만명이다.[2] 2010년 조사에서는 성인인구의 22.5%로 추계 2,315만명이다.[8] 두 조사의 방법은 동일하지 않으므로 단순한 비교는 피해야겠지만 만성통증 환자 수가 불과 몇 년 사이에 급증한 것은 확실하다.

미국의 한 조사에서 2000년 요통환자 수는 1987년 요통환자 수의 2배에 달한다.[1] 또 매년 만성통증 환자 수는 적어도 1억명에 달하고, 통증 치료에 소요된 의료비와 일하지 못한 경제적 손실을 합산한 사회적 손실액은 미국 전역에서 년간 총액 6,400억 달러로 추정된다. 참고로 심장병 치료에 소요된 의료비 총액은 대략 3,000억 달러, 암 질환에 소요된 의료비는 대략 2,400억 달러이다.[1]

만성통증 중에서도 요통이나 무릎통증 등 근골격계의 장애에 기인하는 통증은 생활의 자립기능을 저하시켜 간병인이나 가족의 지원을 요하게 되어 지원이나 돌봄(요지원/요개호)의 부담률에서 상위를 차지하고 있다. 질환별 부담률의 글로벌 조사에서도 10년 전을 훨씬 웃도는 의료비 부담액이다.[3, 6]

만성통증에 대한 사회적 지원이나 이해는 10년 전에 비하면 상당히 진전되었다. 그럼에도 불구하고 환자 수와 의료비는 여전히 증가하고 있다.[3] 앞서 언급한 Wall이 1990년대부터 경고한 'The War Against a Silent Epidemic'[7]이 지금 전 세계에서 일어나고 있는 것이다.

그럼 왜 만성통증은 이렇게 계속 증가하고 있는 것인가? 원인 중 하나는 급성통증의 치료약이나 치료법이 거의 효과가 없다는 것이다. 만성통증의 기전에 대한 해명이 매우 어려웠기 때문에 효과적인 치료약이나 치료법의 개발이 늦어졌다. 더욱이 평균수명이 단기간에 급증하여 가는 인류 역사상 최초의 대변동기에 있는 것이 혼란을 가중시키고 있다. 사회 구성원의 고령화와 만성염증을 기반으로 하는 질환의 증가가 만성통증을 둘러싼 혼란을 키우고 있다.

이 책에서는 만성통증의 뇌내 기전과 치료법을 총 7장에 걸쳐서 설명했다. 이 장에서 만성통증의 윤곽을 대략 파악한 후에 만성통증의 뇌내 기전을 읽어보자.

3. 만성통증과 정신질환

만성통증은 사람의 정신상태에도 큰 영향을 미치고 있다. 만성통증 환자에게서 정신질환의 합병률은 통증이 없는 일반인에 비해 유의하게 높다는 것이 미국의 역학조사에서 2003년에 밝혀졌다.[4] 그림 1.4는 만성 관절염과 류머티스 관절염 환자군(n=382)을 대상으로 정신질환의 유무를 조사한 결과이다. 통증이 없는 일반인군 5,495명(남자 52%, 여자 48%)에 비해 환자군에서는 정신질환의 유병률이 2~3배나 높은 것을 알 수 있다.

그림 1.4를 보면 만성통증 환자군에서 기분장애는 2.2배, 공황장애는 3.4배, PTSD는 3.2배나 높은 유병률을 보인다. 이전까지 평온한 사회생활을 해오던 사람이 만성통증이 생긴 후 정신질환이 합병되기에 이르는 것이다. 만성 관절염과 류머티스 관절염에서는 생활의 자립 기능이 저하되어 돌봄(개호)이나 지원이 필요하다는 것은 알려져 있었지만, 정신상태까지 침식되리라고는 당시 전혀 인식할 수 없었다. 이 역학조사는 사회에 심각한 현실을 일깨워주며 충격을 주었다. 이 보고가 계기가 되어 현재는 기능적 뇌 영상검사를 이용해 통증과 불쾌정동의 관계 및 정신상태의 악화 방지 방법이 연구되고 있다.

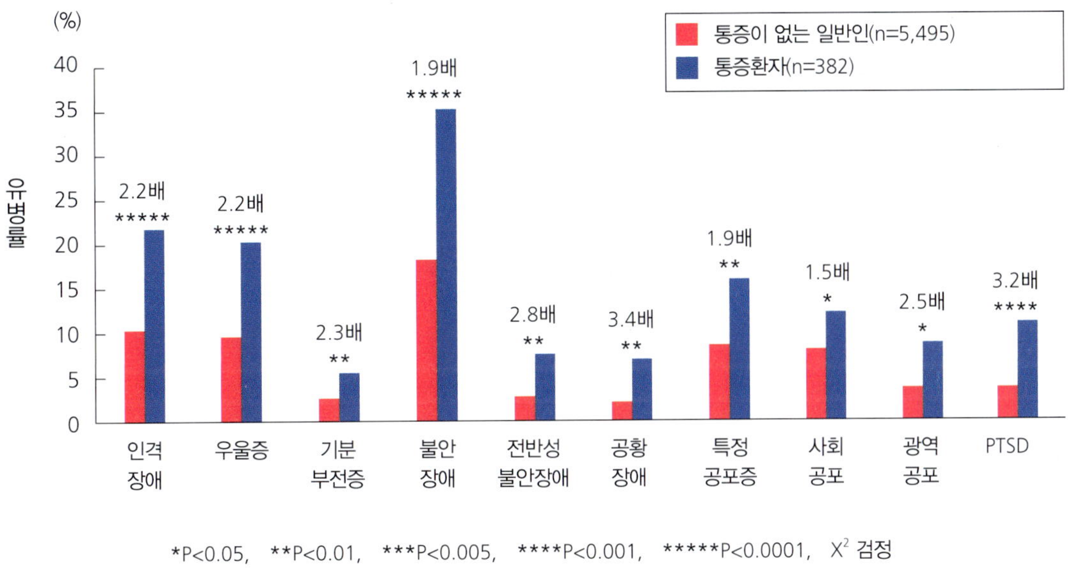

그림 1.4 만성통증과 정신질환의 병병률

만성통증 환자(n=382)를 대상으로 정신질환의 유병률을 조사하여 통증이 없는 일반인(n=5,495, 남자 52%, 여자 48%)의 유병률과 비교했다.

(문헌 4의 통계수치를 그래프화 함)

❖ 참고문헌

1. Gaskin DJ, Richard P : The economic costs of pain in the United States. J Pain 13 : 715-724, 2012
2. 服部政治, 竹島直純, 木村信康·他 : 日本における慢性疼痛を保有する患者に関する大規模調査. ペインクリニック 25 : 1541-1551, 2004

3. Institute for Health Metrics and Evaluation : The Global Burden of Disease : Generating Evidence, Guiding Policy. (Institute for Health Metrics and Evaluation, 2013)
4. McWilliams LA, Cox BJ, Enns MW : Mood and anxiety disorders associated with chronic pain : an examination in a nationally representative sample. Pain 106 : 127-133, 2003
5. Vachon-Presseau E, Tétreault P, Petre B, et al : Corticolimbic anatomical characteristics predetermine risk for chronic pain. BRAIN 139 : 1958-1970, 2016
6. Vos T, Flaxman AD, Naghavi M, et al : Years lived with disability (YLDs) for 1160 sequelae of 289 diseases and injuries 1990-2010 : a systematic analysis for the Global Burden of Disease Study 2010. Lancet 380 : 2163-2196, 2013
7. Wall PD, Jones M : Defeating Pain : The War Against a Silent Epidemic. New York, NY : Plenum Press ; 1991
8. 矢吹省司, 牛田享宏, 竹下克志·他 : 日本における慢性疼痛保有者の実態調査 Pain in Japan 2010 より. 臨整外 47 : 127-134, 2012

III 만성통증의 평가법

여기에서는 만성통증의 진단에 이용되는 다양한 평가법을 설명한다.

통증은 주관적인 감각이다. 주관적인 감각을 객관적인 잣대를 이용하여 평가하는 것은 본질적으로 어려운 문제들을 포함하고 있다. 그러나 임상에서는 통증의 진단이나 치료를 확실히 하기 위해 통증의 질적 평가와 양적 평가를 향상시킬 필요가 있어 신뢰성, 타당성이 있는 통증의 평가척도가 요구되어 왔다.

만성통증의 뇌내 기전이 밝혀짐에 따라 통증을 다면적으로 파악하는 다학제적 진료의 중요성이 주목받게 되었다. 다학제적 진료(여러 진료과 의사나 심리치료사 등을 섞은 진료체제), 연계진료(정형외과 의사와 정신과 의사의 연계에 의한 진단과 치료), 다면적 진료(다양한 치료법을 이용한 진료)의 체제가 진행됨에 따라 통증의 객관적 평가법은 이전보다 필요성이 훨씬 증대되었다.

1. 통증 강도의 평가법

1) 시각적 평가(VAS)

Visual Analogue Scale(VAS)은 통증 강도의 평가법으로써 임상에서 가장 표준적으로 이용되는 척도이다. 10cm의 가로막대선 좌측 끝에 '통증이 없다'고 적고, 우측 끝에 '상상할 수 있는 최대 통증'이라고 적는다. 피측정자(환자)가 느끼고 있는 통증의 강도가 가로막대선상의 어디에 해당하는지 표시하여 mm의 수치(0mm에서 100mm까지 101단계)로 평가한다. VAS는 통증의 강도뿐만 아니라 어느 정도 불쾌한지 불쾌도를 정량적으로 나타낼 때에도 이용된다.

2) 수치화 평가척도(NRS)

Numerical Rating Scale(NRS)은 VAS와 같이 통증의 강도를 수치화하는 평가법으로써 임상에서 일반적으로 이용되고 있다. NRS에는 0부터 10까지 11개의 정수를 가로로 나열하여 0='통증이 없다', 10='상상할 수 있는 최대 통증'이 적혀져 있으며 피측정자(환자)가 느끼는 통증의 강도를 정수로 표시하여 11단계로 평가하는 방법이다. 숫자에 동그라미로 표시하거나 구두로 답하는 형태를 취하고 있다.

2. 질문지에 의한 통증의 평가법

1) McGill 통증 질문지(MPQ), 간이형 McGill 통증 질문지(SF-MPQ)

McGill 통증 질문지(McGill Pain Questionnaire : MPQ)[3)]는 1975년에 Melzack R에 의하여 작성된 이래 오랜 세월에 걸쳐 임상현장에서 널리 사용되고 있다(그림 1.5). 질문은 통증 관련 단어 20군으로 이루어져 감각(sensory), 정동(affective), 평가(evaluative), 혼합(miscellaneous)에 관한 질문으로 구성되어 있다. 질문에 대한 피측정자(환자)의 답이 0~5단계 평가로 수치화되어 합계값이 통증의 호소(pain rating index : PRI)로써 평가된다.

MPQ의 특징은 통증을 감각(sensory)뿐만 아니라 정동(affective)으로 파악하도록 설문한 점이다. Sensory에 관한 단어의 각 군을 보면 '찔리는 듯한 통증', '깍는 듯한 통증', '송곳으로 찌르는 듯한 통증', '찢기는 듯한 통증' 등 통증의 성질을 구체적인 표현으로 나열하였다. 피측정자(환자)는 자신이 느끼는 통증의 성질에 가장 가까운 표현을 골라 표시할 수 있다. Affective에 관한 단어의 각 군에는 '참혹한', '참기 어려운', '고문과 같은' 등의 표현이 나열하였다. 이들 단어에서 자신이 느끼는 통증의 성질과 적합한 것을 골라 답하는 방법이다.

MPQ가 임상현장에서 오랫동안 사용되어 온 이유는 통증의 정동면을 중시하고 있다는 점이다. 불쾌정동 요소를 나타내는 수치가 클 때는 통증이 만성통증으로 전환될 위험성이 높다고 예측된다. 외과수술 등의 치료법을 더하면 통증이 더욱 악화되는 경우가 많다고 역학조사에서 밝혀졌다. 기껏해야 질문지의 수치라고 생각할지도 모르지만 통증에서 회복되어 건강한 일상생활로 복귀할 수 있는지, 만성통증으로 전환되고 있는지 이 수치가 중요한 분기점을 나타내는 경우가 많다.

간이형 McGill 통증 질문지(Short-form McGill Pain Questionnaire : SF-MPQ)도 임상현장에서 자주 사용되며, 일본어판 '단축편 McGill 통증 질문지'[4)](그림 1.6)도 작성되었다. 이것은 15개 항목의 질문으로 구성된 단축 및 간이형이다. 또한, 최근에는 SF-MPQ 증보판으로써 22개 항목의 질문으로 구성된 SF-MPQ-2에 대해서도 일본어로 출판되었다.[8)]

2) 신경병증성 통증검사 질문지

신경병증성 통증을 검사하는 질문지가 일본통증클리닉학회에서 인정한 14개 시설로 구성된 연구회에 의해 개발되었다.[3)]

신경병증성 통증은 말초 및 중추신경계의 손상이 원인이 되어 일어나는 극심한 통증으로 대상포진 후 신경통, 추간판 탈출증이나 요부 척추관 협착증에 의한 통증, 당뇨병성 통증 등이 해당된다. 신경병증성 통증은 만성통증으로 이어지기 쉬운 위험한 통증이므로 이를 방지하기 위해 발병

McGILL PAIN QUESTIONNAIRE

RONALD MELZACK

Patient's Name________ Date ________ Time ________ am/pm

PRI:S _____ (1-10) A _____ (11-15) E _____ (16) M _____ (17-20) PRI(T) _____ (1-20) PPI _____

1 FLICKERING, QUIVERING, PULSING, THROBBING, BEATING, POUNDING

2 JUMPING, FLASHING, SHOOTING

3 PRICKING, BORING, DRILLING, STABBING, LANCINATING

4 SHARP, CUTTING, LACERATING

5 PINCHING, PRESSING, GNAWING, CRAMPING, VRUSHING

6 TUGGING, PULLING, WRENCHING

7 HOT, BURNING, SCALDING, SEARING

8 TINGLING, ITCHY, SMARTING, STNGING

9 DULL, SORE, HURTING, ACHING, HEAVY

10 TENDER, TAUT, RASPING, SPLITTING

11 TIRING, EXHAUSTING

12 SICKENING, SUFFOCATING

13 FEARFUL, FRIGHTFUL, TERRIFYING

14 PUNISHING, GRUELLING, CRUEL, VICIOUS, KILLING

15 WRETCHED, BLINDING

16 ANNOYING, TROUBLESOME, MISERABLE, INTENSE, UNBEARABLE

17 SPREADING, RADIATING, PENTERATING, PIERCING

18 TIGHT, NUMB, DRAWING, SQUEEZING, TEARING

19 COOL, COLD, FREEZING

20 NAGGING, NAUSEATING, AGONIZING, DREADFUL, TORTURING

PPI

0 NO PAIN

1 MILD

2 DISCOMFORTING

3 DISTRESSING

4 HORRIBLE

5 EXCRUCIATING

BRIEF	RHYTHMIC	CONTINUOUS
MOMENTARY	PERIODIC	STEADY
TRANSIENT	INTERMITTENT	CONSTANT

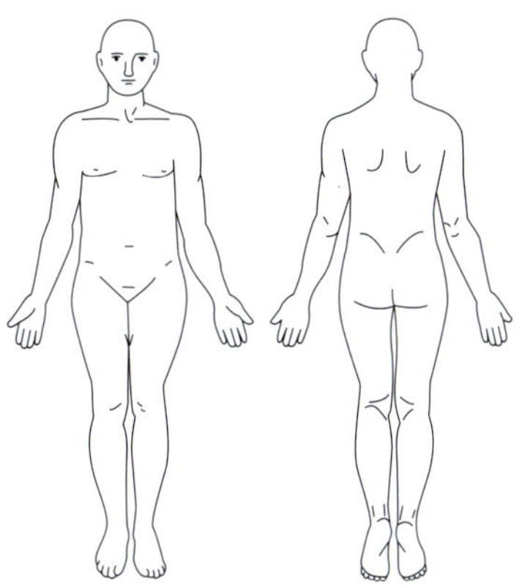

E = EXTERNAL

I = INTERNAL

COMMENTS :

© R. MELZACK, 1975

그림 1.5 McGill 통증 질문지

과거 1주간 당신의 통증을 평가해 주세요(전 항목에 반드시 1항목은 체크해 주세요).

	전혀 없다	조금 있다	많이 있다	강하다
1. 욱신거리는 통증	0 ☐	1 ☐	2 ☐	3 ☐
2. 뜨끔뜨끔한 통증	0 ☐	1 ☐	2 ☐	3 ☐
3. 찌르는 듯한 통증	0 ☐	1 ☐	2 ☐	3 ☐
4. 날카로운 통증	0 ☐	1 ☐	2 ☐	3 ☐
5. 조이는 듯한 통증	0 ☐	1 ☐	2 ☐	3 ☐
6. 집어삼키는 듯한 통증	0 ☐	1 ☐	2 ☐	3 ☐
7. 타는 듯한 통증	0 ☐	1 ☐	2 ☐	3 ☐
8. 쑤시는 듯한 통증	0 ☐	1 ☐	2 ☐	3 ☐
9. 무거운 통증	0 ☐	1 ☐	2 ☐	3 ☐
10. 만지면 통증	0 ☐	1 ☐	2 ☐	3 ☐
11. 깨지는 듯한 통증	0 ☐	1 ☐	2 ☐	3 ☐
12. 심신이 지치는 듯한 통증	0 ☐	1 ☐	2 ☐	3 ☐
13. 속이 메스꺼워지는 통증	0 ☐	1 ☐	2 ☐	3 ☐
14. 두려워지는 통증	0 ☐	1 ☐	2 ☐	3 ☐
15. 견디기 어려워 몸을 가누기 어려운 통증	0 ☐	1 ☐	2 ☐	3 ☐

그림 1.6 간이형 McGill 통증 질문지

후 가능한 빨리 정확한 통증 치료가 필요하다. 통증의 조기 차단에 유효한 치료제도 개발되어 치료효과를 높이고 있다.

그러나 신경병증성 통증은 그 원인도, 통증 부위도 각각 다르기 때문에 모든 증례에 대하여 통증전문의가 진단하고 치료할 수 있는 것은 아니다.

그래서 통증전문의가 아니더라도 침해수용성 통증이나 비기질성 통증으로부터 신경병증성 통증을 정확하게 검사하여 진단을 내릴 수 있는 질문지가 해외에서 개발되고 있다.[2)] 일본에서도 질문표가 개발되어 진단의 정확도가 검증되었다.

일본통증클리닉학회의 신경병증성 통증검사

질문지에는 통증의 성질을 표현한 7가지 항목의 질문이 설정되어 있다.

1) 바늘로 찌르는 듯한 통증이 있다.

2) 전기가 통하는 듯한 통증이 있다.

3) 타는 듯한 뜨끔뜨금한 통증이 있다.

4) 저림이 강한 통증이 있다.

5) 옷에 스치거나 찬바람이 닿거나 할 때 통증이 있다.

6) 통증 부위의 감각이 저하되거나 과민하다.

7) 통증 부위의 피부가 붓거나 빨간색이나 보라색으로 변색되기도 한다.

이들 설문에 대하여 피측정자(환자)의 답은 '전혀 없다', '조금 있다', '있다', '조금 강하게 있다', '매우 강하게 있다'의 5단계 평가로 0~4까지 수치화되어 있다. 6~8점 : 신경병증성 통증요소가 포함되어 있을 가능성이 있음, 9~11점 : 신경병증성 통증의 가능성이 높음, 12점 이상 : 신경병증성 통증의 가능성이 매우 높음이라고 진단된다.

3) 정형외과 환자의 정신의학적 문제 평가를 위한 간이 질문지(BS-POP)

정형외과 환자의 정신의학적 문제 평가를 위한 간이 질문지(Brief Scale for Psychiatry Problems in Orthopaedic Patients : BS-POP)[5]는 후쿠시마현립의과대학 정형외과에서 1996년에 개발되었다. 만성통증을 호소하는 환자의 배후에는 정신의학적인 문제가 숨어있는 경우가 있다. 정형외과 의사가 정신과 의사와 연계 진료를 진행하면서 환자의 정신의학적인 문제점이나 인격장애를 객관적으로 평가하는 척도로써 작성되었다. 연계 진료란 여러 진료과가 협력하여 진료하는 체제를 나타내는 것이다.

BS-POP의 특징은 질문지가 '의사용'과 '환자용' 두 가지로 구성되어 있다는 점이다. '의사용'에는 진찰 시에 보여지는 환자의 문제점(상대의 주의를 끌기 위해서 동작이나 말로 과하게 호소하는 불안감의 표현 등)이나 인격장애를 판정하기 위한 10개 항목의 질문이 설정되어 있다.

'환자용'에는 8개 항목으로 질문이 준비되어 있고 우울감이나 불안감 등의 정신상태, 수면장애의 정도를 묻는 설정으로 되어 있다. 의사용과 환자용 모두 질문에 대한 답이 3단계 평가로 수치화된다.

4) 통증 파국화 척도(PCS)

만성통증에 있어 통증의 악화와 지체화에는 개인의 심리적 요인이 관계되는 경우가 많다. 한정된 진료시간 내에 개인의 심리적 요인을 정확하게 파악하고, 진단하기는 어렵다. 심리검사는 객관적 정보를 얻기 위해 유용하다.

통증의 파국적 사고란 통증을 부정적으로 파악하는 심리 경향을 말한다. 통증 파국화 척도(Pain Catastrophizing Scale : PCS)[7]는 통증을 병적으로 두려워하는 심리상태에 있는지, 아닌지를 평가하는 척도로써 1995년에 Sullivan 등에 의하여 개발되었다. 병적으로 통증을 두려워하는 심리상태에 있을 때는 다양한 치료법을 실시하더라도 만성통증으로 이어질 위험성이 높다. 따라서 PCS는 임상현장에서 피측정자(환자)의 심리상태 진단에 널리 이용되고 있다.

PCS는 13개 항목으로 이루어진 질문지로 통증의 파국적 사고를 구성하는 3개 요소, 즉 ① rumination(반추), ② helpless(무력감), ③ magnification(확대)에 관한 질문을 바탕으로 한다.

①에 관해서는 '통증을 항상 생각하지 않고는 못 배긴다', '통증이 뇌리에 반복되어 오고 간다' 등 통증에 사로잡힌 상태인지, 아닌지를 묻게 된다. ②에 대해서는 '통증이 심해 견딜 수 없다', '자신은 무력하다고 느낀다' 등 타격을 입은 무력감을 느끼고 있는지, 없는지를 묻게 된다. ③에 관해서는 '통증이 심하다', '무서워서 견딜 수 없다', '더 심해질지도 모른다' 등, 통증의 확대에 관련된 질문이 있다. 환자의 대답은 5단계로 수치화되어 부정적 감정이나 통증의 호소 정도, 생활이나 행동상의 장애 정도가 합계된다.

5) 우울 척도 검사(BDI-II)

통증을 평가하는데 우울 척도의 필요성에 대해 의문이 들 수 있지만, 비기질성 만성통증 환자는 우울증을 나타내는 경우가 많다. 우울증을 측정하는 대표적인 척도인 벡 우울 척도 검사(Beck Depression Inventory II : BDI-II)[1)]가 임상현장에서 세계적으로 널리 이용되고 있다. Beck AT는 정신과 의사로 1961년에 BDI-I을 작성했고, BDI-II는 그 증보판이다.

검사지의 질문은 우울한지, 비관하고 있는지, 인간으로서 실패하고 있다고 생각하는지, 죄의식을 느끼고 있는지, 장래희망이 있는지, 자살하고 싶은지, 항상 울고 있는지 등의 질문이 있으며, 각 질문에 대한 답은 4단계로 수치화된다. 11~16점이라면 가벼운 우울증, 17~20점은 경계역, 21~30점은 중간 정도의 우울증, 31~40점은 심각한 우울증 등으로 진단된다. 우울증을 측정하는 척도에는 그 밖에도 우울증 자기 평가 척도(Self-rating Depression Scale : SDS) 등이 있다.

6) 통증장애 평가 척도(PDAS)

통증장애 평가 척도(Pain Disability Assessment Scale : PDAS)는 환자의 일상 행동이 만성통증에 의해 얼마나 장애받고, 제한되어 있는지를 평가하는 질문지이다. 보행, 일어서기, 계단 오르내리기 등의 일상동작과 청소, 요리, 쇼핑 등의 가사노동이 전혀 지장 없이 가능한지, 어느 정도의 통증이 수반되는지가 20개 항목의 질문에 대해 4단계 평가로 수치화된다.

❖ 참고문헌

1. Beck AT, Steer RA, Ball R, et al : Comparison of Beck depression inventories-IA and -II in

psychiatric outpatients. J Pers Assess 67 : 588-597, 1996

2. Freynhagen R, Baron R, Gockel U, et al : Pain-DETECT : A new screening questionnaire to identify neuropathic components in patients with back pain. Curr Med Res Opin 22 : 1911-1920, 2006
3. Melzack R : The McGill pain questionnaire : Major properties and scoring methods. Pain 1 : 277-299, 1975
4. 小川節郎：日本人慢性疼痛患者における神経障害性疼痛スクリーニング質問票の開発. ペインクリニック 31： 1187-1194, 2010
5. 佐藤勝彦, 菊地臣一, 増子博文·他：脊椎·脊髄疾患に対するリエゾン精神医学的アプローチ(第 2 報) : —整形外科患者に対する精神医学的問題評価のための簡易質問票 (BS-POP) の作成. 臨整外 35 : 843-852, 2000
6. Steer RA, Ranieri WF, Kumar G, et al : Beck Depression Inventory-II items associated with self-reported symptoms of ADHD in adult psychiatric outpatients. J Pers Assess 80 : 58-63, 2003
7. Sullivan MJL, Bishop SR, Pivik J : The pain catastrophizing scale : Development and validation. Psychol Assess 7 : 524-532, 1995
8. Yamaguchi M, Kumano H, Yamauchi Y, et al : The development of a Japanese version of the short-form McGill pain questionnaire. JSPC 14 : 9-14, 2007. 日本語版「短縮版マギル疼痛質問票」

제2장

만성통증의 기전

I 통증을 전달하는 정보 전달계

통증의 만성화에 관여하는 침해정보 전달계를 통각투사경로에 따라 설명할 것이다. ① 감각신경종말 ② 감각신경섬유 ③ 척수후각세포 ④ 척수상행로 ⑤ 광범위한 뇌 영역의 각 단계를 통각투사경로(그림 2.1)에 따라 나타냈다.

만성통증의 기전은 수백 년 동안 수수께끼로 남아 있었지만 기능적 뇌 영상검사에 의해 밝혀지고 있다. 통증을 만성화시키는 요인은 ① → ② → ③ → ④ → ⑤의 각 단계에 포함되어 있으며, 특히, ⑤ 광범위한 뇌 영역의 기능과 구조는 만성통증의 수수께끼 풀기와 이해에 필수적이다.

이 책의 내용이 기존의 '통증 생리학'과는 상당히 다르다는 점은 양해 바란다. 익숙치 않은 뇌 신경핵 이름이 줄줄이 나와 당황스러울지도 모른다. 변연계나 대뇌기저핵의 신경핵과 그 회로망은 통증이 만성화될지, 건강한 상태로 회복될지의 열쇠를 쥐고 있는 부위이다. 또한, 후반에는 변연계를 중심으로 하는 기능적 뇌 영상검사와 정동계 회로망이 등장하고, 쾌-불쾌정동이 관여하는 dysfunctional pain이라는 개념도 소개한다. 통증의 만성화 기전의 이해를 위해 이 장에서 뇌 영역의 기초지식을 알아두었으면 한다.

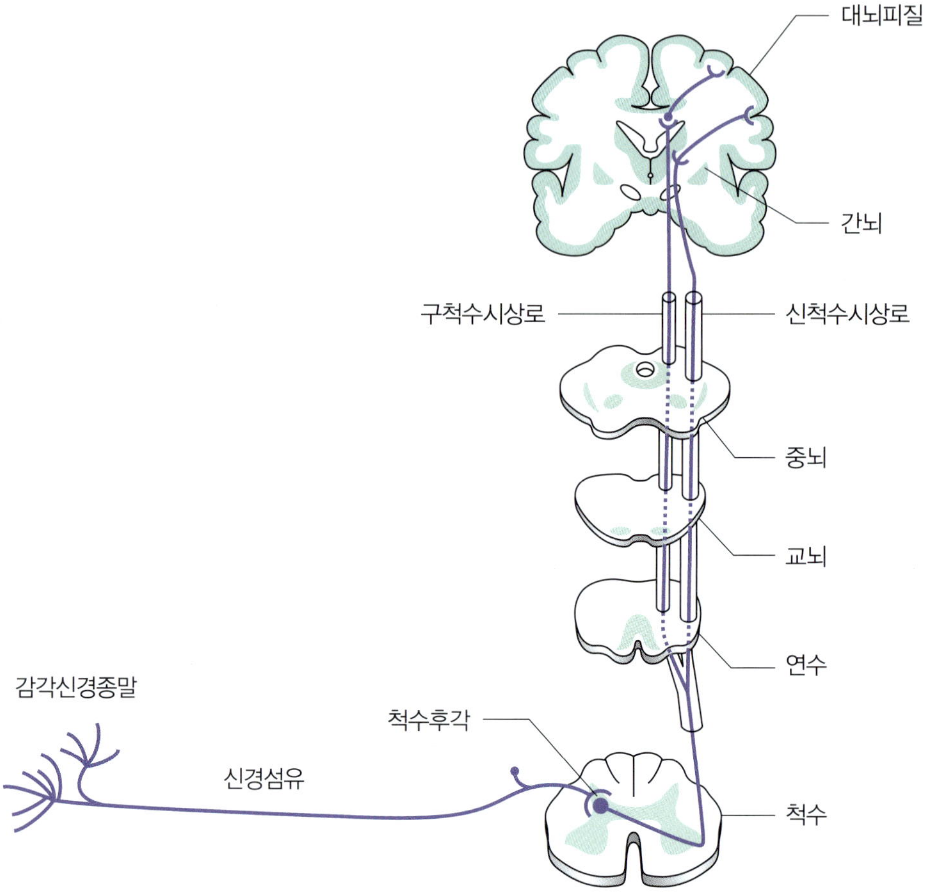

그림 2.1 통각투사경로

① 감각신경종말이 침해자극을 받으면 침해정보는 전기신호로 변환되어, ② 감각신경섬유를 통해, ③ 척수후각세포(삼차신경 척수로핵 세포)로 전달된다. 또한, ④ 척수상행로를 거쳐, ⑤ 광범위한 뇌 영역에 투사된다.

1) 감각신경종말 : 침해 및 비침해정보를 전기신호로 변환한다

생체가 침습을 받았을 때 그 침해정보는 전기신호의 형태로 상위 뇌에 전달된다. 침해자극의 에너지를 전기신호로 바꾸는 변환기(transducer)의 역할을 하고 있는 것이 감각신경종말(sensory nerve ending)이다. 열자극, 기계적 자극, 화학적 자극 중 어느 것이 가해진 경우라도, 생체반응은 전기신호(활동전위, impulse나 spike라고도 한다)로 변환되어 감각신경섬유를 통해 전달된다.

감각신경종말에는 침해정보를 검출하는 다양한 침해수용체나 이온채널이 존재한다. 이들 수용체와 리간드(ligand)와의 반응에 의해 침해정보는 활동전위로 변환되어 상위 뇌로 보내진다.[1] 감각신경종말이 그림 2.2와 같이 발통물질이나 염증 매개체에 의해 화학적으로 자극되면 침해수용성의 통증이 발생한다. 퇴행성 관절증 같은 경우에는 말초조직에 통증의 근원이 지속적으로 존재하기 때문에 침해수용성의 통증이 만성적으로 지속되어 끝없는 통증을 낳는다.

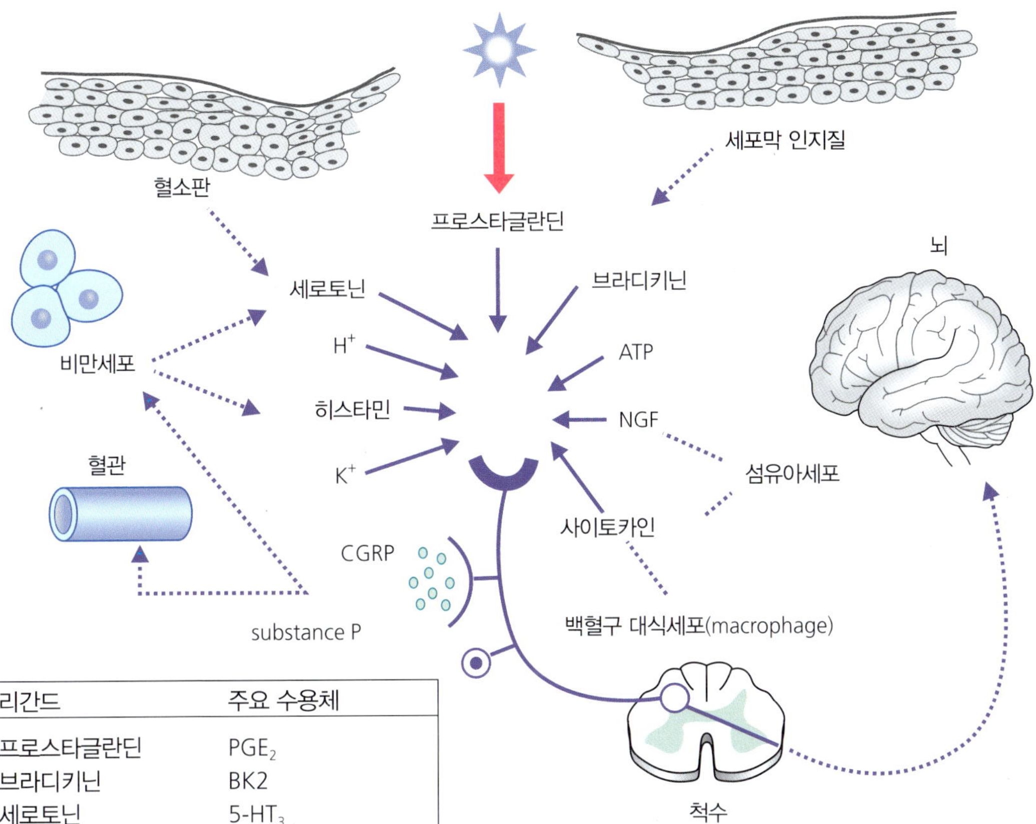

리간드	주요 수용체
프로스타글란딘	PGE_2
브라디키닌	BK2
세로토닌	$5\text{-}HT_3$
NGF	TrkA
ATP	$P2X_3$
H^+	TRPV1
Heat	TRPV1

그림 2.2 신경종말의 침해수용 기전

말초조직이 침습되면 감각신경종말은 침해자극에너지를 활동전위로 변환하여 척수후각으로 침해정보를 전달한다. 상처입은 부위에서는 점선→에서 나타낸 것처럼 세포막, 혈장, 혈소판, 비만세포, 피하조직 등에서 H^+, K^+, 프로스타글란딘(PG), 브라디키닌(BK), 세로토닌(5-HT), ATP, NGF 등이 차례로 방출된다. 이들 발통물질이나 염증 매개체는 실선→에서 나타낸 것처럼 신경종말에 화학적 자극을 가한다. 신경종말에는 수용체나 채널이 다수 존재하고 있으며(표 내에 표시) 각각의 리간드와 반응하여 활동전위를 일으킨다. 손상 부위에 모여드는 대식세포나 백혈구도 염증성 사이토카인(cytokine)을 방출하여 통증의 증강에 가담한다. 감각신경 스스로도 말단에서 substance P나 calcium gene-related peptide(CGRP)를 방출하므로 발열, 발적, 발통의 염증반응이 더욱 진행하고, 신경종말은 예민해진다. 자극역치가 저하되고, 노르아드레날린(NA) 등에도 과민반응하게 된다.

2) 감각신경 : 침해 및 비침해정보를 전도한다

통증정보를 전하는 체성감각신경(일차감각뉴런)에는 Aδ-신경섬유와 C-신경섬유의 2종류가 있다. Aδ-신경섬유는 비교적 낮은 자극역치를 갖는 유수신경섬유(medullated nerve fiber)로서 부위가 뚜렷하고(well localized), 날카롭고, 빠른 통증을 전하고 있으며 체표 근처의 피부에 많이 분포하고 있다. C-신경섬유는 높은 자극역치를 갖는 무수신경섬유(nonmyelinated nerve fiber)로서 느리고, 부위가 모호하지만(poorly localized), 잔혹한 통증을 전하고 있다. 주로 뼈조직, 치수(pulp) 등의 심부조직에 분포하고 있으며, 피부에도 분포한다.

접촉감각이나 진동정보(light touch and vibration)를 전달하는 체성감각신경에는 Aβ-신경섬유가 있으며 가장 낮은 자극역치를 가지고 있다. 피부에 무언가가 닿거나, 바람을 맞는 등의 비침해적인 감각정보를 전달한다.

이들 일차감각뉴런의 세포체는 척수후근신경절(DRG)과 삼차신경절에 존재한다. 위단극성(pseudo-unipolar)을 띠고 있으며 한쪽의 긴 축삭을 말초 쪽 말단으로 늘려 감각신경종말을 만들고, 다른 한쪽의 짧은 축삭을 중추 쪽으로 늘려 이차감각뉴런(척수후각과 삼차신경 척수로핵 뉴런)과 시냅스(synapse)를 만들고 있다. 감각신경종말에서 시작된 활동전위는 감각신경섬유를 통해 척수후각세포나 삼차신경 척수로핵 세포로 전달된다.[3)]

만약 감각신경섬유가 압박, 절단, 교액, 화학물질 등의 침습을 받아 손상되면 신경병증성 통증을 일으킨다.

3) 척수후각과 삼차신경 척수로핵 : 침해 및 비침해정보를 전달한다

체성감각신경(일차감각뉴런)을 전달한 감각신호는 척수후각이나 삼차신경 척수로핵에서 이차감각뉴런으로 전달된다(그림 2.3).

Aδ-신경섬유 및 C-신경섬유에 전달된 침해정보는 척수후각의 표층세포로 전달된다. 전달된 이차감각섬유는 척수후각의 정중선을 가로질러 반대쪽으로 나온 후 척수 전측삭(anterolateral band)을 상행하여 연수, 교뇌, 중뇌, 간뇌로 향한다.

Aβ-신경섬유가 전한 비침해정보는 척수후각의 III, IV층 세포에 시냅스를 만들고, 정보를 받은 이차감각섬유는 동측의 후삭을 연수까지 상행하고, 연수 후삭핵 반대쪽으로 나와 상위 뇌로 향한다.[3)] 이렇게 침해정보와 비침해정보는 척수 수준에서 정보가 정리되어 별도로 처리되서 상위 뇌로 전달된다.

삼차신경영역의 침해정보는 Aδ-신경섬유 및 C-신경섬유에 의해 이동해 삼차신경 척수로핵 미측아핵에서 이차감각뉴런으로 전달된다. 정보를 받은 이차감각신경은 반대쪽으로 나와 척수 전측삭을 상행한다.[3)]

삼차신경영역의 비침해정보는 Aβ-신경섬유에 의해 옮겨져 삼차신경 척수로핵 중간아핵, 문측

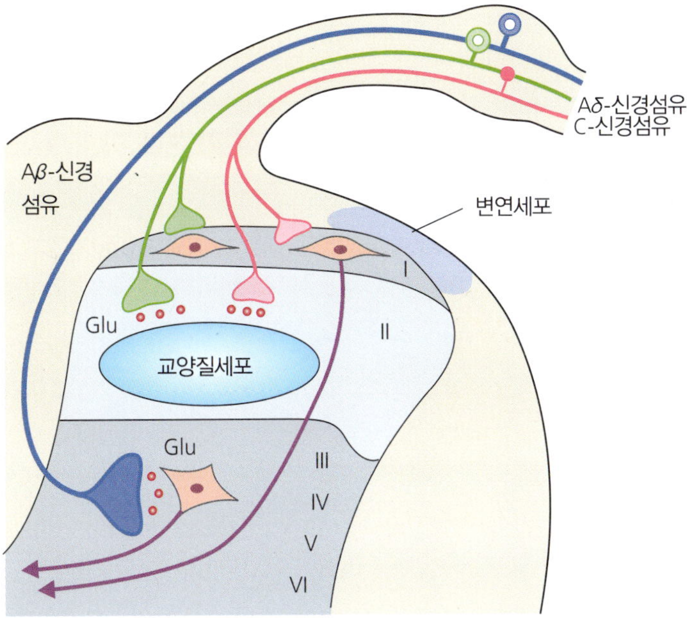

그림 2.3 척수후각에서의 정보 전달 : 일차감각뉴런에서 이차감각신경으로

척수후각의 회백질은 I층에서 VI층으로 나누어져 있다. C-신경섬유는 표층의 변연세포와, Aδ-신경섬유는 교양질세포와 시냅스를 형성하여 침해정보를 전달한다. Aβ-신경섬유는 비침해정보를 III-VI층의 세포에 전달한다.
Glu : 글루탐산
(吉村惠 : 体性感覚. B. 脊髄感覚. 小澤瀞司, 福田康一郎 (監修) : 標準生理学. 第 8 版. p221, 医学書院, 2014)

아핵의 이차감각뉴런에 전달된다. 정보를 받은 이차감각뉴런은 같은 쪽을 상행하여 연수 후삭핵 반대쪽으로 나와 상위 뇌로 향한다. 비침해정보는 침해정보와 별도로 처리되어 각각 다른 투사경로를 따르기 때문에 그 이후의 뇌내 투사경로에 대해서는 생략한다.

침해정보의 전달이 이루어지는 척수후각 시냅스는 뒤에 설명하겠지만 하행성 통증억제계로부터의 억제성 입력을 받아 통각의 수식이 행해지는 부위이기도 하다. 뇌에 투사하는 상행성의 침해신호와 상위 뇌로부터의 하행성 억제 신호가 여기서 서로 부딪쳐 플러스, 마이너스 신호의 차감이 일어나고, 그 차이가 다시 척수 전측삭 내를 통해서 연수, 교뇌, 중뇌, 간뇌를 상행한다.[1, 7]

4) 척수상행로 : 신/구 2개의 투사경로

침해정보를 전달하는 이차감각신경은 척수후각세포를 나와 반대쪽의 척수 전측삭을 상행하는데 척수 전도로는 뇌간 수준에서 내측계 투사경로와 외측계 투사경로로 나뉜다(그림 2.1). 내측계는 주로 통증의 정동적 측면에 관여하는 신경핵에 정보를 전달하고, 외측계는 감각적 측면에 관

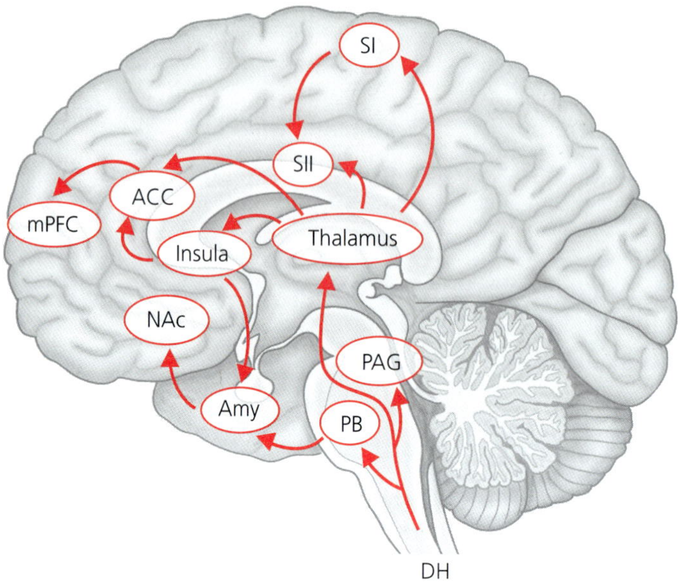

그림 2.4 침해정보는 상위 뇌로 투사된다

침해정보는 척수시상로, 척수 부완핵 편도체 투사, 척수뇌간 망상체 시상 투사를 거쳐 많은 신경핵에 투사된다. DH : 척수후각, PB : 부완핵, Amy : 편도체, NAc : 측좌핵, Insula : 섬피질, ACC : 전대상피질, mPFC : 내측전전두피질, PAG : 중뇌수도 주변 회백질, Thalamus : 시상, SI/SII : 제1차/제2차 체성감각 영역

여하는 신경핵에 정보를 전달한다.[3)]

내측계라고 불리는 구척수시상로는 시상의 내측과 수판내핵(interlaminar nuclei)에 이르는 경로로 진화 과정에서 원시적인 경로이며, '느린 체성감각 투사경로'를 형성하고 있다. 국재성(localization)이 명확하지 않고, 느릿느릿하면서 잔혹한 통증 정보를 전한다. 구척수시상로는 뇌간 망상체에 여러 곁가지를 내면서 상행하여 시상과 수판내핵 뉴런으로 끝나고 있다. 수판내핵에서는 편도체, 전대상피질, 섬피질(insular cortex) 등의 오래된 뇌[주1)]에 넓게 침해정보를 투사하고 있다.

구척수시상로 이외에도 침해정보를 전달하는 투사경로가 있고, 척수 부완핵 편도체 투사, 척수 망상체로, 척수 중뇌로 등이 알려져 있다. 이 중에서 척수 부완핵 편도체 투사[spino(trigemino)-parabrachio-amygdaloid pathway]는 부완핵(parabrachial nucleus : PB)에서 편도체로 투사한다. 침해정보를 매우 짧은 거리에서 편도체에 전달하고 불쾌정동을 일으키는 긴급사태에 대비

주1 : 인간 대뇌에는 계층성이 있어서, 계통 발생적으로 가장 오래된 원시피질(archicortex) 위에 고피질(paleocortex)이 발달했고, 그 위에 신피질(neocortex)이 발달하였다. 인간은 신피질이 현저히 커졌기 때문에 구피질(원시피질과 고피질)은 심부 저면이나 측면에 박혀 있지만, 생명의 근원적인 활동을 지키기 위해 중요한 감각정보를 망라하고, 생존을 유지하기 위해 여러 가지 positive action을 일으키고 있다.

할 태세를 취하게 하는 경로로서 주목받고 있다.[5, 8, 16)]

'진화 과정에서 원시적인'이라든가 '오래된 뇌기관'이라는 표현을 사용했는데, 만성통증으로 이어지는 것에 관여하는 것은 주로 변연계, 대뇌기저핵, 중뇌와 같은 오래된 뇌의 신경핵이기 때문이다.

한편, 신척수시상로는 외측계라고 하는 경로로 시상 외측의 복측 기저핵에 도달한다. 진화 과정에서는 새로운 투사경로로 특히, 영장류에서 현저하게 발달하였다. 정밀하며, 고도의 국재성을 가진 '빠른 체성감각 투사경로'는 침해정보를 정확하고, 신속하게 시상을 거쳐 대뇌피질 중심후회의 체성감각영역에 전달한다.

이 경로는 통증의 감각적, 변별적인 측면에 관여하고 있으며 급성통증의 경우 어느 부위가 어떻게 아픈지, 미세한 국재나 통증의 강도까지 정확히 변별할 수 있는 것은 외측계의 발달 덕분이다.

내측계 투사경로와 외측계 투사경로는 평행하게 상행하는데 몇 개의 접점이 있다. 예를 들어, 섬피질에서는 뒤에 설명하겠지만 외측계에 의해서 운반된 침해정보(감각적 요소)가 후부섬피질에 입력되는데, 그것이 중부섬피질을 거쳐 전부섬피질에 전해지는 과정에서 내측계의 정보(변연계 등에 의한 정동계 요소)가 가미되어 통합된 정보가 된다.

침해정보는 척수상행로를 거쳐 뇌의 광범위한 영역(그림 2.4)에 전해진다.[2, 14)] 특히, 만성화에 관련된 신경핵은 편도체(Amy), 해마(HP), 전대상피질(ACC), 섬피질(Insula) 등 불쾌정동의 형성에 관여하는 신경핵이다(그림 2.5).

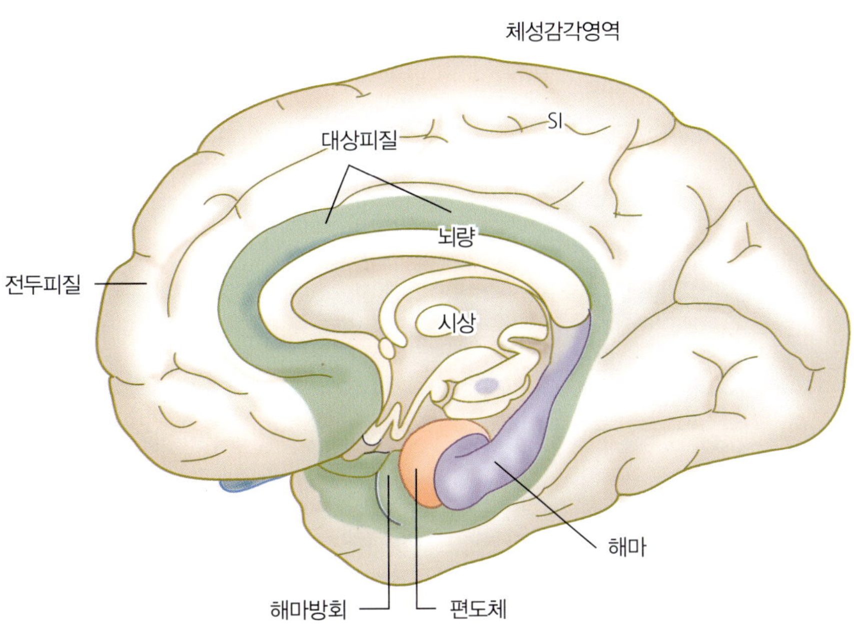

그림 2.5 편도체, 해마, 대상피질, 전두피질의 위치

5) 편도체 : 불쾌정동 형성의 중심

편도체(amygdala)는 변연계주2)의 신경핵으로 불쾌감, 공포, 불안, 분노 등 불쾌정동주3)의 발현에 중심적인 역할을 담당하고 있다.[8, 9] Amygdala라는 그리스 어원에서 알 수 있듯이 아몬드 모양의 좌우 한 쌍의 기관으로 뇌의 바닥에 있으며 후각정보가 생존에 중요했던 양서류, 하등 포유류 등 야생시대의 흔적으로 후구와 후삭(olfactory bulb & tract)에 가깝게 위치해 있다.

편도체에는 살아가는 데 필요한 원시적 감각(후각, 침해정보, 촉각, 내장감각, 시각, 체온감각, 미각, 청각 등)이 모두 입력된다. 이러한 감각정보에 대해 과거의 경험과 기억을 바탕으로 유해=불쾌정동, 유익=쾌정동이라는 평가를 내리고, 기억의 고정에 관여한다.

편도체는 그림 2.6과 같이 기능이 다른 여러 개의 아핵으로 이루어진 신경핵으로 계통 발생적으로 오래된 중심핵과 피질 내측핵, 비교적 새로운 기저외측 복합체의 세 가지로 나뉜다.

편도체로 들어가는 정보 중 침해정보는 신체가 침습되었다는 '생명의 중대사'에 대한 경고신호이다. 생체는 침해정보를 짧은 경로로 전달하는 척수 부완핵 편도체 투사를 발달시켜[5, 8, 11, 16] 긴급상황에 대비하고 있는데, 이는 척수후각(삼차신경)의 제1층 세포 → 부완핵 → 편도체 중심핵 외측 외포부라는 짧은 통각투사계이다.

편도체 중심핵 외측 외포부는 놀라운 특수성이 있어, 이 뉴런 집단의 약 80%는 침해자극에 반응한다. 통증 정보처리에 특화된 기능이기 때문에 '침해수용성 편도체'[11]라는 별명으로 불릴 정도이다. 생명을 위협하는 침해정보에 대해 생체들이 얼마나 긴급한 정보처리기구를 발달시키고, 본능적인 행동을 신속하게 일으키도록 진화했는지를 말해준다. 편도체 투사에는 이보다 더 긴 통각투사경로도 있다. 시상이나 대뇌피질 감각영역을 경유하여 기저외측핵에 입력하는 경로이다. 이것은 척수-부완핵-편도체 투사보다 시간이 더 걸리지만 더 정확하고 많은 정보를 포함한다.

주2 : 변연계(limbic system)는 영장류에서 대뇌피질의 내측면에 있으며, 시상하부를 포함한 뇌간 두정부를 고리 모양으로 둘러싼 피질영역을 말한다. 후각은 양서류 이상의 동물이 육지에 올라가 살아가는데 중요하며, 본능적 행동은 후각을 바탕으로 한 신경기구에서 형성되었다. 그 신경 기전 영역이 변연계이다. 구성은 편도체, 해마, 후내피질, 안와회, 대상피질, 중격, 유두체 등이다. 변연계는 본능과 정동 행동을 지배하는 중추로 생각되며 개체와 종족의 생존 및 유지의 기반이 되는 기본적인 자율성의 생명 활동, 쾌/불쾌, 두려움과 분노 등 정동에 의해 끌려가는 반응과 행동을 지배한다. 본능 행동과 정동 행동은 시상하부와 그 지배하는 자율신경계를 통해 나타나므로 변연계와 시상하부는 내장뇌 또는 정동뇌라고 불린다.

주3 : 정동(emotion)에는 정신적 요소와 신체적 요소 두 가지가 있다. 정신적 요소는 정동의 인지(cognition, 감각과 그 원인을 자각한다), 감정(affection), 의욕(conation, 행동을 일으키려는 충동)이며, 신체적 요소는 혈압 상승, 맥박 촉진, 발한 등이다. 변연계와 시상하부는 정동의 형성과 표출에 밀접하게 관련되어 있다. 기쁨이나 분노 등 주관적 감정을 가질 때, 일상적인 표정이나 신체반응을 동반하는 것을 정동 표출이라고 하며, 주관적 감정과 정동 표출을 합쳐서 정동이라고 부른다. 정동에는 3가지 과정이 있다고 한다. ① 대상물이 유익(보수)인지, 유해(벌)인지를 직감적으로 평가하는 과정 ② 평가에 따라서 자율신경계나 내분비계의 반응, 표정, 자세, 운동계의 반응이 일어나는 과정 ③ 정동 표출과 함께 기쁨과 공포 그리고 분노 등의 주관적 감정이나 쾌/불쾌감을 체험하는 과정이다.

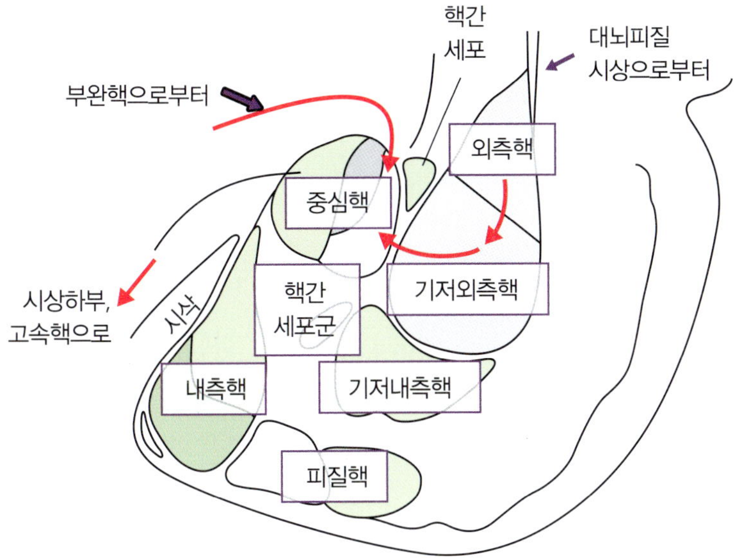

그림 2.6 편도체를 구성하는 여러 개의 아핵

편도체는 여러 개의 아핵으로 구성되어 있다. 기저외측 복합체는 '공포 조건화'로 알려져 있다. 편도체에서의 감각성 정보는 부완핵, 대뇌피질 감각영역, 시각영역, 청각영역, 시상, 후구로부터 입력된다. 편도체에서의 출력은 중심핵에서 시상하부, 뇌간 망상체, 뇌신경핵으로 보내져 호흡과 맥박의 증가, 스트레스에 대처하는 호르몬 분비, freezing 등의 정동표출을 일으킨다. 편도체의 정동적 평가는 해마, 전두피질, 섬피질, 대상피질, 시상, 대뇌기저핵 등에 투사되므로 인지기능, 기억, 감정, 정신 활동에 큰 영향을 미친다.

침해신호가 입력되면 편도체 중심핵은 즉시 본능적인 행동을 취하도록 시상하부, 뇌간 망상체 등의 광범위한 영역을 향해 출력을 보낸다. 결과적으로 호흡과 맥박이 빨라지고, 안면이 창백해져 스트레스 호르몬이 분비되며 freezing 등의 정동 표출도 순식간에 일어난다. 뼈가 부러지면 식은 땀이 흘러 안면이 창백해지고, 총을 들이대는 순간 freezing이 일어나 온몸이 후들후들 떨린다는 것은 편도체의 신속한 반응에 의한 것이다.[9)]

편도체는 침해정보를 생명을 위협하는 신호로서 공포감, 불안감, 고문감을 붙여 정동기억의 회로로 보낸다. 따라서 통증은 공포나 불안을 동반한 '괴로움', 불쾌정동으로서 강렬한 기억으로 고정되어[8, 9)] 단순한 감각이 아니게 된다.

편도체의 정동적인 평가는 해마, 후내피질, 섬피질, 대상피질, 시상 배내측핵, 대뇌기저핵, 중뇌수도 주변 회백질, 전두피질 등으로 보내진다. 그 때문에 자율신경 반응, 표정, 자세 등 운동계의 변화, 인지기능을 포함한 정신 활동, 불쾌정동에 관련된 뇌 회로망 등이 일제히 활동한다.

생체는 야생시대에 위험으로 가득 찬 황야에서 살아남기 위해 불쾌정동을 발달시켰다. 위험을 미연에 감지하고, 주의 깊게 그것들을 피하기 위해서 불안과 공포감은 필수적이었다. 생체 경고계로서 급성통증도 마찬가지로 통증을 감지 및 인지하고, 두려워하며, 불안을 느끼는 불쾌정동이 부가되었기 때문에 그 이상의 신체 손상이나 건강 악화를 막을 수 있었다.

생명유지에 있어서 불쾌정동이 담당해 온 역할은 의미가 깊다. 그러나 두려움이나 불안감이 과도하게 발생하면 통증의 경감을 방해하는데 뒤에서 설명하는 것처럼 dysfunctional pain을 일으켜 만성통증으로 이어진다.

6) 해마지각, 후내피질 : 불안이나 스트레스 신호를 발신한다

해마지각복측부(ventral subiculum of hippocampus)는 공포, 불안, 스트레스 반응에 관여하는 신경핵이다.[9), 12)] 편도체, 청반핵, 후내피질로부터 투사를 받아 정동면에 관여하는 것 외에 고차기능을 담당하는 전두피질에서도 입력을 받고, 인지기능에도 관여한다. 해마의 CA1 영역, CA3 영역 출력구에 위치해 있어 기억의 형성, 장소와 공간위치에 관한 정보도 담당한다. 심리상태나 과거의 경험에 비추어 볼 때 현시점의 상황에 맞게 조절이 가능한 위치에 있다.[12)]

해마지각복측부에는 신체적 스트레스 회로의 시상하부-뇌하수체-부신피질계(hypothalamic-pituitary-adrenal axis : HPA axis)[주4)] 반응을 끝내는 역할도 있다.[12)] 생체가 스트레스에 대처할 때는 HPA axis가 작동하지만, 스트레스가 사라지면 마이너스 피드백이 걸려 HPA axis는 정지된다. 해마지각은 이 정지와 관련하여 종료시키는 역할을 한다. 우울증 환자는 우울증에 빠져 외견상으로는 활발하지 않아 보이지만 뇌내에서는 HPA axis의 과잉 활동으로 인한 해마의 위축이나 기능의 저하가 있을 수 있다.

해마지각에 인접한 후내피질(entorhinal cortex)은 불안과 관련된 통증을 증가시키고, 불안감을 느꼈을 때에는 최악의 상황을 가정하여 신호를 보내는 부위이다.[13)] 후내피질은 편도체와 긴밀히 상호 연락하며 편도체로부터 불쾌정동을 받는 한편 불안과 관련된 신호를 발신하고 있다.

후내피질은 만성통증에 관여하는 신경핵으로서 이후의 장에도 종종 등장하지만 공간인식의 형성에도 관여하고 있으며, 해마와 함께 뇌내 GPS를 구성하는 중요한 부위이다. 후내피질의 격자

주4 : 생체가 스트레스를 받으면 시상하부 실방핵이나 시삭상핵에서 CRH(corticotropin releasing hormone)가 뇌하수체를 향해 분비된다. 뇌하수체 전엽에서는 ACTH(adrenocorticotropic hormone)가 혈중에서 분비되고, 부신피질을 자극하여 글루코코르티코이드(glucocorticoid)를 방출한다. 글루코코르티코이드는 근육과 신경계에 에너지를 공급하여 혈압이나 혈당치를 높이며 '투쟁이냐, 도피냐'의 행동에 필요한 에너지를 근육과 신경계에 공급한다. 시상하부도 그에 맞춰 자율신경계의 조절을 실시한다. 생체는 이렇게 스트레스에 대처하지만 스트레스가 사라지면 마이너스 피드백을 받고, HPA axis가 정지된다. 글루코코르티코이드가 시상하부와 뇌하수체로 흘러 들어가서 CRH와 ACTH의 분비를 억제하기 때문이다. 스트레스가 끊임없이 지속될 경우, 스트레스 회로는 정지하지 않고 과도하게 작용한다. 코르티솔 농도가 높음에도 불구하고 마이너스 피드백이 작용하지 않고, HPA axis가 억제되지 않아 스트레스가 폭주하게 된다. 혈관은 고혈압이나 고혈당에 노출되어 부신피질은 비대해지고 위장에 궤양이 생기며 흉선과 임파선의 위축으로 인한 면역력 저하가 일어난다. 그 결과 뇌와 몸이 모두 파괴된다. 우울증의 경우 혈중 코르티솔 농도는 비정상적으로 높은 수치를 나타낸다.

세포(grid cell)와 해마 CA1 영역의 장소세포(place cell)는 우리 공간인식의 열쇠를 쥐고 있는 부위에서 내비게이션 기능을 형성하고 있다. 또한, 후내피질 세포의 변성 탈락에 의해 치매의 초기 증상이 일어나는 것으로 알려져 있다.

7) 대상피질 : 통각수용과 정동에 관여한다

대상피질(cingulate cortex)(그림 2.4, 2.5)은 세포의 구축상 전대상피질, 중대상피질, 후대상피질로 나뉘는데 특히, 통증과 관계가 깊으며 뇌 영상에서 침해수용반응의 활성화가 나타나는 영역은 전대상피질(Brodmann의 24, 25, 32, 33 영역을 포함하는 부위)이다.

온몸의 침해수용기에서 수집된 침해정보는 척수후각에서 배측 망상체로, 다시 시상과 내측수판내핵을 거쳐 대상피질에 투사되며,[18] 척수후각에서 배측 망상체, 부완핵, 편도체를 경유하여 대상피질로 투사되기도 한다.[1]

신체에 침해자극이 가해졌을 때 뇌 영상에 활성을 보이는 영역은 문측전대상피질로서 통증의 신경과학에서 가장 연구의 초점이 되고 있다. 그 중에서도 25 영역은 불안과 공포의 불쾌정동을 일으키는 편도체와 직접적인 섬유연락이 있고, 또한 신체감각과 정동의 표출에 관련된 전부섬피질과도 연락이 있다. 정동기억에 관여하는 해마나 스트레스 반응의 표출에 관련된 시상하부로부터도 투사를 받는데, 전두피질, 중뇌수도 주변 회백질, 복측 선조체와 측좌핵의 사이에도 긴밀한 섬유연락이 있다.[4, 14] 따라서 신체에 침해자극을 받아 문측전대상피질에 활성이 나타날 때에는 이러한 많은 신경핵에도 활성이 나타난다.

또한, 이 부위는 통증과 불안의 정동 처리에 깊이 관계하는 정동영역(affective division)이라고도 불리며 정동 형성에 중요한 역할을 하고 있다.[4, 14] 편도체로부터 불쾌정동의 입력을 받을 뿐만 아니라 32 영역에서는 편도체에 대한 공포 및 불안을 억제하는 피드백도 보고되었다.

더불어, 문측전대상피질 무릎 주위라고 불리는 부위, perigenual cortex(해부학에서는 무릎 주위 전대상피질)는 하행성 통증 억제계와 연락하고 있으며 특히, 중요한 기능을 가지고 있다. Perigenual cortex에는 또 다른 역할이 있는데 세로토닌과 트랜스포터의 분포밀도가 대뇌피질 중에서 가장 높은 부위이다.[10] 세로토닌을 신경전달물질로 하는 흥분전달이 뉴론 사이에 일어났을 때, 시냅스 주위에 남은 세로토닌을 회수하여 다시 원래의 뉴런에 공급하는 역할을 하는 것이 트랜스포터이다.

세로토닌은 봉선핵(솔기핵, raphe nuclei)에서 뇌의 광범위한 신경핵으로 보내져 불안정동의 처리, 수면이나 섭식기능, 기분, 기쁨의 감정과 같은 다양한 신체 및 정신 활동에 관여한다. 그러므로, 만약 전부대상피질 무릎 주위가 기능부전에 빠지면 세로토닌 회수가 늦어지고 고갈된다. 그리고 우울증이나 수면장애, 자율신경의 실조 등과 같이 다기능에 영향이 발생한다. 비기질성 만성통증(제5장)의 경우는 문측전대상피질 무릎 주위에 회백질 밀도의 저하가 나타날 수 있다.

이상은 전대상피질에 대한 설명이며, 후대상피질은 뇌량팽대후역이라는 부위에 접하고 있다. 후부대상피질과 뇌량팽대후역은 fMRI를 이용하여 default mode network : DMN(안정 시 뇌활동)을 촬영하였을 때 특징적으로 활성화되는 부위로 연구가 진행되고 있다. 만성통증 환자의 DMN과 활성화 부위에 대해서는 뒷장에서 설명한다.

8) 섬피질 : 자아의식 형성에 관여한다

섬피질(insular cortex)(그림 2.4, 2.7)에는 통각, 미각, 후각, 청각, 시각, 촉각, 온도감각 등의 체성감각, 위와 장의 내장감각과 심박 등 생명기능에 관련된 감각정보가 입력되는데 이러한 체성감각뿐만 아니라 분노, 기쁨, 공포, 슬픔 등 정동에 관한 정보도 입력되어 있다. 온몸에서 모인 감각정보와 정동에 관한 정보를 바탕으로 '지금 이 순간의 자아의식'이 항상 갱신되고 있다, 따라서, 섬피질은 자아를 의식하고, 자아의 정동을 인식하는 장소로 생각된다.[4]

섬피질의 세포구축은 전부의 무과립섬피질(agranular cortex)과 후부의 과립섬피질(granular cortex)이 있으며, 그 사이에 중부의 부전과립섬피질(dysgranular cortex)이 있다. 계통 발생적으로는 전부섬피질이 원시적이며, 후부섬피질은 새롭게 발달한 신피질이다. 따라서 전부섬피질과 후부섬피질은 다른 신경핵과의 신경연락도 다르다.

신체에 감각자극이 가해지면 그 정보는 피부, 근육, 내장의 감각수용기에서 척수후각에 입력되어 척수시상로, 시상하부와 복내측핵후부(VMpo)를 경유하여 반대편의 후부섬피질에 입력된다.[3] 후부섬피질에 입력된 감각정보는 중부섬피질을 거쳐 전부섬피질에 전해지는데, 이 과정에서 편

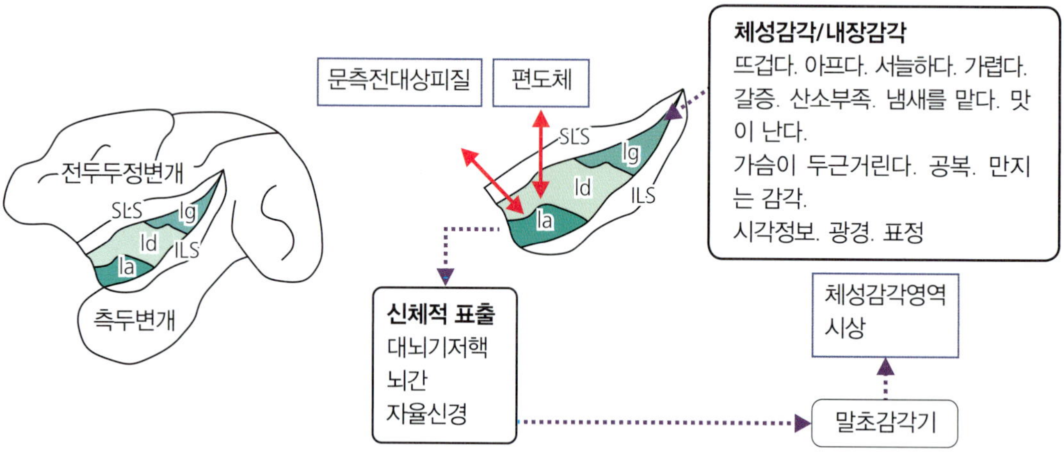

그림 2.7 섬피질과 그 기능

섬피질은 세포구축에 있어서 세 가지(Ia, Id, Ig)로 구분된다.
Ia : 전부의 무과립섬피질, Id : 중부의 부전과립섬피질, Ig : 후부의 과립섬피질, SLS : 상경계구, ILS : 하경계구

도체 중심핵이나 편도체 기저외측핵에서 불안이나 공포 등의 불쾌정동이 입력된다. 또한, 전대상피질에서도 여러 가지 입력이 조밀하게 추가된다(그림 2.7).

전부섬피질은 모든 감각정보에 정동성 입력이 더해져 있는데, 이것들을 통합해서 표출하는 것도 전부섬피질의 역할이다. 우리는 불안과 공포에 휩싸일 때 얼굴이 창백해지고, 떨리고, 박동이 빨라지며, 위가 찌릿찌릿 아프다. 이렇게 신체적 감각과 정동 체험이 일치하여 표출되는 것은 전부섬피질의 작용과 관련되어 있다. 전부섬피질이 대뇌기저핵으로 출력하여 안면 창백이나 떨림으로 표출되고, 중뇌수도 주변 회백질로 출력하여 박동이나 호흡수의 상승으로 표출된다. 또한, 내장에 분포하는 자율신경계로 출력하여 위 통증이나 위화감으로 표출된다.[4)]

이러한 정보처리는 무의식적으로 이루어지기 때문에 스스로 알아차리기 전에 호흡, 혈압, 박동이 변하고 안면의 홍조와 창백, 식은 땀과 같은 감정 표출이 일어나며 동시에 공포와 불안감 등의 정동을 경험하게 된다.

전부섬피질에서의 출력은 많은 신경핵을 향하고 있다. 전두피질, 대뇌기저핵, 편도체, 시상하부, 중뇌수도 주변 회백질, 중뇌의 복측피개영역 등이다. 이 다신경핵에 대한 출력에 있어서도 전부섬피질은 후부섬피질과 다르다.[4)] 따라서 뇌 영상에서 섬피질의 활성을 보이는 경우는 후부섬피질과 전부섬피질이 구별되는 경우가 많다.

뇌 영상에서 섬피질이 활성화되어 있을 때 그것이 모두 통증 수용을 나타내는 것은 아니다. 섬피질은 하행성 통증 억제계의 조절도 수행한다.[6)] 신체에 통증자극이 가해졌을 때 매번 반드시 활성화되는 특정 부위가 전부섬피질에서 발견되어 이 부위를 상세하게 조사한 결과 하행성 통증 억제계를 조절하고, 고삐를 풀거나 조이는 역할을 하는 뉴런임을 알게 되었다. 그 당시의 주변환경이나 정동에 맞추어 통증의 자극역치를 올리거나 내려 통각둔마와 통각과민의 상황을 top-down 방식으로 설정하는 것이다.[6)] 섬피질과 통증의 관계에 대해서는 많은 연구가 있지만 이 장에서는 여기까지만 설명한다.

9) 전전두피질 : 고차원 정신 활동의 중심

전전두피질(prefrontal cortex : PFC)(그림 2.4, 2.5)은 뇌의 계통 발생상 가장 새롭게 발달한 영역으로 이성, 사고, 창조성, 행동의 기획, 의사결정, 의욕, 도덕관의 발달 등 고차원 정신 활동의 중심이 되고 있다.[17)] 그러나 최근의 신경과학에서 PFC는 이성이나 인지기능뿐만 아니라 정동에도 관여하는 것으로 밝혀졌다.[14)]

PFC는 기능적 및 해부학적으로 세 가지 영역으로 나뉜다. ① 외측전전두피질(lateral prefrontal cortex : lPFC), ② 안와전두피질(orbitofrontal cortex : OFC), ③ 내측전전두피질(medial prefrontal cortex : mPFC)이다.

① 외측전전두피질(lPFC)은 전두엽의 외측면에 위치하고 있으며, 배외측전전두피질(dorsolateral prefrontal cortex : dlPFC)과 복외측전전두피질(ventrolateral prefrontal cortex : vlPFC)의 두 가지가 있다. dlPFC는 외부정보에 맞추어 많은 사항을 병행하여 조작하고, 또한 그것들을 통합하여 모니터링하는 기능을 가지고 있다. 시시각각 변화하는 주변의 상황이나 환경에 맞추어 목표를 설정하거나 행동을 기획하고, 그 결과를 평가하여 다음 행동을 설정하는 수행기능도 담당하고 있다.[17)]

우리의 업무나 일상생활에는 정보를 일시적으로 유지하고 조작하는 워킹 메모리(working memory : 작업 기억)의 기능이 필수적인데 dlPFC는 워킹 메모리의 공간 위치 정보에, vlPFC는 비공간 위치 정보에 관여하고, 정보의 능동적인 상기나 선택을 담당한다고 한다.

dlPFC는 제6장의 만성통증 치료법[마음챙김(mindfulness), 뇌자극 치료법 등]과 DMN의 설명에 종종 등장한다. 우리의 일상생활에서는 행동의 대부분이 습관화되어 거의 자동적으로 의식하지 않고 행해지지만, 마음챙김에서는 자신의 호흡 등에 의식을 집중시킴으로써 dlPFC의 활동을 높이고 있다.

② 안와전두피질(OFC)은 전두엽의 복측면에 위치하는 영역이다. 편도체로부터의 입력을 크게 받고 있으며, OFC로부터의 출력도 편도체를 향하고 있다. 양자는 밀접하게 상호결합되어 있기 때문에 OFC와 편도체의 기능적 특성, 전기생리학적 특성은 종종 겹쳐진다. OFC는 인지기능과 불쾌정동을 결합하는 영역이라고 생각된다.[14)] OFC가 손상되면 사회성과 자발성 저하, 정동의 이상, 감정둔마, 무관심, 억제능력의 저하 등이 일어난다. OFC에 관한 이와 같은 기능은 폭발사고로 전뇌(forebrain)가 손상된 Phineas Gage의 증례[주5)]를 토대로 연구되어 왔다.

③ 내측전전두피질(mPFC)은 Brodmann의 24, 25, 32 영역에 해당하는 영역으로 문측전대상피질과 전방대상피질에 속하지만 해부학적으로나 기능적으로 전두피질과의 결합이 강하기 때문에 이 장에서 설명한다. 문측내측전두피질은 OFC나 Amy 등의 정동적 입력과 결합이 크고, 정동영역이라고 생각되며 상대의 마음을 헤아리고, 공감한다. 그 중에서도 25 영역은 우울증 회로의 중심이 되고 있다. 배측에 위치하는 배내측전두피질(32 영역)은 인지영역과 결합이 강하여 적절하게 주의를 기울이는 것 등에 관여하고 있다.

10) 시상과 대뇌피질 체성감각영역 : 감각정보의 집결과 수식

외부로부터의 감각정보는 시상(thalamus)에 입력되어 시상을 중계하여, 대뇌피질 체성감각영역(somatosensory area)으로 향한다(그림 2.4).

주5 : Phineas P Gage(1823-1860). 미국의 철도공사 현장 감독으로 일하다가 1848년 다이너마이트의 폭발로 쇠파이프가 뺨에서 전두부를 뚫고 나가는 외상을 입었고, 안와전두피질을 포함한 전두엽을 손상시켰다. 근면하고 주위로부터 신뢰받는 성품이었으나, 사고 후에는 책임감이나 배려심이 없어져 사회성이 결여된 공격적인 성격으로 급변했다. 계획성의 결여를 포함한 성격상의 변화를 기록한 증례보고(1868년)가 계기가 되어 뇌에 관한 연구가 진행되었다.

시상에는 흥분성 중계세포, 억제성 개재신경세포, 시상 내 신경회로 등이 있으며 감각정보는 여기서 다양하게 처리되고, 수식되어 대뇌피질 감각영역으로 향한다.[15] 시상은 다수의 핵으로 구성되는데, 체성감각에는 복측기저핵, 후핵, 수판내핵이 관여한다. 시상은 대뇌피질 체성감각영역의 입구로 생각되었으나 최근에는 보다 고차원적인 기능에 관여한다고 제창되었다.[15] 복측기저핵, 후핵, 수판내핵의 각각의 특징이나 기능에 대해서는 해부학 책에 자세히 설명되어 있으므로 참조한다.

대뇌피질 체성감각영역은 제1차 체성감각영역(SI)이 두정엽 중심 후회에 있고, 제2차 체성감각영역(SII)이 그 외측후방의 외측구를 따라 두정덮개(parietal operculum) 내벽에 위치한다.[7]

SI는 시상복측기저핵(후외측복측핵 : VPL, 후내측복측핵 : VPM, 후하측복측핵 : VPI)으로부터 투사를 받아 정밀하고, 고도의 국재성을 가진 감각정보를 변별한다. 침해정보에 관해서도 말초조직의 어느 부위가 어떻게 아픈지를 신속하게 분석한다. SII는 시상의 수판내핵, 후핵, 시상복측기저핵 등으로부터 투사를 받아 통증의 정동적 측면에 관여한다.

시상과 대뇌피질 체성감각영역은 통증감각의 변별적 측면에 관여하여, 급성통증의 정보전달계로서 매우 중요한 역할을 한다. 급성통증의 단계에서 fMRI로 뇌 스캔을 시행하면 시상의 각 부분이나 체성감각영역에 활성화가 보인다. 그러나 만성통증으로 발전한 후에는 통증의 근원이 더 이상 말초조직에 존재하지 않는다. 그 때문에 뇌 영상에서 시상이나 체성감각영역 SI에 활성화는 거의 나타나지 않았으며 SII에 활성화가 나타날 뿐이다. 따라서 이 장에서는 만성통증과 시상 및 체성감각영역의 관계에 대해서는 설명을 생략했다.

❖ 참고문헌

1. Basbum AI, Bautista D, Scherrer G, et al : Cellular and molecular mechanisms of pain. Cell 139 : 267-284, 2009
2. Bushnell MC, Čeko M, Low LA : Cognitive and emotional control of pain and its disruption in chronic pain. Nat Rev Neurosci 14 : 502-511, 2013
3. Craig AD : How do you feel? Interoception : the sense of the physiological condition of the body. Nat Rev Neurosci 3 : 655-666, 2002
4. Craig AD : How do you feel—now? The anterior insula and human awareness. Nat Rev Neurosci 10 : 50-70, 2009
5. Gauriau C, Bernard JF : Pain pathways and parabrachial circuits in the rat. Exp Physiol 87 : 251-258, 2002
6. Jasmin L, Samuel DR, Granato A, et al : Analgesia and hyperalgesia from GABA-mediated modulation of the cerebral cortex. Nature 424 : 316-320, 2003
7. Kandel ER, Schwartz JH, Jessll TM : The Principles of Neural Science. 3rd Edition, Elsevier

Science Publishing Co Inc. New York-Amsterdam-Oxford. 1991

8. 加藤総夫 : 痛み誘発負情動から考える"心"の起源. 医学のあゆみ 232 : 14-20, 2010
9. LeDoux J : The emotional brain, fear, and the amygdala. Cell Mol Neurobiol 23 : 727-738, 2003
10. Lowry CA : Functional subsets of serotonergic neurones : implications for control of the hypothalamic-pituitary-adrenal axis. J Neuroendocrinol 14 : 911-923, 2002
11. Neugebauer V, Li W, Bird GC, et al : The amygdala and persistent pain. Neuroscientist 10 : 221-234, 2004
12. O'Mara S, Sanchez-Vives MV, Brotons-Mas JR, et al : Role for the subiculum in spatial information processing, memory, motivation and temporal control of behavior. Prog Neuro-Psychopharmacol Biol Psychiatry 33 : 782-790, 2009
13. Ploghaus A, Narain C, Beckmann CF, et al : Exacerbation of pain by anxiety is associated with activity in a hippocampal network. J Neurosci 21 : 9896-9903, 2001
14. Salzman CD, Fusi S : Emotion, cognition, and mental state representation in amygdala and prefrontal cortex. Annu Rev Neurosci 33 : 173-202, 2010
15. Sherman SM, Guillery RW : Exploring the thalamus and its role in cortical function. 2nd Edition. MIT Press. 2006
16. Sugimura YK, Takahashi Y, Watabe AM, Kato F : Optogenetic demonstration of direct input from the lateral parabrachial nucleus to the nociceptive amygdala. J Physiol Sci ; S38. 2015
17. Tanji J, Hoshi E : Role of the lateral prefrontal cortex in executive behavioral control. Physiol Rev 88 : 37-57, 2008
18. Vogt BA : Pain and emotion interactions in subregions of the cingulated gyrus. Nat Rev Neurosci 6 : 533-544, 2005

II 통증을 억제하는 뇌내 기전

여기에서는 최근의 신경과학을 통해 mesolimbic dopamine system, 하행성 통증 억제계, placebo analgesia(플라시보 진통)를 소개한다. 통증을 억제하고 생명을 보호하는 시스템이 뇌의 통증 억제 기전이다. 이 기전이 무너지거나 기능부전을 일으키면 만성통증으로 이어진다. 만성통증을 치료하고, 예방하기 위해 통증을 억제하는 뇌내 기전의 이해가 필요하다.

1. Mesolimbic dopamine system과 통증 억제 기전

뇌에는 통증을 억제하는 기능이 있는데 수천만 년이라는 엄청난 진화를 겪으며 생체는 통증 억제 기전을 발달시켜 왔다. 그러나 이러한 뇌내 기전의 전체적인 모습이 드러나기 시작한 것은 최근의 일이다. 기능적 뇌 영상검사가 밝혀낸 중추성 통증 억제 기전이 주목을 받고 있다.

Mesolimbic dopamine system(중뇌변연 도파민계)은 '보수회로', '쾌(pleasure)의 정동계' 주1)로서 교과서에 기재되어 왔기 때문에 많이 알려져 있다. 그러나 이 도파민 시스템이 주목을 끌고 있

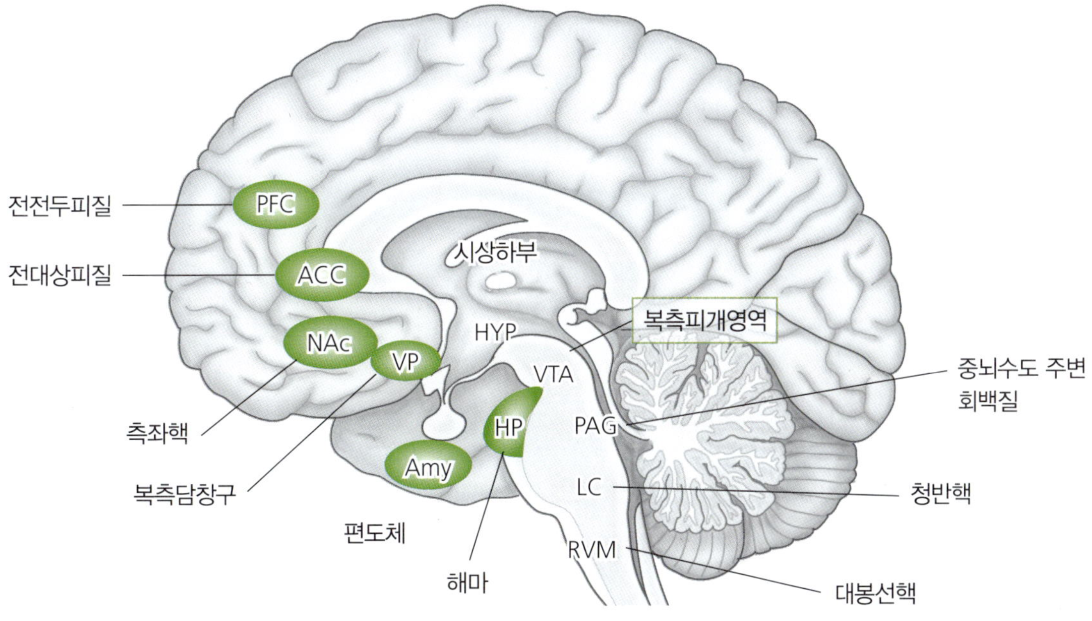

그림 2.8 Mesolimbic dopamine system(중뇌변연 도파민계)

복측피개영역(VTA)의 도파민 뉴런에서 발생하여 측좌핵(NAc), 복측담창구(VP), 후결절, 편도체(Amy), 해마(HP), 중격, 전대상피질(ACC), 전전두피질(PFC) 등으로 도파민 작동성의 축삭이 뻗어있다.

는 이유는 이 시스템이 '쾌' 뿐만 아니라 '통증'의 제어도 조종하여 만성통증으로의 전환 기전에 관계함을 알게 되었기 때문이다.[7, 9]

'쾌'와 '통증'은 완전히 반대되는 정동으로 보인다. 그러나 쾌정동을 느낄 때의 신경회로망과 통증자극을 받았을 때의 뇌내 회로망은 완전히 겹친다.[9] 만성통증 환자의 대부분은 전신의 통각과민에 시달릴 뿐만 아니라 삶의 의욕을 잃고, 쾌감상실(anhedonia)에 빠져 있다. 이러한 증상은 mesolimbic dopamine system의 기능 저하와 관련하여 발생하는 것으로 알려져 왔다.

Mesolimbic dopamine system(그림 2.8)은 중뇌의 복측피개영역(ventral tegmental area : VTA)의 도파민 뉴런에서 발생하여 내측전뇌속을 거쳐, 복측선조체의 측좌핵(nucleus accumbens : NAc), 복측담창구(ventral pallidum : VP), 후결절, 편도체(amygdala : Amy), 해마(hippocampus : HP), 중격, 전대상피질(anterior cingulate cortex : ACC), 전전두피질(prefrontal cortex : PFC) 등으로 축삭을 뻗은 A10 신경이다.[주2, 3)]

우리가 뭔가를 갈망할 때, 사랑할 때, 시험에 합격했을 때, 칭찬받을 때, 명연주를 듣고 전율할 때 등에서는 VTA에서 NAc와 VP로 도파민이 방출된다. NAc 뉴런이 도파민을 받아 흥분하면 뇌내의 μ-오피오이드가 활성화되어 행복감, 고양감, 성취감에 휩싸인다.[7, 9]

이 도파민 시스템은 생존에 필요한 먹이, 물, 교미 대상 등 보상이 기대될 때 활발해지는 원시적 계통이다. 자율신경계나 면역계의 활동과도 직결되어 근원적인 생명 활동으로서 다양한 신경핵에 positive action을 일으키는 것이다.

Mesolimbic dopamine system은 생체가 침습되어 통증을 느꼈을 때에도 기능을 발휘하여 진통을 가져온다. 침해신호가 척수후각에서 뇌간의 부완핵(parabrachial nucleus : PB)을 거쳐 VTA로 전달되면 VTA의 도파민 뉴런으로 활동전위가 발사된다. 그리고 뉴런의 축삭 끝에서 고농도의 도파민이 NAc나 VP로 방출된다.

도파민을 받아 NAc 뉴런이 흥분하면 NAc의 μ-오피오이드 수용체가 활성화되고, 이어서 μ-오피오이드 수용체를 통한 신경전달이 내인성 오피오이드를 포함한 많은 신경핵에서 일제히 발생한다.[9]

주1 : 심리학에서는 '쾌의 정동계', '보수회로', '긍정의 강화에 관한 쾌의 정동회로' 등으로 불린다. 쥐를 이용한 실험에서는 보수회로의 어딘가가 자극되도록 뇌의 자기자극 전극을 설정해 두면 물을 마시는 것도, 먹이를 먹는 것도 잊고 오로지 1시간에 12,000회나 자기자극 페달을 계속 밟는다. Olds와 Milner에 의한 1954년의 연구[11)]에서 보고되었다.

주2 : 엄밀하게 말하면 VTA에서 NAc, VP, Amy, HP로 향하는 계통은 중뇌변연계 투사라고 하며 복내측전전두피질, 안와전두피질, 대상피질, 섬피질로 향하는 계통은 중뇌피질 투사라고 하는데 이 장에서는 양자를 나누지 않고 설명하였다.

주3 : 중뇌에서 시작하는 도파민 투사계에는 ① VTA에서 시작하는 것, ② 흑질에서 시작하는 것, ③ 후적핵영역에서 시작하는 것 3가지가 있다. ①은 중뇌변연계 투사(A10 신경)이며, ②는 흑질 치밀부에서 배측선조체(피각, 미상핵)로 향하는 흑질선조체 투사(A9 신경)이다. 파킨슨병은 ②의 신경변성에 의해 발생한다.

μ-오피오이드 수용체를 매개로 한 신경전달에 의해 활성화되는 것은 VP, 문측전대상피질(rACC), 안와전두피질(OFC), 전부섬피질(anterior insular cortex : AIC), 시상하부(Hypo), Amy, HP, 중뇌수도 주변 회백질(PAG) 등이다.

그리고 이 때, rACC, Amy, Hypo로부터의 흥분성 입력을 받아 PAG가 흥분하면 하행성 통증 억제계가 활성화 되어 침해신호의 전달을 척수후각 수준에서 억제 및 차단한다. 하행성 통증 억제계란 중뇌나 뇌간으로부터 하행하는 억제성 투사가 척수후각에서 침해성 신호의 전달을 차단 및 억제하여 진통을 가져오는 기전[1, 3, 4]이다(그림 2.9)(p39에서 상세히 설명한다).

전쟁이나 교통사고로 생명이 위기에 처했을 때에는 dopamine & opioid system과 하행성 통증 억제계에 의한 통증 억제(그림 2.10)가 순간적으로 과도하게 작용한다. 교통사고 현장이나 전쟁터에서 구사일생으로 살아난 피투성이의 중상자가 고통을 전혀 느끼지 못하는 것처럼 행동하며, 수다스럽게 말하는 모습은 응급 현장의 관계자들로부터 종종 들을 수 있다.

Dopamine & opioid system에 의한 통증제어는 진화 과정에서 포식자에게 습격당해 다치면서도 도망쳐 목숨을 부지하려는 계통으로서 발달했다고 생각된다. 생명의 위기라는 비상상태에 있어서 상행하는 침해성 입력은 순식간에 차단되어 진통과 구명의 방향으로 작용한다. 뇌내에서는

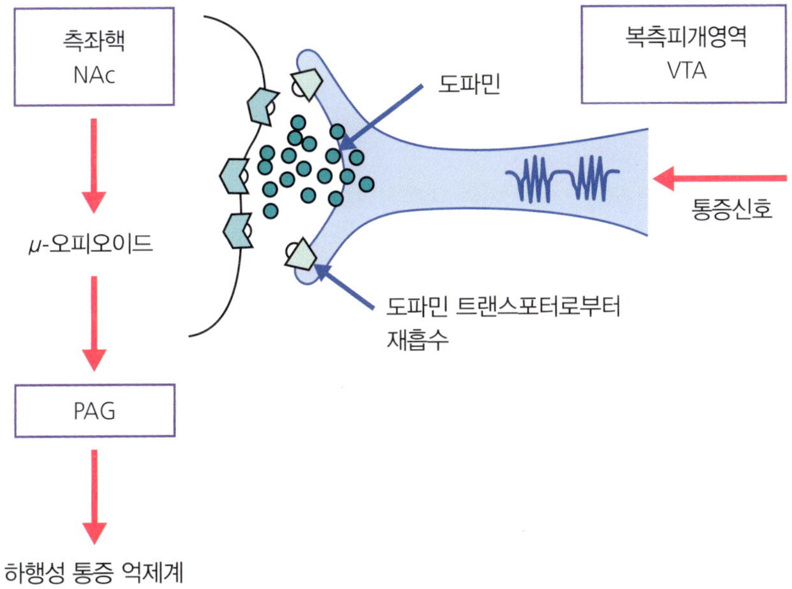

그림 2.9 Mesolimbic dopamine system과 하행성 통증 억제계

침해신호가 복측피개영역(VTA)에 닿으면 활동전위가 발사되어 VTA의 축삭 끝에서 도파민이 측좌핵(NAc)을 향해 방출된다. NAc 뉴런이 흥분하면 μ-오피오이드 수용체를 통한 신경전달이 다신경핵에 일어나 하행성 통증 억제계가 활성화된다.

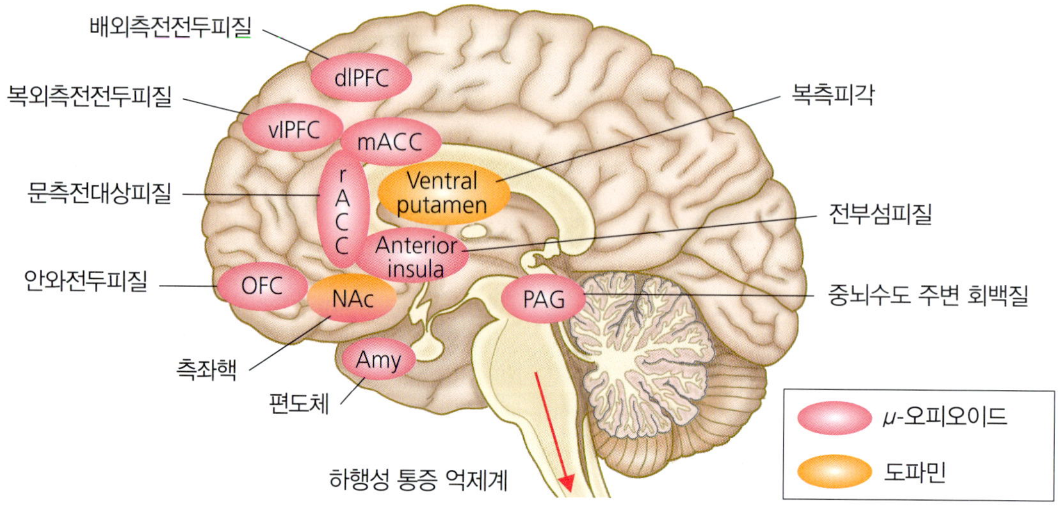

그림 2.10 침해 수용 시의 dopamine & opioid system

침해신호가 복측피개영역(VTA)에 닿으면 VTA로부터 도파민이 방출된다(주황색은 도파민성 신경전달이 현저한 부위). 그러면 측좌핵(NAc)의 μ-오피오이드 수용체가 활성화되며, 이 활성화는 문측전대상피질(rACC), 배외측전전두피질(dlPFC), 편도체(Amy), 중뇌수도 주변 회백질(PAG) 등의 μ-오피오이드 수용체에 파급된다(분홍색은 μ-오피오이드성 신경전달이 현저한 부위). 이것이 계기가 되어 하행성 통증 억제계가 활성화된다.

전두피질, 대뇌기저핵, 변연계, 중뇌, 교뇌, 연수, 척수의 신경세포가 일제히 활성화되어 총체적으로 생명의 위기에 대응하는 것이다.

이러한 비상사태뿐만 아니라 일상적인 사소한 통증에도 dopamine & opioid system이 작동하고 있다. 칼로 손끝을 베었을 때, 넘어져서 무릎을 다쳤을 때 등 우리가 감수하는 통증은 이러한 통증 억제 기전 덕분에 상당히 완화된 것이다.

여기서 내인성 오피오이드에 대해 조금 언급해 보면 뇌내에는 20종류 정도의 오피오이드 물질이 포함되어 있다.[4, 5] 메티오닌 엔케파린, 로이신 엔케파린, 엔도르핀, 다이놀핀 등이다. 이들 오피오이드가 포함된 신경핵은 Amy, NAc, VP, Hypo, PAG, 연수의 방거대세포 망상핵(NRPG) 등이다.

오피오이드 수용체에는 모르핀이나 β-엔도르핀 등이 작용하는 μ수용체, 류신 엔케파린 등이 작용하는 δ수용체, 다이놀핀이 작용하는 κ수용체, 노시셉틴이 작용하는 ORL1수용체가 있다. 모르핀은 PAG나 방거대세포 망상핵의 오피오이드 수용체에 작용하여 하행성 통증 억제계를 활성화시키고, 침해신호의 전달을 척수후각에서 억제함으로써 진통작용을 발휘하고 있다.

이상, mesolimbic dopamine system이 얼마나 중요한 역할을 하고 있는지에 대해 언급했으며, 여기에서 mesolimbic dopamine system의 핵심을 이루고 있는 NAc에 대해서 설명을 추가한다.

급성통증의 단계에서 만성통증으로 이어지거나, 정상상태로 회복할 수 있는 중요한 열쇠는 NAc의 뉴런 활동이라고 생각되기 때문이다.

NAc는 대뇌기저핵주4)의 선조체 복측에 위치하므로 복측선조체라고도 불린다. NAc는 정동계의 ACC, Amy, HP와 긴밀히 연락하여 쾌정동의 발현에 관여하고, 삶의 의욕이나 자율신경계, 근원적인 생명 활동과 관련되어 있다. 그러나 한편으로는 사고, 창조, 학습 등의 고차원적 뇌 기능을 담당하는 전두피질과도 연락하여 희망, 기대, 자기 우월성의 확립, 낙관성의 획득 등을 확립시키고 있다.

이처럼 중요한 역할을 하는 측좌핵이지만 생체가 가혹한 스트레스를 과도하게 받으면 뉴런 활동이 90일 이상에 걸쳐 정지하게 된다.[10] NAc에 뉴런 활동 정지가 일어나면 도파민 시스템은 기능이 손상되기 때문에 아주 작은 자극에도 '아파 죽겠다'라고 비명을 지르는 병적인 상태에 빠진다.[7, 17] 동시에 삶의 의욕이 저하되고 근원적인 생명 활동인 수면, 식욕, 자율신경 활동도 장애를 받는다. 이러한 통증은 dysfunctional pain(중추기능 장애성 통증)이라고 불린다. Dysfunctional pain에 대해서는 뒷장에서 설명할 것이므로 NAc의 위치와 기능을 머리 한 구석에 담아두기 바란다.

2. 하행성 통증 억제계

하행성 통증 억제계란 그림 2.11b에 나타낸 구성의 신경 기전이다. 그림 윗부분에 나타낸 PAG가 rACC나 Amy, Hypo로부터 흥분성 입력을 받으면 하행성 통증 억제계가 활성화되고, 통증신호를 척수후각 수준으로 억제 및 차단한다. 앞 장에서 언급한 mesolimbic dopamine system이 활성화되면 rACC, Amy, Hypo가 흥분하고, 그 흥분성 입력이 PAG에 가해지는 것이다.

PAG는 축삭을 배외측교중뇌피개(dorsolateral ponto-mesencephalic tegmentum : DLPT)와 문측연수복내측부(rostral ventromedial medulla : RVM)로 뻗고 있으며, 이 DLPT와 RVM을 통해 침해신호의 전달을 억제한다. DLPT에서는 노르아드레날린 작동성의 억제성 투사가, RVM에서는 세로토닌 작동성의 억제성 투사가 척수후각(dorsal horn : DH)으로 향하여 침해신호의 전달을 DH 수준에서 억제하여 진통을 가져온다. 이 기전이 하행성 통증 억제계이다.[1, 3, 4]

DLPT를 구성하는 청반핵(locus coeruleus : LC)은 노르아드레날린 작동성 뉴런주5)을 포함하고 있으며, LC에서 시작한 축삭은 배외측삭(dorsolateral funiculus : DLF)을 하행하여 DH에 이른다. 여기서 방출된 노르아드레날린이 척수후각세포의 아드레날린α수용체와 결합하여 침해신호를 억제한다.

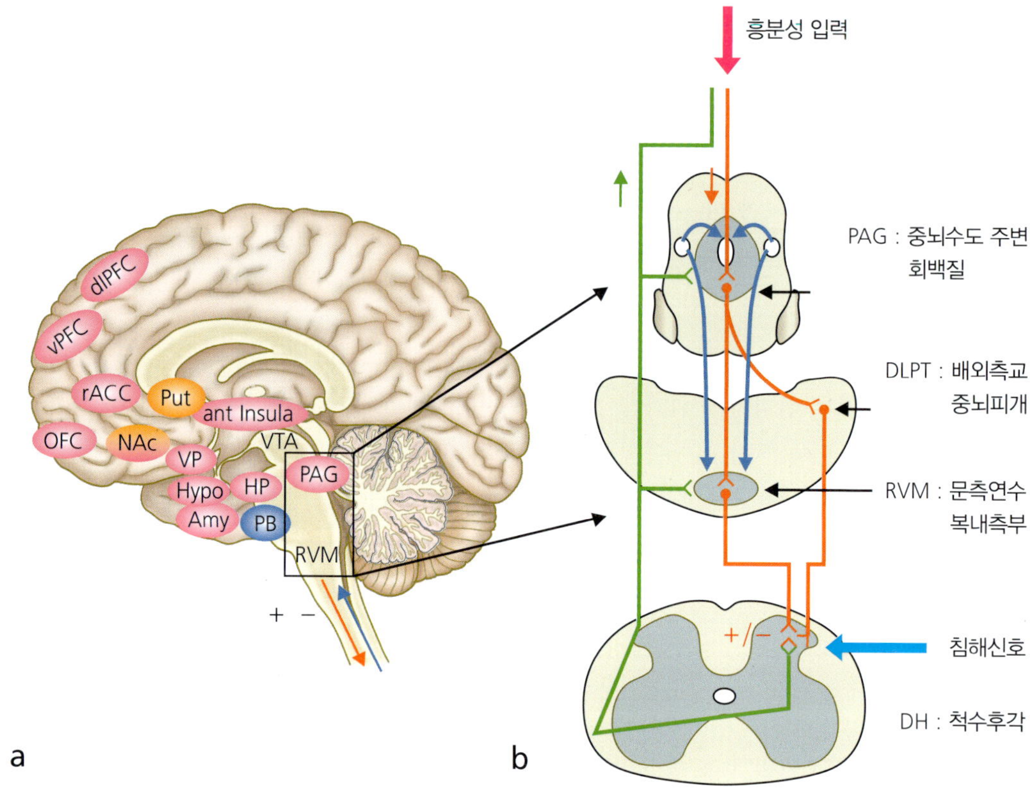

그림 2.11 하행성 통증 억제계

PAG(중뇌수도 주변 회백질)는 문측전대상피질(rACC), 편도체(Amy), 시상하부(Hypo)로부터 흥분성 입력을 받으면 활성화되며, 배외측교중뇌피개(DLPT)와 문측연수복내측부(RVM)에 투사한다. DLPT에서는 노르아드레날린(NA)성의, RVM에서는 세로토닌(5-HT)성의 억제성 투사(적색선)가 척수후각(HT)을 향한다. DH로 방출된 NA는 척수후각세포의 아드레날린 α_2수용체와 결합하여 침해신호의 전달을 억제한다.
Aδ-신경섬유와 C-신경섬유가 전한 침해신호는 DH로 억제된다. +/- 기호는 상행하는 침해신호와 하행하는 억제성신호의 충돌을 나타낸다. 차감의 차이가 다시 상위 뇌에 투사된다(녹색선).

주4 : 대뇌기저핵(basal ganglia)은 좌우 뇌의 5가지 신경구조를 가리킨다. 미상핵(caudate nucleus), 피각(putamen), 담창구(globus pallidus)와 이와 기능적으로 관계되는 시상하핵(subthalamic nucleus), 흑질(substantia nigra)이다. 미상핵과 피각을 합쳐서 선조체(striatum)라고 하며 측좌핵은 이 복측에 위치한다. 대뇌기저핵에서의 주된 출력은 담창구 내절에서 나와 시상속을 경유하여 시상의 외측복측핵, 정중중심핵 등에 투사한다. 여기에서 대뇌피질의 전두전영역 및 운동전영역에 투사한다.

주5 : 노르아드레날린(NA) 작동성 뉴런은 말초에서는 교감신경절에 존재하나 뇌에서는 주로 교뇌의 청반핵(LC)에 존재하며, 여기서 변연계, 시상하부, 후구, 소뇌에 널리 투사하여 수면, 각성, 주의, 식욕 등의 조절에 관여한다. 아드레날린(AD) 작동성 뉴런은 연수, 교뇌에 존재하며 시상하부, 척수 등에 투사하고 있다. NA도 AD도 공통의 아드레날린 수용체(α_1, α_2, β_1, β_2, β_3의 5종류가 있다)와 결합하여 기능을 발휘한다. LC는 외상후 스트레스 장애(PTSD)의 병태생리에도 관련한다. LC-노르아드레날린-교감신경계는 시상하부-뇌하수체-부신(HPA)계와 같이 스트레스 반응에 관여하고 있으며, 이 2개의 조절계 부전이 PTSD를 유발한다고 알려져 있다.

RVM을 구성하는 대봉선핵(nucleus raphe magnus : NRM)은 세로토닌(5-HT) 작동성 뉴런[주6]을 포함하고 있으며, 그 신경축삭은 DLF를 하행하여 DH에 이른다. 여기서 방출된 5-HT가 척수 후각세포의 5-HT 수용체와 결합해 침해신호의 전달을 억제한다.

하행성 통증 억제계의 연구에는 오랜 역사가 있다. Reynolds DV는 1969년에 쥐의 PAG에 유치전극을 통해 전기자극을 하면 무마취로 개복 수술을 할 수 있을 정도의 진통을 얻을 수 있다고 보고했다.[12] 이 발견을 계기로 많은 연구자의 관심이 하행성 통증 억제계에 모여 Basbaum & Fields의 뛰어난 논문[1]을 비롯해 PAG와 DLPT의 관계, DLPT와 RVM과 DH의 관계 등이 차례로 밝혀졌다.[4, 5]

하행성 통증 억제계와 mesolimbic dopamine system의 관계가 밝혀진 것은 기능적 뇌 영상 검사에 의해 사람의 뇌내 활동이 해석되기 시작하면서부터이다. Eippert 등[3]에 의해 VTA에서 NAc, Amy, PFC, rACC까지의 경로와 PAG에서 교뇌, 뇌간, 연수, DH에 이르는 경로가 하나의 연결 계통으로서 밝혀졌다.

하나의 연결 관계를 보여주기 위해 그림 2.11에서는 mesolimbic dopamine & opioid system을 a로, 하행성 통증 억제계를 b로 나타냈다. 각각의 신경핵에 대한 설명을 추가한다.

1) 중뇌수도 주변 회백질(PAG) : 하행성 통증 억제계의 기시핵

PAG는 중뇌수도를 둘러싼 영역에서 본능행동, 정동행동, 자율신경 기능 등에 깊이 관여한다. 내인성 오피오이드를 많이 포함한 신경핵으로 하행성 통증 억제계의 기시핵으로 알려져 있다. 종종 질문을 받지만, PAG에서 DH로 직접 투사하는 억제성 투사는 거의 없다. PAG의 신경축삭은 교뇌의 DLPT와 연수 RVM으로 뻗어 있으며 이 DLPT와 RVM을 통해 침해신호의 전달을 DH에서 억제한다. 이 점이 복잡하게 느껴지는 부분일 것이다.

2) 배외측교중뇌피개(DLPT) : 노르아드레날린계

DLPT에는 LC가 포함된다. LC는 제4뇌실 저부의 외측, 상부교피개의 양측에 좌우로 한 쌍이 있으며, 노르아드레날린을 포함한 신경핵이다. 멜라닌 색소를 포함한 세포가 있으므로 제4뇌실 표면에서 검푸르게 비쳐 보이고, 'blue spot'이라는 이름이 붙어 있다.

LC는 노르아드레날린성의 하행성 통증 억제계로서 기능하며, 침해신호를 DH에서 억제한다. 말초조직에 침해자극이 가해지면 LC의 활동전위 발사는 급격하게 높아진다. LC는 하행성 축삭

주6 : 5-hydroxytryptophan(5-HT)은 중추에서는 주로 봉선핵에 존재하고 뇌 전체에 널리 투사하여 정동, 수면, 섭식, 성행동, 인지기능에 관여한다. 전달물질로 방출된 5-HT는 세로토닌 트랜스포터에서 흡수되어 재사용되거나 또는 모노아민 산화효소(monoamine oxidase : MAO)에 의해 대사된다. 항우울제의 선택적 세로토닌 재흡수 억제제(SSRI)는 5-HT의 약리작용을 높이는 약물이다.

을 DH를 향해 뻗어 있으며, 여기서 방출된 노르아드레날린이 척수후각세포의 아드레날린 α_2수용체와 결합하여 침해신호를 억제한다.

또한, LC에서는 상위 뇌로 향하는 상행성 축삭도 있다. LC로부터의 상행성 축삭은 내측전뇌속을 통해서 시상과 대뇌피질 감각영역을 포함한 광범위한 영역에 투사한다. 돌발적이고, 불쾌한 사태의 발생을 감시하고, 스트레스 때나 긴급상황에 신속히 대응하는 계통이라고 생각된다. 통증에 하행성 통증 억제계를 활성화시키는 것은 그 일환일지도 모른다.

3) 문측연수복내측부(RVM) : 세로토닌계

RVM을 구성하는 신경핵에는 대봉선핵(n. raphe magnus), 거대세포 망상핵(n. reticularis magnocellularis), 방거대세포 망상핵(n. paragigantocellularis)이 있다. 대봉선핵은 세로토닌계의 하행성 통증 억제계로 기능하며, 침해신호의 전달을 DH나 삼차신경 척수로핵 수준에서 억제하여 통증을 진정시킨다.

그러나 하행성 통증 억제계는 가끔 변신하여 하행성 통증 촉진계로 변하기도 한다.[2, 8] 대봉선핵에는 OFF-cell, ON-cell, Neutral-cell이라고 불리는 3종류의 뉴런이 있는데 OFF-cell은 척수후각에서 통증의 전달을 억제하고, ON-cell은 통증의 전달을 촉진하며 Neutral-cell은 중립적인 세로토닌계 뉴런으로 보고되었다. 만성통증 환자에서는 이전부터 하행성 통증 억제계의 기능저하가 지적되어 왔지만, RVM에서 실제로 OFF-cell의 활동이 억제되어 ON-cell의 활동이 증가되어 있다.[2, 8] 이러한 변화들이 만성통증을 조장하는 것으로 생각된다.

3. Placebo analgesia와 뇌내 변화

진짜 약제처럼 생긴 알약을 '효과', '유효'라는 예측이나 기대 아래 섭취하면 약효성분이 전혀 없는데도 약물과 같은 효과를 얻을 수 있다. 플라시보[주7)]라고 불리는 현상이며, 진통이 일어나면 placebo analgesia(플라시보 진통)라고 불린다. Placebo analgesia 기전의 근간을 이루는 것은 dopamine & opioid system이다.[13, 15, 16)]

Placebo analgesia가 일어날 때는 피험자의 뇌내에서 도파민 & μ-오피오이드 수용체를 통한 신경전달이 실제로 일어나고 있으며,[6, 9, 13, 15] PET를 이용한 실험에서 진짜 약제를 섭취했을 때와

주7 : Placebo는 라틴어로 '기쁘게 하다'라는 뜻. 성경의 시편 114장에 'Placebo domino in regione vivorum'이라고 되어 있고, I will please the Lord in the land of the living. '나는 이 세상에 살아 주님을 기쁘게 하고 싶다'라고 해석되고 있다. 그러나 이것은 성경이 고히브리어에서 라틴어로 번역되었을 때의 오역이며, 원래의 뜻은 I will walk before the Lord. '나는 주님의 앞을 걷는다'였다고 한다.

같은 변화가 뇌내에 일어나는 것이 실증되었다.

Scott 등[13]은 피험자의 교근에 지속적인 통증자극을 가해 pain rating이 일정 값을 유지하도록 조절한 실험계로 피험자에게 '연구 중인 약의 진통효과를 검정하기 위해 앞으로 약을 정맥에 주입할 것'이라고 음성으로 예고한 후 0.9% 생리식염수 1mL를 정맥 내에 주입하였다. 이를 여러 번 반복했는데 피험자의 뇌내에 도파민 & μ-오피오이드 수용체를 통한 신경전달이 실제로 일어난 것이다.

PET 뇌 영상검사에서는 [^{11}C]로 표식한 시약 라클로프라이드(D_2/D_3 receptor ligand)나 카르펜타닐(μ-opioid receptor ligand) 등이 이용된다. 만약 placebo analgesia가 일어나면 도파민 수용체의 활성이나 μ-오피오이드 수용체의 활성, 뇌내 물질의 대사변화가 PET에서 검출된다.

이 실험에서 도파민 수용체의 활성이 현저했던 신경핵은 NAc, 피각, 미상핵이었으며 μ-오피오이드 수용체의 활성이 두드러진 신경핵은 rACC, OFC, AIC, NAc, Amy, PAG, 시상배내측부였다.[13, 15]

피험자가 '진통효과가 있는 약'의 작용을 크게 기대했을 경우일수록 NAc에서 도파민 활성이 커지고, μ-오피오이드 활성도 증가하여 진통효과가 커졌다.[13] 이 연구는 dopamine system과 opioid system이 NAc에서 겹친다는 것을 나타낸 점에서도 중요했다.

그런데 위의 실험을 돌이켜 보면 피험자 뇌내에 도파민이나 μ-오피오이드의 대사변동을 일으킨 '약'이란 단지 생리식염수에 불과하다. 뇌내에 극적인 변화를 가져온 열쇠는 '기대하는 것', '희망하는 것' 뿐이었다. placebo analgesia에 관한 일련의 연구[3, 13, 15, 18]는 우리가 기대하거나 예측하는 것이 얼마나 큰 뇌내변화를 일으키는지를 명확하게 보여준 점에서 모두 획기적이었다.

이러한 연구성과는 의사에 대한 믿음, 의료에 대한 기대감이 가져다주는 치유력의 크기도 시사한다. placebo analgesia가 성립하기 위해서는 의사의 말과 표정, 알약의 형태, 병원 건물 등 기대를 갖게 하는 근거가 되는 학습과 기억, 인지기능이 필요하다.

Scott 등의 실험에서는 '진통효과가 있는 약을 정맥 내에 주입한다'라는 음성과 눈앞에서 정맥주사가 이루어지는 시각적 확인이 열쇠가 되었다. 만약 피험자가 눈이 가려진 채 아무런 예고 없이 생리식염수 주사를 맞았더라면 analgesia는 일어날 리가 없었을 것이다.

치매환자의 경우에도 주사나 약물의 의미를 인식할 수 없을 정도로 병세가 진행된 단계에서는 '기대'나 '희망'이 일어나지 않는다. 기대도 예측도 없는 곳에 palcebo analgesia는 일어나지 않고, placebo의 반대현상인 Nocebo[13]가 일어날 뿐이다.

고대 의학사에 길이 남을 유명한 '이집트의 특효약'이란 어떤 약이었을까? 파피루스 종이에 상형문자로 쓰여진 특효약의 고문서가 이집트 학자에 의해 해독되었다. 참고로 당시의 처방 예를 Box ②(p47)에 기록하였다. 사용된 '약물'은 사자의 배설물과 지방, 악어의 피부, 파리의 배설물, 독수리와 비둘기와 돼지의 피, 고양이의 태반, 황소와 거위의 배설물, 양귀비씨 등이다. 지금이라면 구토를 불러일으키고, 오히려 병이 날 것 같은 처방전이다.

그러나 당시의 환자들은 '약효가 있다'라고 믿었고, 실제로 뇌내 물질의 대사 변화를 일으키는 '약물'이었다고 생각된다. 그렇게 처방전은 소중히 여겨져 메소포타미아 의학, 그리스 의학의 근원이 되었고, 또한 바다를 건너 일본 약전(다이쇼 시대)에도 일부 도입되었다.

그리스 아스클레피오스 신전의 '기적적 치료 의식'[14]도 이 플라시보에 따른 뇌내 변화를 기반하여 전개된 것으로 추측된다. 웅장한 신전 내에서 화려한 의복이나 관을 착용한 고위 신관들에게 이끌려 신성한 샘물에서 탕욕을 하는 '치료'가 행해진다. 며칠 동안 행복하고 만족스러운 심리상태로 지내는 동안 '기적적 회복'이 일어났으리라고 상상하기 어렵지 않다.

플라시보는 일본에서 위약이라는 의미이기 때문에 가짜라는 이미지가 강하지만, 플라시보는 우리의 뇌 기능 그 자체이다. Mesolimbic dopamine system은 삶의 의욕과 자존심의 근원이며 면역력, 자율신경계에 영향을 미칠 뿐만 아니라 우리의 삶과 밀접한 관련이 있기 때문이다.

Box ② '고대 이집트의 특효약'에서는 양귀비의 용례 ④로 어린아이가 밤에 자지 않고 울 때 양귀비씨를 갈아서 처방하였다. 양귀비는 당시 이집트에서 자주 사용되었는데, 밤에 울 때마다 아편을 투여한 아이의 운명이 어떠했을지 예상되는 용례이다. 본문 중에서 에버스 문서는 이집트학자 Ebers 씨가 소유한 Ebers papyrus의 출처를 의미한다.

❖ 참고문헌

1. Basbaum AI, Fields HL : Endogenous pain control mechanisms : review and hypothesis. Annals Neurol 4 : 451-462, 1978
2. Burgess SE, Gardell LR, Ossipov MH, et al : Time-dependent descending facilitation from the rostral ventromedial medulla maintains, but does not initiate, neuropathic pain. J Neurosci 22 : 5129-5136, 2002
3. Eippert F, Bingel U, Schoell ED, et al : Activation of the opioidergic descending pain control system underlies placebo analgesia. Neuron 63 : 533-543, 2009
4. Fields HL, Basbaum AI : Endogenenous pain control mechanisms. in Wall PD, Melzack R, "Textbook of Pain" (Eds) Churchill, Livingstone, 1989
5. Fields H : State-dependent opioid control of pain. Nat Rev Neurosci 5 : 565-575, 2004
6. 半場道子 : 慢性疼痛と脳　第 4 回 : Practice of Pain Management 2 : 176-182, 2011
7. 半場道子 : 痛みの新しい視点 : Mesolimbic dopamine system. ペインクリニック 33 : 229-238, 2012
8. 井辺弘樹, 仙波恵美子 : 下行性疼痛促進系. ペインクリニック 34 : 1169-1177, 2013
9. Leknes S, Tracey I : A common neurobiology for pain and pleasure. Nat Rev Neurosci 9 : 314-320, 2008
10. Lemos JC, Wanat MJ, Smith JS, et al : Severe stress switches CRF action in the nucleus accumbens from appetitive to aversive. Nature 490 : 402-406, 2012

11. Olds J, Milner P : Positive reinforcement produced by electric stimulation of septal area and other regions of rat brain. J Comp Physiol Psychol 47 : 419-422, 1954
12. Reynolds DV : Surgery in the rat during electrical analgesia induced by focal brain stimulation. Science 164 : 444-445, 1969
13. Scott DJ, Stohler CS, Egnatuk CM, et al : Placebo and nocebo effects are defined by opposite opioid and dopaminergic responses. Arch Gen Psychiatry 65 : 1225-1226, 2008
14. Shapiro AK, Shapiro E : The Powerful Placebo : From ancient priest to modern physician. 赤居正美, 滝川一興, 藤谷順子 (訳) : パワフル·プラセボ—古代の祈祷師から現代の医師まで. 東京, 協同医書出版, 2003
15. Tracey I : Getting the pain you expect : mechanisms of placebo, nocebo and reappraisal effects in humans. Nat Med 16 : 1277-1283, 2010
16. Tracey I, Mantyh PW : The cerebral signature for pain perception and its modulation. Neuron 55 : 377-391, 2007
17. Wood PB, Schweinhardt P, Jaeger E, et al : Fibromyalgia patients show an abnormal dopamine response to pain. Eur J Neurosci 25 : 3576-3582, 2007
18. Zubieta JK, Bueller JA, Jackson LR, et al : Placebo effects mediated by endogenous opioid activity on-opioid receptors. J Neurosci 25 : 7754-7762, 2005

Box ① 통증 연구에 변혁을 가져온 기능적 뇌 영상검사

통증의 연구 방법과 진단에 큰 변혁을 가져온 기능적 뇌 영상검사에는 PET(positron emission tomography, 양전자방출단층촬영술), fMRI(functional magnetic resonance imaging, 기능적 자기공명 영상법), SPECT(single photon emission computed tomography, 단일광자단층촬영술) 등이 있다.

PET를 이용한 뇌 영상 해석에서는 ^{15}O, ^{18}F, ^{11}C 등으로 표시한 시약을 피험자에게 미리 주입하여 뇌내 물질의 대사 변화를 고해상도로 측정하는 것이 가능하다. 뇌내 도파민이나 오피오이드 등의 대사 활성을 정확하게 측정할 수 있기 때문에 쾌정동이나 불쾌정동을 느끼면 뇌내에 어떤 화학물질의 변동이 일어날지도 검출된다. 예를 들어, 피험자가 '이 약은 효과가 있다'고 일단 생각한다면 생리식염수의 정맥 내 주입에 의해서도 placebo analgesia(플라시보 진통, p42 참조)가 일어난다. 그때 뇌내에서 어떤 물질이 대사되고, 변화하는지도 측정할 수 있다.

fMRI에서는 신경 활동에 따른 국소적인 뇌내 혈류의 변화가 측정된다. 혈중 헤모글로빈이 내인성 조영제로 작용하여 신경 활동에 따라 뇌혈류가 증가한 부위에서는 혈중 산소포화도가 증가하고, BOLD 신호(blood oxygenation level-dependent signal)가 증강된다. fMRI는 활성화 부위를 간편하게 영상화해 볼 수 있으므로 진단이나 연구에 널리 보급되어 있다. 그러나 신호 변화 자체를 보는 것이 아니라 뇌 혈류의 변화를 보는 것에 지나지 않는다. 뇌에서 일을 하고 있을 때 관여하는 신경핵에서는 뉴런이 일제히 스파크를 일으켜 대량의 에너지를 소모한다. 그러면 산소를 더 빨리 보내라는 신호가 발생하고, 뇌의 다른 부위에서 산소가 혈류를 통해 전달된다. 이 혈중산소의 급증을 fMRI는 활성화로 기록한다.

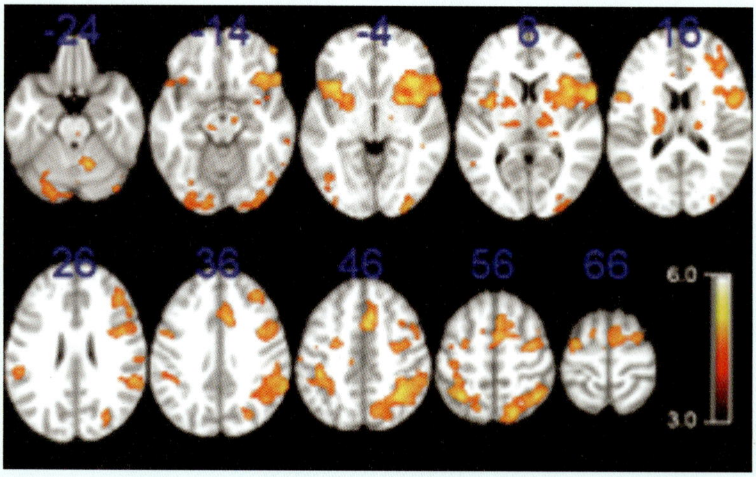

그림 정상인의 요부에 열자극을 가했을 때의 fMRI 영상(수평 단면)

Baliki MN, Geha GY, Fields HL, Apkarian AV : Predicting value of pain and analgesia : Nucleus accumbens response to noxious stimuli changes in the presence of chronic pain. Neuron 66 ; 149-160, 2010

Box ❷ 「고대 이집트의 특효약」에서 「양귀비」의 용례

① 황선 치료에　　　　　　　　　에버스 445
벼 · 미네랄, 양귀비씨, 몰약과 터키 칼세돈 마을에 있는 불분명한 것들을 분말로 만들어 뿌린다.

② 두피의 피부 고약으로　　　　　에버스 443
하마 피부의 삶은 것, 기름과 지방, 양귀비씨, 콜로신스 오이를 섞어 부드럽게 뭉친 후 삶는다.

③ ②와 동일한 약　　　　　　　　에버스 440
벼 · 미네랄, 양귀비씨, 대추야자주, 꿀, 실피움을 섞어 뭉쳐 이를 바른다.

④ 아이가 심하게 울 때　　　　　　에버스 782
양귀비씨, 파리똥을 섞어 부드러운 덩어리로 만들어서 체에 걸러 4일 동안 먹이면 울음소리는 곧 멈출 것이다.

'고대 이집트의 특효약' 오오사와 야요이(저)

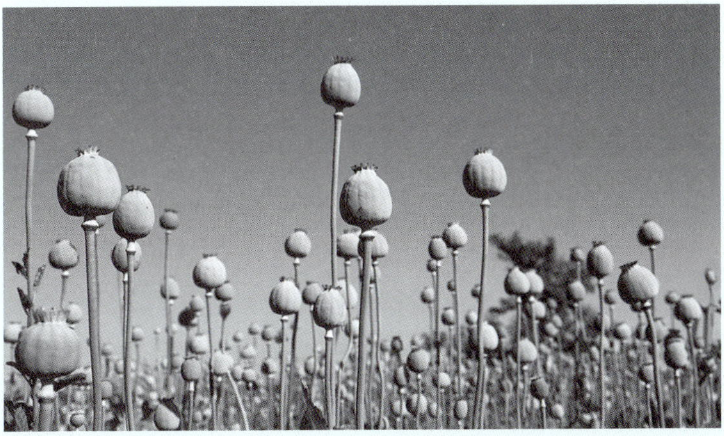

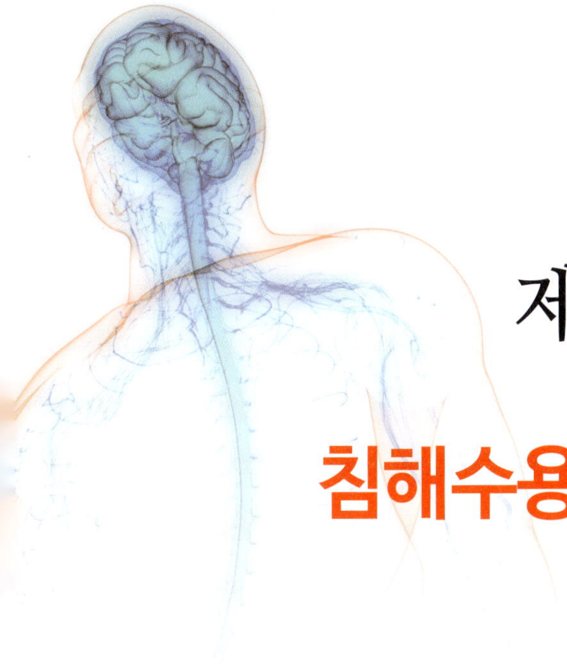

제3장

침해수용성 만성통증

침해수용성 만성통증이란 말초조직에 염증의 근원이 존재하고, 감각신경종말이 염증 매개체에 의해 자극되어 통증이 끝없이 계속되는 경우를 말한다. 퇴행성 관절증(osteoarthritis : OA), 류머티스 관절염(rheumatoid arthritis : RA), 악성종양 등과 같이 말초조직에 손상과 염증이 장기간에 걸쳐 지속되는 경우 통증은 한없이 지속된다.

퇴행성 무릎관절증(무릎 OA)이나 퇴행성 고관절증의 환자 수는 세계 각국에서 계속 증가하고 있으며, 따라서 통증의 기전과 이제까지의 치료법에 대한 재검토가 요구되고 있다. OA는 금세기에 들어서 왜 급증하고 있는지, 사회구성원의 고령화만이 원인인지, 그 밖에 원인이 있다면 그것은 무엇인지 등을 포함한 만성통증의 기전이 재검토되어 새로운 개념에 입각한 치료전략이 짜여지고있다.

이 장에서는 퇴행성 무릎관절증을 예로 들어, OA 발병과 통증의 기전 등 최근의 신경과학을 소개한다. OA 발병의 근본 토대에 있는 것은 자연면역계 세포에 의한 '만성염증'[1)]이다. 만성염증이란 다양한 질환에 공통되는 기초 병태로 최근 의학계에서 큰 화제이다.

1. 퇴행성 무릎관절증에 대한 새로운 시점

퇴행성 무릎관절증은 무릎관절의 연골이나 반월판에 마멸, 변형, 파열 등이 일어나 관절의 맞물림이 풀어져 버린다. 서있거나 보행동작이 시작될 때 '아프다'고 느끼는 단계부터 계단을 오르내릴 때 각 계단이 힘겹게 느껴지고, 연골의 마모가 진행되면서 쪼그려 앉는 자세나 정좌 자세가 힘들어진다. 이윽고 일어날 때 무릎의 경직이 일어나 슬관절액이 과도하게 저류된 '물이 고인' 상태가 되며 더욱이 대퇴골과 경골이 직접 스치면 심한 통증이 온다.

일본의 무릎 OA 환자 수는 약 2,500만 명이라고 하며, 여성환자 수는 남성의 1.5~2배로, 고령자만으로 한정하면 남성의 4배라고 한다. 환자 수는 세계 각국에서 해마다 계속 증가하고 있으며, 인공슬관절치환술의 건수도 급성장하고 있다.

정형외과의 역사를 참고로 하자면 일찍이 OA는 비염증성의 만성적 퇴행질환으로 인식되었다.[11] 노화, 비만, 관절의 외상, 과도한 역학적 스트레스를 주된 원인으로 퇴행성 변화와 증식성 변화가 관절에 동시에 일어나 관절형태가 변화하는 질환이라고 설명되어 왔다. 병리의 초점은 관절연골과 주변 뼈조직의 병변, 인대의 병변 등이었다.

그러나 현재 OA에 대한 연구의 시점과 치료전략은 연골이나 뼈조직에 병변이 일어나기 훨씬 전인 초기 단계에 맞춰져 있다. 자연면역계세포에 의한 만성염증이 활막이나 관절강에서 극히 초기부터 다이내믹하게 전개되고 있음을 알게 되었기 때문이다.[8-10] 연구의 초점은 관절강의 염증반응으로 옮겨져 염증반응을 억제하는 약물이나 치료법을 개발하는 데 있다.

예를 들어, 무릎 OA의 중증 사례에 대해서 활막의 염증관련 물질에 주목하면, RA환자와 거의 차이가 없다는 것을 알 수 있었다. 활액과 혈청 중에 포함되는 염증관련 물질(IL-1β, IL-6, IL-18, IFN-γ, LIF, NGF, TNF-α 등 43종류)을 측정한 결과, 중증의 무릎 OA에서는 RA와 같은 염증관련 물질이 많이 포함되어 있어 양적으로도, 질적으로도 RA에 필적하는 것으로 밝혀졌다.[10]

이와 같은 해석결과를 바탕으로 OA의 병리는 자연면역계세포에 의한 '만성염증'으로 논하게 되었다.[4, 9, 10] 만성염증의 개념을 BOX ①(p59)에 나타냈는데 다양한 질환에 대한 생각을 근본적으로 바꾸는 반응계이다.

이 장에서는 무릎 OA의 초기 단계에 초점을 맞추어 만성염증을 일으키는 분자는 무엇인지, 어떤 반응이 진행되어 조직 손상과 리모델링에 이르는지, 치료약 개발의 방향과 현상 등에 대해 살펴본다. 퇴행성 고관절증의 경우도 만성염증에 의해 조직파괴와 리모델링이 야기된다는 점에서 무릎OA와 같다.

2. 퇴행성 무릎관절증과 만성염증

무릎 OA에서 만성염증의 진행을 그림 3.1에 모식적으로 나타냈다.

슬관절강에는 연골의 미세 파편이나 세포 내 분자가 부유(flotation)할 수 있으나 자연면역세포(대식세포, 수상세포, 섬유아세포, 호중구 등)에 의해 제거처리되며 보통 관절강은 건강한 상태로 유지된다.

자연면역세포에는 Nod-유사수용체(BOX ①, p59 참조)가 있으며 DAMPs(damage-associated molecular patterns : 손상 관련 분자 패턴)나 PAMPs(pathogen-associated molecular patterns : 병원 관련 분자 패턴)를 검출하면 단백질 복합체인 염증소체(inflammasome)를 형성하고, 염증성 사이토카인 IL-1β와 IL-18을 방출하여 제거하고 있다.[1] DAMPs에는 세포 내 분자, 지방산, LDL 콜레스테롤 등의 자기대사산물도 포함된다.

그러나 관절에 외상을 당하거나 항중력근이 위축될 때에는 연골의 미세파편과 세포 내 분자가 증가한다. 제거처리할 수 없는 경우에는 더 많은 면역세포가 유주(swarming)하여 관절강에 집적된다. IL-1β와 IL-18뿐만 아니라 TNF-α, IL-6, IL-8 등의 염증성 사이토카인도 대량으로 방출되어 염증반응이 확대된다. 결국에는 활막에도 염증확대가 미치고, 연골세포에 아포토시스가 발생한다.

그 결과, 연골의 세포 외 매트릭스(아그레칸, II형 콜라겐)의 생성이 억제되고, 분해효소 프로테아제(MMP, ADAMTS)가 증가하므로 연골조직은 파괴되어 간다. 프로테아제에서 분해된 연골성분이나 괴사세포에서 나온 DNA, RNA, ATP 등의 분자류, 삼출된 혈장 글로불린류가 2차적, 3차적으로 DAMPs로서 염증의 근원이 되므로 염증은 연쇄반응(cascade)으로 확대되고 불가역적으로 연쇄반응이 진행된다.

활막, 연골하골, 인대에도 연쇄반응으로 염증반응이 퍼지고, 조직손상과 리모델링이 반복된 결과 연골의 마모라는 퇴행적 변화에 평행하여 활막의 증생, 골극(osteophyte)형성, 관절낭의 비후라는 증식적 변화가 진행된다.

여기서 주목해야 할 것은 염증소체(inflammasome)에 의한 염증반응은 OA의 아주 초기 단계에 활막에서 시작된다는 것이다. 연골의 제한적 마모나 골극형성이 X-ray에서 관찰되는 것보다 훨씬 빠른 단계에서 활막에 이미 염증이 일어난다. Ayral 등[2]은 아주 초기의 OA 환자 422명에 대해 조사한 결과, 관절경에서 무릎관절 활막의 염증이 확인되는 경우에는 그 이후의 연골 마모와 골극형성이 확실히 예측된다고 보고했다.

따라서 염증반응이 아직 활막의 일부에 국한되어 있는 초기 단계일수록 면역계 세포의 과도한 활동을 억제하고, 연쇄반응을 억제하는 disease-modifying osteoarthritic drugs(DMOADs)의 투여가 필요하다. OA의 진행을 초기 단계에서 억제할 수 있다면 연쇄반응의 폭주를 방지할 수 있기 때문이다. DMOADs의 약리작용과 개발현황에 대해서는 뒤에서 설명한다.

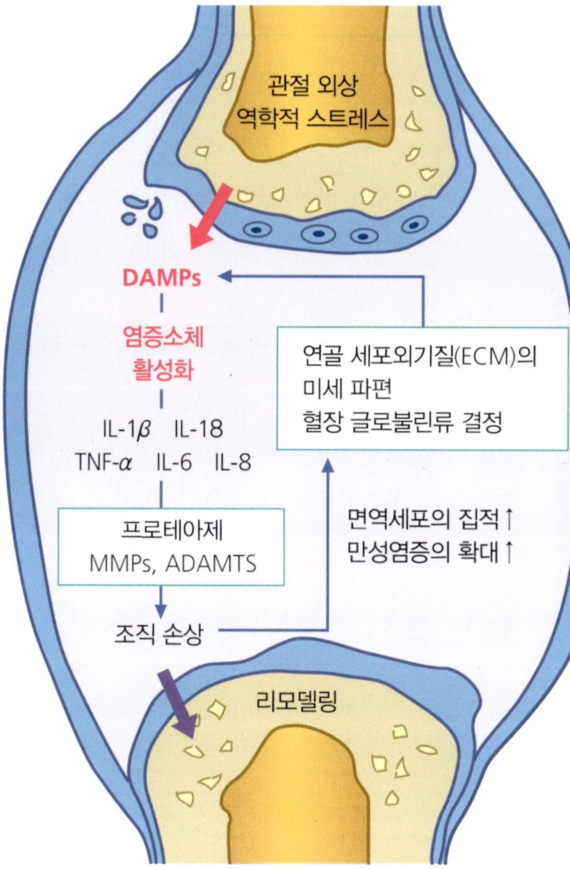

그림 3.1 퇴행성 무릎관절증에서의 만성염증 진행과 조직 파괴

연골의 미세 파편이나 세포 내 분자가 관절강에 부유하면 활막 안의 대식세포나 섬유아세포가 이를 위험 신호 DAMPs로서 검출한다. 그러면 염증소체가 활성화되어 염증성 사이토카인 IL-1β나 IL-18을 방출하고, 낮은 정도의 염증으로 이들을 제거한다. 처리되지 않으면 더욱 많은 면역세포가 동원된다. IL-1β에는 TNF-α, IL-6, IL-8이나 케모카인(CCL5)의 생성을 촉진하는 작용이 있으므로 TNF-α, IL-6, IL-8도 추가되어 염증이 확대된다.

IL-1β와 TNF-α에는 연골의 세포 외 매트릭스(ECM) 생성을 억제하는 작용이 있으며 연골 프로테아제(MMPs, ADAMTS)를 증가시키는 작용도 있다. 이러한 작용에 의해 연골조직은 점차 파괴되어 간다.

MMPs, ADAMTS에는 ECM의 II형 콜라겐이나 아그레칸을 저분자로 분해하는 작용이 있으며, 또한 TNF-α에는 IL-6, IL-8, CCL5, 신경성장인자(NGF, VEGF)를 증가시켜 프로스타글란딘 수용체 PGE_2나 NO를 신경종말에 증가시키는 작용이 있다.

그러므로 일단 염증 확대와 연골 분해가 진행되면 DAMPs로 검출되는 대상이 이차적, 삼차적으로 증가한다. 프로테아제로 분해된 연골기질편, 괴사세포의 분자류도 DAMPs로 인식되기 때문에 염증이 확대된다. 염증 부위에 삼출된 혈장 글로불린류에서는 IL-6, TNF-α, NGF, VEGF가 유도되며 염증은 연쇄반응으로 진행된다. 활막과 관절강에는 더 많은 면역세포가 유주/집적되어 조직파괴와 리모델링이 연골하골, 인대, 관절낭으로 확대되어 관절파괴가 진행된다.

ADAMTS : a disintegrin and metalloproteinase, DAMPs : damage-associated molecular patterns, IFN-γ : interferon-γ, IL-1 : interleukin-1, MMP : matrix metalloproteinase, TNF-α : tumor necrosis factor-α, VEGF : vascular endothelial growth factor.

(半場道子 : 運動器のサイエンス 第9回. 慢性疼痛増加の機序を探る. 臨整外 49 : 1094-1097, 2014)

3. 퇴행성 관절증의 통증

OA의 고통은 괴로운 통증이 엄습할 뿐만 아니라 그것이 끝나지 않는다는 것이다.

OA의 아주 초기 단계에서는 통증이 그다지 강하지 않은 것이 일반적이다. 연골조직에는 통증을 전달하는 C-신경섬유, Aδ-신경섬유의 분포가 없다. 따라서 관절강에 염증성 사이토카인이 있어도 통증을 그다지 강하게 느끼지 않는다. 염증 관련 사이토카인은 앞서 말한 바와 같이 43종류 이상이 포함되어 있으므로 통증이 발생하는 것이 당연하다고 생각되지만 통증을 일으키는 사이토카인뿐만 아니라 조직을 파괴시키는 것도 포함되어 있다. 초기 단계의 통증은 그다지 강하지 않다는 것이 본인이 방심할 수 있는 일종의 함정일지도 모른다.

염증이 진행되어 활막, 연골하골, 인대에 미치기 시작하면 이들 조직에는 C-신경섬유나 Aδ-신경섬유가 조밀하게 분포하고 있으며, 그 중에서도 C-신경섬유의 종말에는 TRPV1 채널, 프로스타글란딘 PGE_2 수용체, 브라디키닌 B_2 수용체, 세로토닌 5-HT 수용체, 신경성장인자(nerve growth factor : NGF)의 TrkA 수용체 등이 있다. 따라서 발통물질과 염증 매개체가 존재하면 통증이 즉시 발생한다.

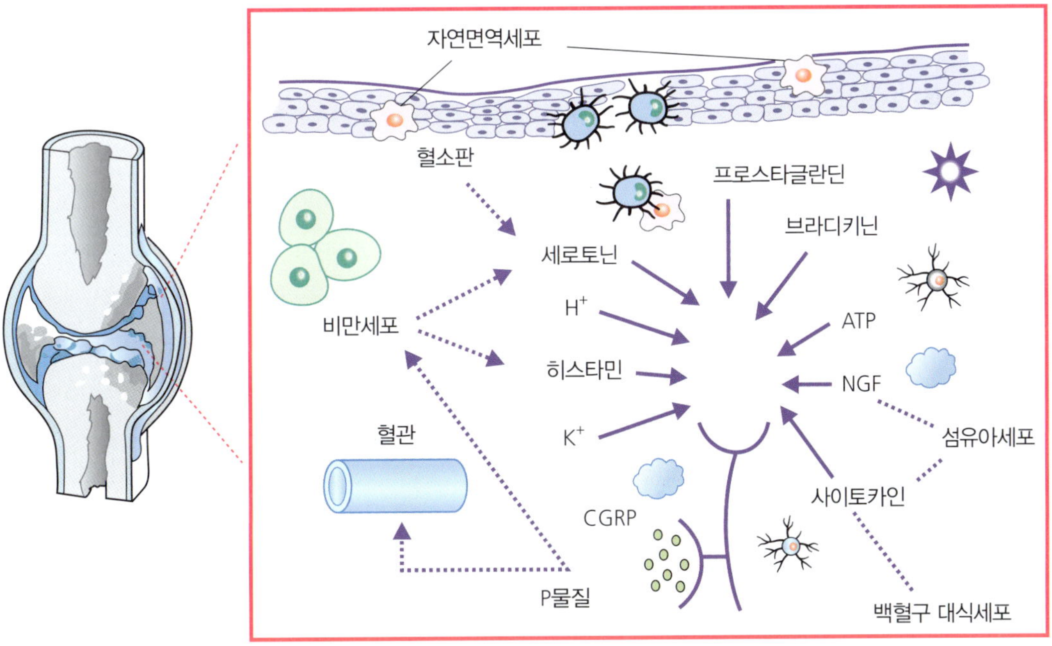

그림 3.2 끝없이 발생하는 무릎 OA의 통증

활막, 연골하골, 인대에 분포하는 감각신경종말은 발통물질과 염증 매개체에 노출되어 반복적으로 자극받는다.

염증반응이 진행되면서 국소에서는 파괴된 세포막, 혈장을 재료로 하여 프로스타글란딘, 류코트리엔, 브라디키닌, H^+, Na^+, K^+ 이온 등의 발통물질과 염증 매개체가 차례로 생성된다. 신경종말은 이러한 화학물질에 노출되어 계속 침해신호를 일으킨다. 활막이나 연골세포에서 파생된 염증성 사이토카인, 케모카인, NGF, TGF-β, VEGF 등의 성장인자도 급성염증에 가담한다. 이리하여 반복적으로 자극된 신경종말에는 peripheral sensitization(말초감작 : 흥분성이 항진한 상태)이 일어나 hyperalgesia(신경과민) 상태에 빠지게 된다.

심부조직(관절, 뼈, 치아 등)에 분포하는 C-신경섬유 중에는 자신의 종말에서 신경펩타이드의 P물질(substance P), 칼시토닌 유전자관련 펩타이드(calcium gene-related peptide : CGRP) 등을 방출하여 hyperalgesia에 박차를 가하는 타입의 신경섬유가 있다. 따라서 염증반응이 심부조직에까지 미치면 통증이 강해지고 또한, 장기간에 걸쳐 통증으로 시달리게 된다.

OA의 고통은 염증성의 통증이 끝없이 발생하는 것이다. 일단 염증이 진행되고 연골파괴의 연쇄반응이 시작되면 반응은 한 방향으로 나아가서 끝없는 만성통증이 된다. 장기의 만성통증은 심신을 약화시켜서 독립적인 생활능력을 빼앗는 잔혹한 고문이 된다(그림 3.2).

4. 통증을 경감시키는 약물

OA에서는 지속적으로 생성되는 발통물질이나 염증 매개체에 의해 신경종말이 자극되어 흥분성이 항진하고, 말초감작이 발생한다. 이러한 상황에서 통증을 억제하기 어렵다는 것은 앞에서 설명한 바와 같다.

비스테로이드성 항염증제(NSAIDs)는 통증을 완화하는데 효과적이지만, 연단위로 장기간 투여하면 연골 마모를 진행시킬 뿐만 아니라 위장관 궤양 등의 부작용도 크다. 특히 인도메타신에는 연골 마모의 부작용이 보고되었다.

COX-2 억제제에 관해서는 어떤 약물도 대체로 양호한 소염 진통 효과가 있다는 보고가 있다. 그 중에서도 세레콕시브에는 소염진통 작용 외에 DMOADs 작용(뒤에 설명)이 보고되고 있다.[5, 14] 그러나 DMOADs는 OA의 초기 단계에 투여되는 것이 바람직하며, 연골이 현저히 마모되어 버린 중증 OA에 이용해도 DMOADs 작용이나 연골보호는 거의 기대할 수 없다. 투여시기를 놓치지 않고 OA의 초기 단계에 투여해야 한다. 현저한 통증을 완화하기 위해서라면 약한 오피오이드도 검토할 필요성이 있다.

NGF의 단클론 항체가 통증을 억제하는 것으로 알려져 있다. NGF는 TrkA 수용체와 복합체를 만들고, 후근신경절에서 유전자 발현의 제어를 받아 신경종말에 TRPV1이나 신경펩타이드 등을 생성하는 성질이 있다. 따라서 항NGF 항체는 급성통증의 경우에는 억제효과가 높다. 그러나 장기간에 걸친 만성통증에 투여한 경우에는 연골 마모를 진행시키는 것으로 보고되어, 부작용을 피하기 위한 시도가 계속되고 있다.

OA의 진단과 치료대책에 대해서는 Osteoarthritis Research Society International(OARSI)[6]을 비롯한 많은 가이드라인이 설정되어 있으며, 일본에서도 일본정형외과학회에 의한 퇴행성 무릎관절증 진료 가이드라인[13]이 공표되었으므로 참조하기 바란다.

5. DMOADs의 약리작용과 개발 현황

세계 OA연구의 흐름은 염증의 연쇄반응을 가능한 한 초기 단계에서 막아낼 방향을 모색하고 있으며, DMOADs의 개발이나 metabolic-OA(대사증후군에 기인하는 OA)의 연구가 진행되고 있다.

DMOADs의 약리작용은 자연면역계세포의 Nod-유사수용체를 불활성화하여 과도한 염증성 사이토카인을 억제하고, 만성염증의 진행을 막는 것이다. 무릎OA의 경우는 관절강에 부유하는 연골의 미세한 파편이 DAMPs가 되고, 염증소체가 형성되어 과도한 염증의 연쇄반응이 일어난다. 이 만성염증의 진행을 지연시키고, 완화시키는 DMOADs로서의 작용이 세레콕시브에는 *in vivo/in vitro*로 보고되었다.[5, 14] Nod-유사수용체를 불활성화하여 염증을 억제하는 작용뿐만 아니라 연골기질의 손상을 막는 작용, 연골하골의 뼈 흡수를 막아 해면골의 골량을 증가시키는 작용도 자세히 연구되고 있다(그림 3.3).

DMOADs는 OA의 초기 단계인 활막에서 염증이 막 시작된 시기에 투여하면 효과를 발휘한다. OA 초기 단계란 통증을 처음으로 호소하는 시기에 해당하며 CRP(C-reactive protein) 값이 증가하기 시작하는 시기이기도 하다. 혈청 중의 염증성 사이토카인 양의 증가와 초음파 검사 및 관절 MRI 상에서도 검출된다.

그러나 DMOADs에는 유의한 억제효과가 없다는 부정적인 조사보고도 있다. 이러한 종류의 내용을 상세히 검토하여 OA 증상의 경증례부터 진행된 중증례까지를 종합적으로 조사해보니 약물투여로 연골 개선이 관찰되지 않았다는 결론이 많았다.

연골 손상이 현저하게 진행된 OA 중증례에서는 파괴된 조직편이 이차적, 삼차적으로 DAMPs에 추가되므로 염증의 연쇄가 확대되는 것을 2항에서 설명하였다(p51). 이러한 상황에서는 염증을 억제하기는 어렵다. OA 단계, DMOADs의 용량, 통증 완화의 평가, 3년 이상 사용한 경우의 안전성 등에 대해서 보다 과학적인 조사 결과가 요망된다.

현재의 DMOADs는 면역억제효과를 충분히 발휘하지 못하고 있으며 개선해야 할 점이 지적된다. 눈사태는 작은 눈덩이가 비탈 아래로 떨어지면서 시작되는데, 작은 눈덩이만으로 반드시 눈

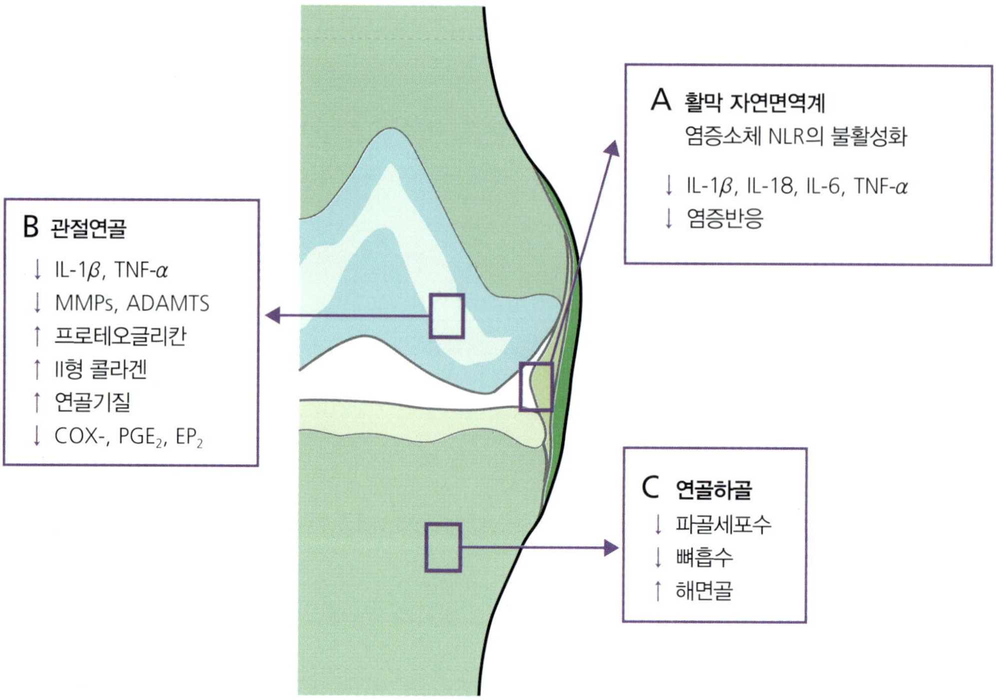

그림 3.3 DMOADs는 활막, 연골 조직, 뼈조직에 작용한다.

A : DMOADs에는 염증소체의 Nod-유사수용체(NLR)를 불활성화하여 과도한 염증반응을 억제하는 작용이 있다.

B : 연골세포는 II형 콜라겐이나 프로테오글리칸 등을 생성하여 연골의 생성과 분해의 균형을 유지하고 있지만 IL-1β, TNF-α가 증가하면 균형이 깨지고 프로테아제(MMPs, ADAMTS 등) 발현이 커져 연골의 분해가 진행된다. DMOADs는 MMPs, ADAMTS를 줄여 연골손상을 방지한다.

C : 염증반응이 연골하골로 확대되면 파골세포의 증가와 함께 뼈흡수가 커지는데, DMOADs는 파골세포의 수를 억제하고, 해면골의 파괴를 막아 연골하골의 손상을 방지한다.

(半場道子 : 運動器のサイエンス 第 10 回. 慢性疼痛増加の機序を探る. 臨整外 50 : 42-44, 2015)

사태가 일어나는 것은 아니다. 대붕괴를 일으키지 않는 요인도 생체에는 구비되어 있다. OA의 경우도 염증에 대항하는 비염증성 사이토카인류(IL-4, IL-10, IL-13 등)가 관절강에 존재하는 것으로 확인되었다. 이 비염증성 사이토카인은 연골보호작용과 항염증작용을 특이적으로 발휘하는 것으로 밝혀졌다.[12] 이러한 최신의 지식을 바탕으로 생물학적 제제의 개발과 OA의 초기 단계 검사법의 재검토가 이루어져 OA로부터의 해방이 하루 빨리 실현되기를 바라 마지않는다.

OA의 새로운 치료법에는 배양 연골을 이용한 치료로서 닳은 연골을 배양 연골 시트로 덮는 치료가 시작되고 있다. 또한, 관절경을 이용하여 일부 채취한 활막에서 체성줄기세포를 추출하여 배양하고 연골의 손상 부위에 주입하는 체성줄기세포 주입법도 시도되고 있다. 모두 좋은 결과가 나오고 있어 새로운 치료법의 임상응용이 조기에 이루어지기를 바란다.

6. OA 환자 급증의 사회적 위험인자

OA의 위험인자에는 노화, 항중력근 위축, 역학적 스트레스, 관절 외상, 비만, 과다 사용, 관절 형태 이상, 정렬 이상, 대사증후군, 대사 이상이 거론되어 왔다. 최근에는 여기에 sedentary lifestyle(몸을 움직이지 않는 비활동적 생활)이 더해져 사회적 위험인자로서 중요시되고 있다.[7)]

초고령 사회의 도래와 함께 OA 환자가 증가한 것은 부인할 수 없는 사실이며, 노화에 의한 항중력근의 위축은 관절연골을 마모시키는 위험인자이다. 교통기관의 발달, 자동차 사회의 정착도 OA 환자 수를 확실히 증가시켜왔다. 일상에서의 보행 수와 근육 운동량이 감소하고 있는 현대에서는 항중력근의 위축이 현저하고,[3)] 무릎관절과 고관절에 가해지는 하중부담은 그만큼 크다. 인공무릎관절치환술, 인공고관절치환술의 실례 수 증가의 원인을 더듬어 가면 sedentary lifestyle에 도달하게 된다.

'Sedentary lifestyle'은 젊은 세대에게도 공통되는 새로운 사회적 위험인자이다. 건강유지를 위해 일주일에 150분간 운동이 권장되던 시기가 있었고, 그것을 충족시키지 못하는 'too little exercise'의 일상에 대해 sedentary lifestyle이라는 어휘가 사용되었다. 그러나 최근에는 사무업무에서 앉은 자세를 장시간 지속하는 'too much sitting'의 의미로 쓰이고 있다.[7)]

지난 30~40년간의 모든 산업, 직장, 가정환경을 살펴보면 IT의 보급에 의해 컴퓨터 작업과 사무직 종사자 수가 증가하고, 육체노동 종사자 수가 급격히 줄어들고 있다. 기업에서도, 공공기관에서도 회의나 사무직 등 근무시간의 대부분을 앉은 자세로 지내며 가정에 돌아가서도 인터넷, 게임, 텔레비전, 자동차 운전 등으로 장시간 앉아 있는 자세를 취한다. 하루의 시간 배분에 관한 미국의 역학조사에 의하면 2010년에는 활동하고 있는 시간대의 무려 58%가 앉은 자세였고, 39%는 가벼운 노동에, 3%가 운동을 하는 것에 지나지 않았다.[7)]

현생인류 호모 사피엔스가 탄생한지 약 20만 년이 지났지만 구인류를 포함한 수백만 년의 역사 속에서 인류는 항상 '신체를 움직이는 종'이었다. 지난 수십 년간의 사회 변화가 OA 발병의 위험요인으로 꼽혔던 것은 당연할지도 모른다. 'Too much sitting'의 일상에서는 신체의 열생산량(non-exercise activity thermogenesis)이 작고, OA 질환, 비만, 심혈관계장애의 증가는 피할 수 없다.[3, 7)]

부지런히 몸을 움직여 앉은 자세를 자주 바꾸는 일상습관을 들이면 항중력근의 위축을 방지하고 만성염증을 억제할 수 있다.[3, 7)] 근육운동에 의한 만성염증의 억제에 대해서는 다음 장에서 자세히 설명할 것이다(p110).

❖ 참고문헌

1. Artlett CM : Inflammasomes in wound healing and fibrosis. J Pathol 229 : 157-167, 2013
2. Ayral X, Pickering EH, Woodworth TG, et al : Synovitis : a potential predictive factor of structural progression of medial tibiofemoral knee osteoarthritis-results of a 1 year longitudinal arthroscopic study in 422 patients. Osteoarthritis Cartilage 13 : 361-367, 2005
3. Booth FW, Roberts CK, Laye MJ, et al : Lack of exercise is a major cause of chronic diseases. Compr Physiol 2 : 1143-1211, 2012
4. Loeser RF, Goldring SR, Scanzello CR, et al : Osteoarthritis : a disease of the joint as an organ. Arthritis Rheum 64 : 1697-1707, 2012
5. Mastbergen SC, Bijlsma JW, Lafeber FP : Selective COX-2 inhibition is favorable to human early and late-stage osteoarthritic cartilage : a human in vitro study. Osteoarthritis Cartilage 13 : 519-526, 2005
6. McAlindon TE, Bannuru RR, Sullivan MC, et al : OARSI guidelines for the non-surgical management of knee osteoarthritis. Osteoarthritis and Cartilage 22 : 363-388, 2014 (e-pub)
7. Owen N, Healy GN, Matthews CE, et al : Too much sitting : The population-health science of sedentary behavior. Exerc Sport Sci Rev 38 : 105-113, 2010
8. Scanzello C, Goldring S : The role of synovitis in osteoarthritis pathogenesis. Bone 51 : 249-257, 2012
9. Sohn D, Sokolove J, Sharpe O, et al : Plasma proteins present in osteoarthritic synovial fluid can stimulate cytokine production via toll-like receptor 4. Arthritis Res Ther 14 : R7, 2012
10. Sokolove J, Lepus CM : Role of inflammation in the pathogenesis of osteoarthritis : latest findings and interpretations. Ther Adv Musculoskel Dis 5 : 77-94, 2013
11. Soren A, Klein W, Huth F : Microscopic comparison of the synovial changes in posttraumatic synovitis and osteoarthritis. Clin Orthop Relat Res 121 : 191-195, 1976
12. Wojdasiewicz P, Poniatowski ŁA, Szukiewicz D : The role of inflammatory and anti-inflammatory cytokines in the pathogenesis of osteoarthritis. Mediators Inflamm 561459, 2014
13. 山田治基, 伊達秀樹, 辻村俊造·他 : 変形性関節症における疼痛の保存的治療. The BONE 27 : 63-70, 2013
14. Zweers MC, de Boer TN, van Roon J, et al : Celecoxib : considerations regarding its potential disease-modifying properties in osteoarthritis. Arthritis Res Ther 13 : 239-250, 2011

Box ① 만성염증과 염증소체(inflammasome)

만성염증은 전신에 계속 약하게 남아있는 낮은 정도의 염증을 말하며 '만병의 근원'이라고 불리는 반응계이다. 만성염증을 기반으로 하는 질환에는 퇴행성 관절증, 알츠하이머병, 파킨슨병, 2형 당뇨병, 대장암, 전립선암, 죽상동맥경화증, 만성폐질환 등이 있다. 급성염증과 달리 통증, 발적, 발열은 거의 볼 수 없어 본인이 자각하기 어렵고, 자각했을 때에는 병세가 진행되고 있는 경우가 많다.

만성염증을 일으키는 것은 대식세포, 수상세포, 호중구와 같은 자연면역계세포 등이다. 이러한 세포에는 Nod-유사수용체(Nod-like receptor : NLR)가 있고, PAMPs(pathogen-associated molecular patterns : 병원체 관련 분자 패턴) 또는 DAMPs(damage-associated molecular patterns : 손상 관련 분자 패턴)를 검출하면 활성화되어 ASC(apoptosis-associated speck-like protein)와 procaspase-1을 불러들여 염증소체(inflammasome)를 형성한다. caspase-1은 활성화되어 IL-1β와 IL-18의 전구체를 성숙형의 IL-1β, IL-18로 변화시켜 위험물인 PAMPs나 DAMPs를 제거한다. 처리가 완료되면 조직은 복구되어 정상적으로 유지되지만, 제거처리가 진행되지 않으면 IL-6, TNF-α 등의 염증성 사이토카인도 계속 증가하여 결국 중요한 장기 조직까지 파괴된다.

DAMPs에는 지방산, 세라마이드, 활성산소, 고혈당, ATP, DNA, 요산, LDL 콜레스테롤, 변성 단백질 등이 포함되며, PAMPs에는 세균, 바이러스, 병원체의 구성 성분 등이 포함된다. 퇴행성 관절증도, 파킨슨병이나 알츠하이머병도 만성염증을 기반으로 하는 병태이므로 뒷장에서 설명하겠다.

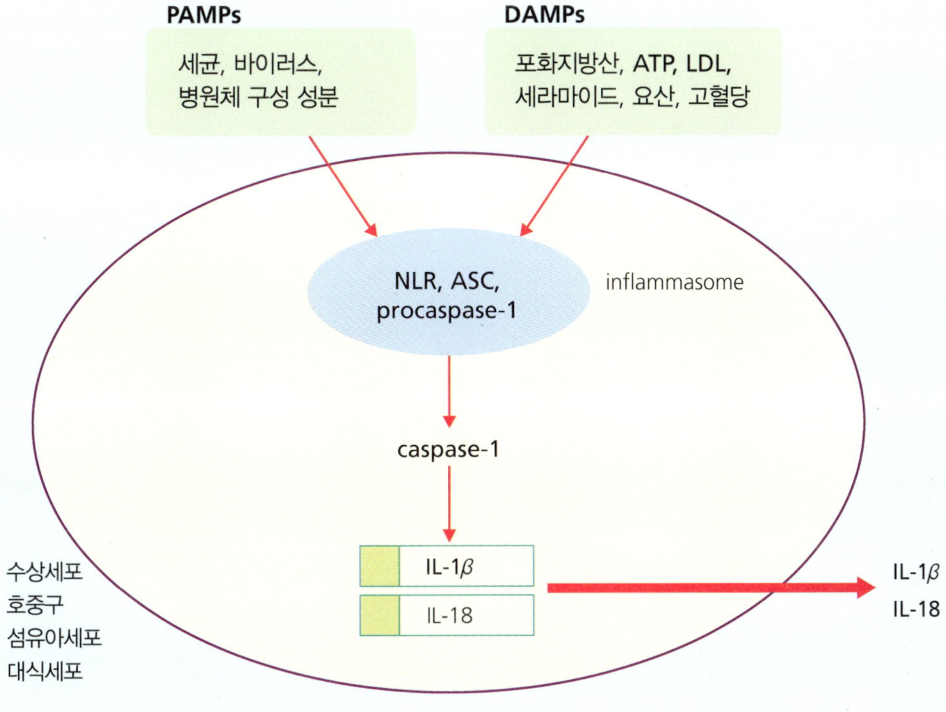

제4장

신경병증성 만성통증

신경병증성 통증은 말초 및 중추신경계가 압박이나 절단을 받아 손상되어 생기는 통증이다. 요추 추간판 탈출증, 척수손상 후의 통증, 대상포진 후 신경통 등이 대표적인 예이다. 신경병증성 통증은 만성화되기 매우 쉬운 통증으로 정형외과 영역에 집중되어 발생한다. 왜 만성화되기 쉬운지, 만성화를 막는 방법이 있는지에 대해 이 장에서는 신경가소성에 잠재하는 위험성을 나타내면서 만성화를 방지하는 방법을 생각해보자.

1. 신경병증성 통증

신경병증성 통증이란 말초신경이 압박, 교액, 절단되거나 열/화학적 자극, 바이러스 감염, 고혈당 등으로 손상되었을 때 생기는 통증을 말한다. 뇌경색, 뇌출혈, 머리 외상 등으로 중추신경계가 일부 손상되었을 때 나타나는 통증도 포함한다.

통증의 특징 : 전격통(lancinating pain), 자발통, 이질통(allodynia)을 동반하는 특징이 있고, hyperalgesia(사소한 통증자극을 강한 통증으로 느끼는 통각과민), persistent pain(말초조직의 외상이 치유된 후에도 타는 듯한 통증이 지속된다), dysesthesia(불쾌한 이상감각) 등이 이어질 수 있다.

언어를 통한 호소 : 통증의 호소는 '따끔따끔', '찌릿찌릿', '욱신욱신', '날카로운 통증', '바늘로 쿡쿡 찌르는 듯한', '전기가 흐르는 듯한'이라고 표현되는 경우가 많다. 타박상이나 화상 등 일상적으로 흔히 겪는 침해수용성 통증과는 표현이 확연히 다르다.

통증이 만성화되기 쉽다 : 신경병증성 통증은 만성화되기 쉽고, 가능한 한 빠른 차단을 필요로 하는 위험한 통증이다. 말초신경이 손상되면 활동전위의 고빈도 발사가 일어나는데, 이 연속 발사는 척수후각에서 증폭되고, 과도한 흥분성 신호가 편도체, 대상피질, 섬피질, 시상, 대뇌피질 감각영역 등으로 투사된다. 그 중에서도 편도체, 대상피질, 섬피질 등 오래된 뇌기관에 대한 흥분성 투사는 영향이 크며, 시간의 경과와 함께 변연계나 전두피질의 회로망을 끌어들여 뇌구조와 기능에 변화가 발생한다.[4] 그 때문에 뒤에 설명하는 것과 같이 복합부위 통증증후군(CRPS) 등 비정상적인 통증의 병태가 형성되어 버리는 것이다(BOX ①, p69 참조).

정형외과 영역에서 흔히 발생한다 : 신경병증성 통증의 대부분이 정형외과 영역에 집중되어 발생한다. 요부 척추관 협착증, 요추 추간판 탈출증, 경추증성 척수증, 척수손상 후 통증, 후종인대 골화증, 복합부위 통증증후군 등이 있다. 정형외과 영역 이외에는 대상포진 후 신경통, 당뇨병성 신경병증성 통증 등에 많이 나타난다.

왜 정형외과 영역에 많이 발생하는가? 주원인은 C-신경섬유의 특수성과 분포에 있다고 생각된다. C-신경섬유는 신경가소성이 크고 흥분성이 장기적으로 유지되는 성질이 있어 일단 손상되면 발생한 흥분성은 시간이 지남에 따라 증대되며 장기증강이라고 불리는 현상을 일으킨다. C-신경섬유는 Aδ-신경섬유와는 달리 몸의 심부조직에 많이 분포되어 척수, 뼈조직, 관절뼈, 인대, 힘줄, 치아조직 등에 존재한다. 이 때문에 신경병증성 만성통증은 정형외과 영역에 발생하기 쉽다고 생각된다.

2. 통증을 만성화시키는 요인

신경병증성 통증은 만성통증으로 변하기 쉽다. 여기에서는 요통을 예로 들며 통증을 만성화시키는 요인에 대해 좀 더 자세히 살펴본다.

요통의 생애 유병률은 최근 10년간 미국, 독일, 영국, 프랑스의 역학조사에 의하면 공통적으로 84% 정도이다. 이는 동서양을 막론하고 지구상의 대다수가 일생 동안 요통을 한 번은 경험할 것임을 시사한다.[7]

대다수의 사람들에게 익숙한 요통이지만 급성요통의 80~90%는 근육과 근막성의 침해수용성 통증이고, 신경병증성 요통은 나머지 5~15% 정도에 불과하다. 그러나 만성요통만 고려한 통계를 보면 약 65%는 신경병증성 통증이며, 근육과 근막성 통증은 적다.[2] 이는 신경병증성 통증이 얼마나 만성화되기 쉬운지를 시사한다.

그렇다면 뇌에 무슨 일이 일어나 만성통증으로 전환되는 것인가? 그 원인을 알면 만성화를 막고, 예방책을 마련할 수 있는 힌트를 얻을 수 있다. 최신 신경과학이 밝힌 위험인자를 꼽자면 다음과 같은 세 가지가 있는데 이에 대해 상세히 검증해 나갈 것이다.

① 말초 및 중추에서의 신경가소성(neuroplasticity)
② 탈수초(demyelination)에 따른 이소성 흥분
③ 이질통(allodynia)

1) 신경가소성(neuroplasticity)

말초신경이 압박, 교액, 절단되거나 열/화학적 자극 등으로 손상되면 손상 부위에서 임펄스(활동전위)가 고빈도로 발사된다. 이것이 극심하게 날카로운 통증이나 전격통으로 느껴진다.

그러나 고빈도 신호에 의한 생체반응은 이것만으로는 끝나지 않는다. 척수후각세포와 상위 뇌에 흥분성의 증대(central sensitization)[5, 6]를 초래하여 통증의 만성화를 일으킬 위험의 원인이 된다. 고빈도 신호를 받은 척수후각세포에서는 wind-up 현상이나 장기증강현상(long-term potentiation, LTP)이 발생한다.

LTP란 증대된 흥분성이 장기적으로 유지되는 생체반응으로 기억의 기전과도 관계되는 현상이

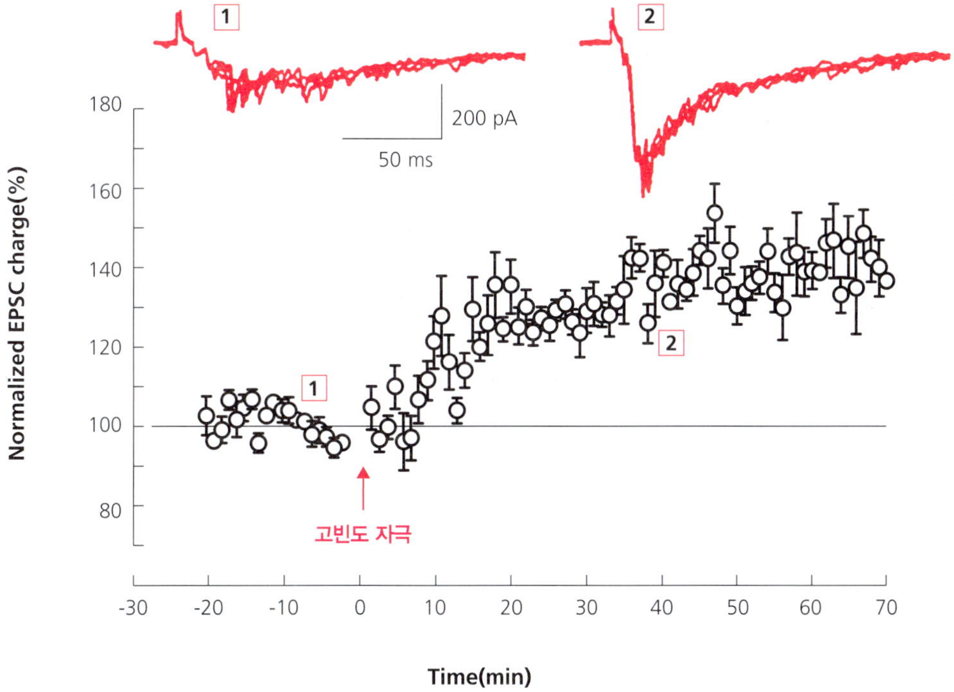

그림 4.1 장기증강현상(LTP)

1 : 쥐의 삼차신경 척수로핵에서 시냅스 후 전류(EPSC)를 기록, 2 : 고빈도 전기자극(tetanus)을 가하자 EPSC가 급속히 증강되었다. EPSC(○)의 시간 경과를 플롯하면 흥분성의 장기증강현상(LTP)을 보인다.

(문헌 3으로부터 허락을 받고 옮겨 실음)

다. 통각을 수용하는 척수후각 뉴런시냅스와 삼차신경 척수로핵 뉴런시냅스에서 LTP가 일어나는 것이다.[3)]

그림 4.1은 삼차신경 영역의 통각수용 시냅스에서 기록한 LTP이다.[3)] 신경이 고빈도로 자극되면 삼차신경 뉴런의 흥분성은 증강되고, 항진된 흥분성은 장기간 유지된다. 그러므로 외상의 상처가 치유된 후에도 이상감각이나 작열통이 지속되며, 통각과민이 계속되게 된다.[3, 5, 6)]

척수후각세포는 말초의 침해정보를 상위 뇌로 전달하는 단순한 중계점이 아니다. 침해정보를 증폭하여 시냅스의 전달효율을 높인 채 흥분성을 장기적으로 보유하는 성질을 가지고 있다. 찰흙 덩어리를 두드리면 움푹 파인 형태가 유지되는데 이러한 성질은 가소성이라고 한다. 척수후각세포는 과도한 흥분성을 장기적으로 계속 유지하는 신경가소성(neuroplasticity)이 크다.[3, 5, 6)]

몇 년이 지나면서 통각과민이 줄어들기도 하지만 추위나 비바람에 노출되면 다시 똑같은 통증을 느끼게 된다. 통증의 흥분성은 장기간 지속되기 때문에 '통증의 기억'이라는 단어도 생겨났다.

만성통증은 신경 손상으로부터 3개월이 지난 어느 날부터 시작되는 것이 아니다. 만성화의 원인은 손상 직후의 세포반응이나 시냅스 전달기구에 내재되어 있다. 흥분성 신호가 증강되어 상위 뇌로 계속 투사되면 뇌 회로망 기능이 변화하고, 뇌실질의 조직학적 변화도 일어난다. 결과적으로 만성요통이나 'widespread pain'으로 변해 버린다.[4)] BOX ①에 나타낸 복합부위 통증증후군(CRPS)의 작열통은 그 일례이다(p69).

2) 탈수초와 이소성 흥분이 자발통을 낳는다

말초신경이 손상되면 손상된 유수신경섬유의 주위를 대식세포가 둘러싸서 탈수초가 진행된다. 탈수초 부위에는 Na^+채널이 다수 형성되기 때문에 이것이 이소성 흥분원이 되어 활동전위가 발생하고, 흥분이 반복되며 심한 통증과 이상감각이 생긴다.

경추증성 척수증, 요추 추간판 탈출증, 당뇨병성 통증 등에서는 종종 탈수초가 일어나며 이소성 흥분원이 되고 있다. 발생한 활동전위의 군발성 발사는 상위 뇌의 신경회로망에 과도한 흥분성 입력을 투사하기 때문에 많은 뇌 신경핵과 회로망을 흥분에 끌어들여서 흥분의 연쇄를 낳는다. 결과적으로 극심한 통증과 복잡한 증상이 일어나고 통증은 장기화된다.

예를 들어, 만성요통 환자는 하루에도 몇 번씩 자발통을 반복적으로 호소할 때가 있다. 통증을 유발할 만한 외부자극이 있었던 것도 아니며, 허리를 삐끗한 것도 아닌데 갑자기 통증이 일어나 길게는 10여 분 동안 통증이 지속되는 것이다. 자발통이 왜 일어나는지, 기능적 뇌 영상검사가 개발되기 전에는 통증의 실태를 파악할 수 없었기 때문에 환자의 호소는 배척되었다. fMRI를 이용한 뇌 영상 분석에 의해 자발통이 일어날 때 뇌의 활성 부위가 파악되었고, 자발통의 원인 중 하나로 허리의 신경섬유에 탈수초가 있음이 확인되었다.[1)] 기능적 뇌 영상검사에 의해 만성요통의 원흉 중 하나를 파악할 수 있었던 것이다.

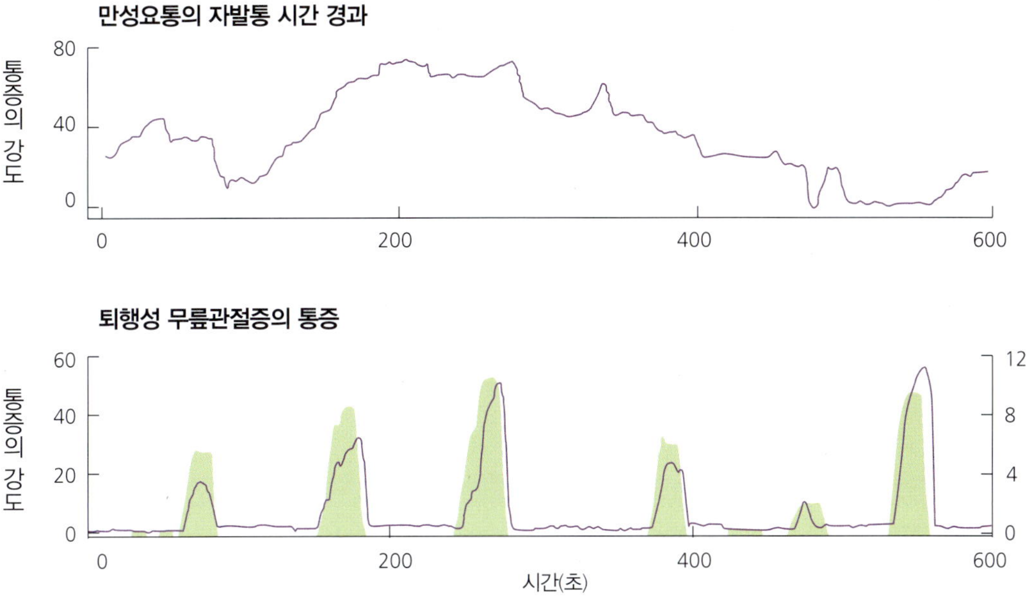

그림 4.2 만성요통 환자의 자발통 시간 경과

위 : 신경병증성 만성요통에는 강한 자발통이 오래 지속된다. 비교를 위해 아래에 퇴행성 무릎관절증의 무릎에 압력 자극을 가했을 때의 통증 경과를 제시했다.

(문헌 1에서 인용)

Apkarian 그룹[1)]에서는 요추 추간판 탈출증이 발생한 후에 허리의 자발통과 하지의 방사통이 지속되는 환자에게 fMRI를 이용해 뇌 전체를 스캔했다. 그러자 자발통을 호소할 때와 일치하여 내측전두피질, 문측전대상피질, 측좌핵, 상전두회, 하측두회 등에 활성화가 나타났다고 보고하였다(그림 4.2). 이 그림에는 비교를 위해 퇴행성 무릎관절증 환자의 무릎에 압력자극을 가했을 때의 통증의 경과도 나타냈다. 허리에 발생한 자발통의 시간 경과에 따른 차이가 명확하다.

자발통의 호소에 대해 허리에 리도카인 패치(Na^+채널 억제제)를 2주간 계속한 결과 요통과 하지 방사통이 소실되고, 그와 일치해 fMRI 영상의 활성 부위가 사라졌다.[1)] 탈수초에 의한 이소성 흥분이 초래하는 통증에는 리도카인 외에 멕실레틴, 프레가발린도 통증의 차단에 효과가 있다.

3) 이질통(allodynia)

이질통이란 속옷이 닿거나, 바람이 닿는 것만으로도 아픈 현상을 말하며 '침봉이 피부에 꽂힌 듯한', '바늘에 쿡쿡 찔리는 듯한'으로 표현되는 통증이다. 경추증성 척수증, 추간판 탈출증, 대상포진 후 신경통, 당뇨병성 통증, 다발성 경화증 등에서 이질통이 자주 발생한다.

이질통의 기전은 오랫동안 수수께끼였다. 촉감각이 통증을 일으키는 등 생리학적으로 있을 수 없다고 여겨졌기 때문이다. 어린아이가 넘어졌을 때는 무릎을 쓰다듬으며 '괜찮아'라고 달래준다. 복사뼈가 의자 다리에 부딪혔을 때는 나도 모르게 아픈 부위를 어루만진다. 어루만지면 통증이 완화되는 것은 촉감각을 전달하는 Aβ-신경섬유로부터의 신호가 억제성 개재뉴런을 통하여 척수후각 통각뉴런의 흥분을 억제하기 때문이다. 억제성 신경전달물질인 GABA와 glycine이 척수후각으로 방출되어 통증을 억제하고 있는데, 어루만지면 통증이 완화되는 것은 이러한 생리학적 기전에 근거한다.

그런데도 피부에 바람이 닿는 것만으로 아프다고 한다. 이것은 수수께끼였다. 오랜 수수께끼를 푼 것은 큐슈대학의 이노우에 카즈히데, 츠다 마코토 그룹이었다. 이질통은 뇌척수 내의 미세아교세포 활성화와 ATP수용체 P2X4의 발현 증가에 기인한다는 것을 2003년 Nature지에 보고했다.[9)] 병적인 통증의 원흉이 미세아교세포이며 교세포(glia)와 뉴런 사이의 정보전달에 ATP가 관여한다는 것을 밝혀,[9, 10)] 과학 분야에 충격을 주었다. 그때까지 교세포는 신경의 영양과 노폐물의 운반 등 중추기능의 항상성을 유지하는 숨어있는 존재로 여겨졌기 때문이다.

뇌척수 내의 교세포에는 미세아교세포, 별아교세포, 희소돌기아교세포의 세 종류가 있는데 미세아교세포는 중추신경계의 면역담당세포로 여겨진다. 정상 시에는 신경세포의 주위를 감시하듯 촉수를 활발하게 팔방으로 뻗은 형태(ramified형)이다.

일단 말초/중추신경이 손상되거나 세균감염과 허혈 등으로 인해 ATP가 세포 밖으로 방출되면 미세아교세포는 활성형으로 변모하여 비대해지고, 세포증식하여 유전자 발현이나 기능적 변화를 일으킨다. ATP는 보통 세포간극에 거의 존재하지 않으므로 ATP가 감지되었다는 것은 뇌의 위기를 의미하며 위기에 대응하는 태세로 변화한 것이다.

변모한 미세아교세포는 ATP 이온형 수용체 중 하나인 P2X4 수용체를 과잉 발현할 뿐만 아니라 뇌유래신경영양인자(brain-derived neurotrophic factor : BDNF)나 IL-6 등의 사이토카인을 방출한다(그림 4.3a).

BDNF가 방출되면 통각뉴런(그림 4.3b)에 변화가 생겨 음이온에 대한 역전전위(E_{anion})가 탈분극 쪽으로 이동하며 본래라면 억제성으로 작용하는 GABA가 흥분성으로 작용하는 이변이 일어나 버린다.

이와 같은 이변이 발생하면 피부에 무언가가 닿아서 Aβ-신경섬유로부터의 입력이 있을 때마다 통각뉴런은 임펄스를 발한다. 이것은 통증, 이질통으로 느껴지고, 바람이 불거나 속옷이 피부에 닿을 때마다 바늘에 콕콕 찔리는 듯한 통증을 일으킨다.

이노우에, 츠다 그룹은 이질통이 앞서 설명한 기전에 근거해 일어난다는 것, BDNF와 그 수용체 TrkB간의 신호전달을 억제하면 이질통이 일어나지 않는다는 것, 미세아교세포에 P2X4 수용체를 과잉 발현시키는 것은 전사인자 IRF8이라는 것 등을 보고해 왔다(그림 4.3c). 또한, P2X4 수용체 억제작용을 가진 약물에는 항우울제인 duloxetine(세로토닌, 노르아드레날린 재흡수 억제제, SNRI), paroxetine, fluvoxamine(선택적 세로토닌 재흡수 억제제, SSRI), nortriptyline(삼환

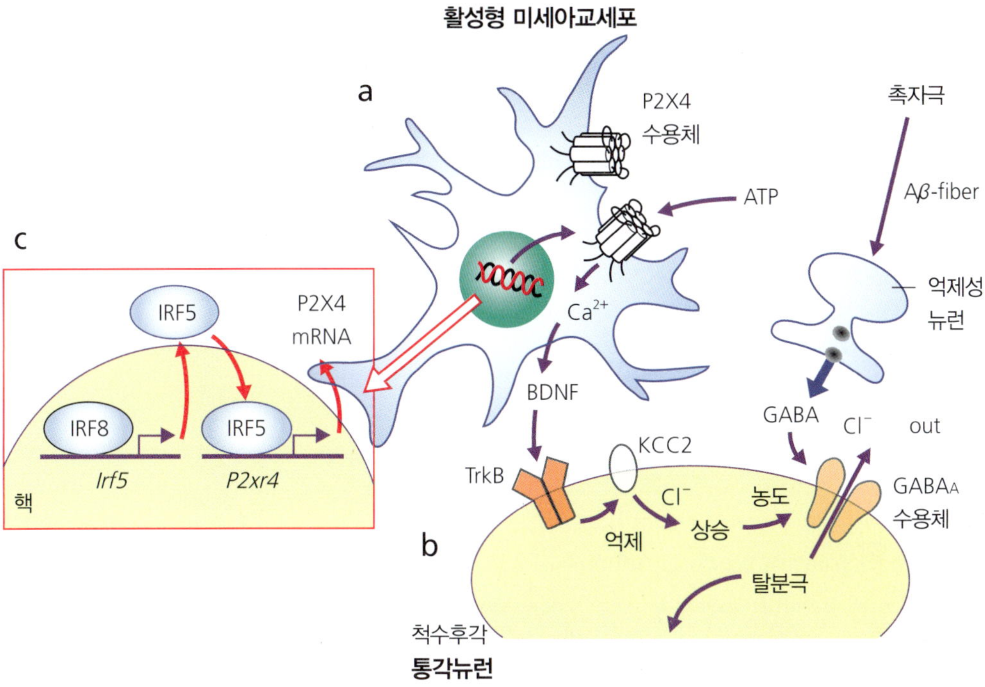

그림 4.3 활성형 미세아교세포가 이질통을 발생시킨다.

a : 활성형 미세아교세포. 뇌척수 내에서 ATP가 검출되면 미세아교세포는 활성형으로 변모하고, 세포체에 P2X4 수용체가 과다하게 발현되어 BDNF를 방출한다.

b : 척수후각 통각뉴런. BDNF가 통각뉴런의 TrkB 수용체에 결합하면 음이온 배출펌프(KCC2)가 억제되어 세포 내 Cl^-농도가 높아진다. 음이온에 대한 역전전위(E_{anion})가 탈분극 쪽으로 벗어나기 때문에 촉자극을 받아 개재뉴런에서 GABA가 방출될 때마다 Cl^-이온은 세포 밖으로 유출된다. 따라서 통각뉴런은 흥분하고 이질통이 일어난다.

c : P2X4 수용체 발현의 증가 과정. 전사인자 IRF8이 미세아교세포 유전자에 작용하여 P2X4 수용체를 과도하게 발현시킨다. IRF8에서 발현 제어되고 있는 전사인자 IRF5는 피브로넥틴에서 활성화하여 P2X4 수용체의 프로모터 영역에 결합하여 수용체를 발현시킨다.

계 항우울제) 등이 있다.

3. 통증의 만성화를 막으려면

신경병증성 통증은 만성화되기 쉽다고 거듭 설명했다. 만성통증으로의 전환을 방지하기 위해서는 신경이 손상된 직후에 최대한 빨리 통증신호를 차단하고 상위 뇌에 미치는 영향을 최소화할 필요가 있다. 만성화에 대한 위험인자를 조기에 차단하는 데 다음과 같은 치료법과 약물이 중요하다.

신경차단술, 수술법 : 포착성 신경병증의 통증에 대한 감압술이나 국소마취제에 의한 신경차단술은 만성화의 싹을 차단하는 데 효과적이다.

통증 완화에 이용되는 약물 : 전위의존성 Ca^{2+}채널 $\alpha_2\delta$ 서브유닛 리간드(프레가발린, 가바펜틴), 전위의존성 Na채널 억제제(카바마제핀, 라모트리진, 페니토인)은 신경의 고빈도 발사신호를 차단한다. 또한, 삼환계 항우울제(아미트립틸린, 노르트립틸린), SNRI(둘록세틴)는 신경병증성 통증약물요법 가이드라인[8)]의 제1선택약으로 꼽히고 있다. SSRI(파록세틴, 플루복사민)는 이질통을 억제한다.

❖ 참고문헌

1. Baliki MN, Geha PY, Jabakhanji L, et al : A preliminary fMRI study of analgesic treatment in chronic back pain and knee osteoarthritis. Mol Pain 4 : 47, 2008
2. Freyhagen R, Baron R, Gockl U, et al : pain DETECT : a new screening questionnaire to indetify neuropathic componets in patients wth low back pain. Curr Med Res Opin 22 : 1911-1920, 2006
3. Hamba M, Onodera K, Takahshi T : Long-term potentiation of primary afferent neurotrans-mission at trigeminal synapses of juvenile rats. Eur J Neurosci 12 : 1128-1134, 2000
4. Kindler LL, Jones KD, Perrin N, et al : Risk factors predicting the development of widespread pain from chronic back or neck pain. J Pain 11 : 1320-1328, 2010
5. Kuner R : Central mechanisms of pathological pain. Nature Med 16 : 1258-1268, 2010
6. Latremoliere A, Woolf CJ : Central sensitization : A generator of pain hypersensitivity by central neural plasticity. J Pain 10 : 895-926, 2009
7. Morlion B : Chronic low back pain : pharamacological, interventional and surgical strategies. Nature Rev Neurol 9 : 462-473, 2013
8. 日本ペインクリニック学会神経障害性疼痛薬物療法ガイドライン改訂版作成ワーキンググループ編 : 神経障害性疼痛薬物療法ガイドライン改訂第 2 版. 真興交易医書出版部, 東京, 2016
9. Tsuda M, Shigemoto-Mogami Y, Koizumi S, et al : P2X4 receptors induced in spinal microglia gate tactile allodynia after nerve injury. Nature 424 : 778-783, 2003
10. Tsuda M, Inoue K, Salter MW : Neuropathic pain and spinal microglia : a big problem from molecules in ‘small’ glia. Trends Neurosci 28 : 101-107, 2005

Box ① 복합부위 통증증후군(CRPS)과 뇌 구조의 변화

복합부위 통증증후군(complex regional pain syndrome : CRPS)은 말초신경의 손상 후에 자발성 혹은 유발성이 두드러지는 듯한 통증이 장기적으로 지속되어 혈류나 발한의 이상, 부종, 피부의 영양장애, 운동장애 등을 동반하는 극심한 통증이다.

CRPS는 남북전쟁 때 작열통(causalgie)이라고 불렸다. 미국의 저명한 신경학자 Mitchell SW(1829-1914)는 총상을 입은 병사들이 타는 듯한 극심한 고통을 겪는다는 사실을 처음 Lippincott사로부터 보고를 받았다. causalgie는 그리스어의 '뜨겁다'와 '아픔'에서 따와 그가 지어낸 것이다.

Mitchell 의사는 왼쪽 위팔에 총알을 맞고 이틀째 극심한 통증을 일으킨 Joseph Corlis에 대해서 causalgie가 신경 손상으로부터 짧은 시간 내에 야기되어 가는 상태나 촉각 및 진동감각의 신호가 극심한 통증의 불에 기름을 붓는 것도 뛰어난 관찰력으로 묘사했다. 부상으로부터 2년이 지나면 causalgie는 더 심한 증상을 나타낸다. 이하는 그 소름끼치는 내용의 설명이다.

총알은 그의 왼쪽 팔꿈치 약간 위로 들어가 상완이두근의 근복을 관통하고 있었다. 부상 이틀째에 통증이 시작되었고, 통증은 타는 듯 했으며 화살이 꽂히는 것 같기도 했다. '누군가가 내 발에 뜨거운 물을 부으며, 발가락 밑에 라이터 불을 대고 있는 것 같아'라고 호소했다. 통증이 매우 심했기 때문에 몸의 어딘가를 만지거나, 침대를 흔들었을 때 그리고 쿵쾅거리는 바닥의 진동은 통증을 가중시켰다.

2년이 지나 그의 상처는 치유되고 있었지만 통증은 여전히 계속되고 있었고, 그는 그것을 '표면이 꺼칠꺼칠한 쇠막대를 손가락 밑으로 찔러 넣거나, 뜨겁게 달군 쇳덩어리를 강한 힘으로 손바닥과 엄지손가락 사이에 밀어붙이거나, 손가락 끝에서 피부를 줄로 깎아내는 것 같다'라고 표현하였다. 그는 찬물에 적신 천으로 왼손을 감싸고, 그 바깥쪽을 기름칠 한 비단으로 덮고 있었다. 그에게는 습도가 냉각보다 더 필요했다. 옷 바깥쪽의 마찰은 어느 부위이든 작열통을 증강시키고, 그는 젖은 손이 아니면 누구에게도 피부를 만지게 하지 않는다. 병에 물을 부어 항상 지니고 있으며, 오른손에 해면을 들고 있다. 무엇을 만지기 전에는 꼭 오른손을 적시고, 건조한 상태에서 오른손을 쓰면 왼손이 아프다.

국제통증학회(IASP)는 1994년에 causalgie라고 불리는 병태와 반사성 교감신경성 이영양증(reflex sympathetic dystrophy : RSD)이라고 불리는 병태를 포함하여 CRPS라고 하는 호칭을 제창했다. 그리고 종래의 causalgie를 type II로, 종래의 RSD를 type I으로 분류하였다. 일본에서의 CRPS 판정지표는 IASP의 진단 기준에 준하여 일본통증클리닉학회에 의해 작성되었다.

Melzack & Wall. "The Challenge of Pain" 일본 제목 '통증에 대한 도전'에서 발췌하여 인용. 원전은 Mitchel SW : Injuries of Nerves and their Consequences. Lippincott, Philadelphia, 1872.

CRPS에서는 혈류나 발한의 이상, 부종, 피부의 영양장애, 운동장애 등 다양한 증상이 나타내는데, 그뿐만 아니라 의사결정 기능의 저하나 기질적, 성격적인 변화도 뚜렷하게 나타난다. 단순히 말초감각신경의 손상이나 교감신경의 기능장애만으로는 이러한 증상들을 모두 설명할 수 없다. 그 때문에 일부 연구자들은 중추신경계 내에 변화가 일어나고 있다는 것을 이전부터 상정하고 있었다. 그러나 뇌 구조상의 변화를 입증하는 검사 방법은 없었기 때문에 검증은 기능적 뇌 영상검사의 출현까지는 불가능했다.

CRPS 환자의 뇌내에서 어떠한 변화가 일어나고 있는지 fMRI를 이용한 뇌 영상검사를 통해 상세하게 밝혀졌다. Apkarian 그룹의 연구는 CRPS 환자에서는 오른쪽의 AIC(섬피질 전부), vmPFC(복내측전전두피질), NAc(측좌핵) 등에 현저한 회백질 밀도의 감소와 비정상적인 신경분지가 보이는 것을 지적하고 있다. 이들 부위의 회백질 밀도 감소는 통증에 시달렸던 기간이 길었던 사람일수록 컸으며 통증의 강도가 심한 환자일수록 더 두드러지고, 젊은 연령층일수록 급속히 진행되는 것으로 밝혀졌다.

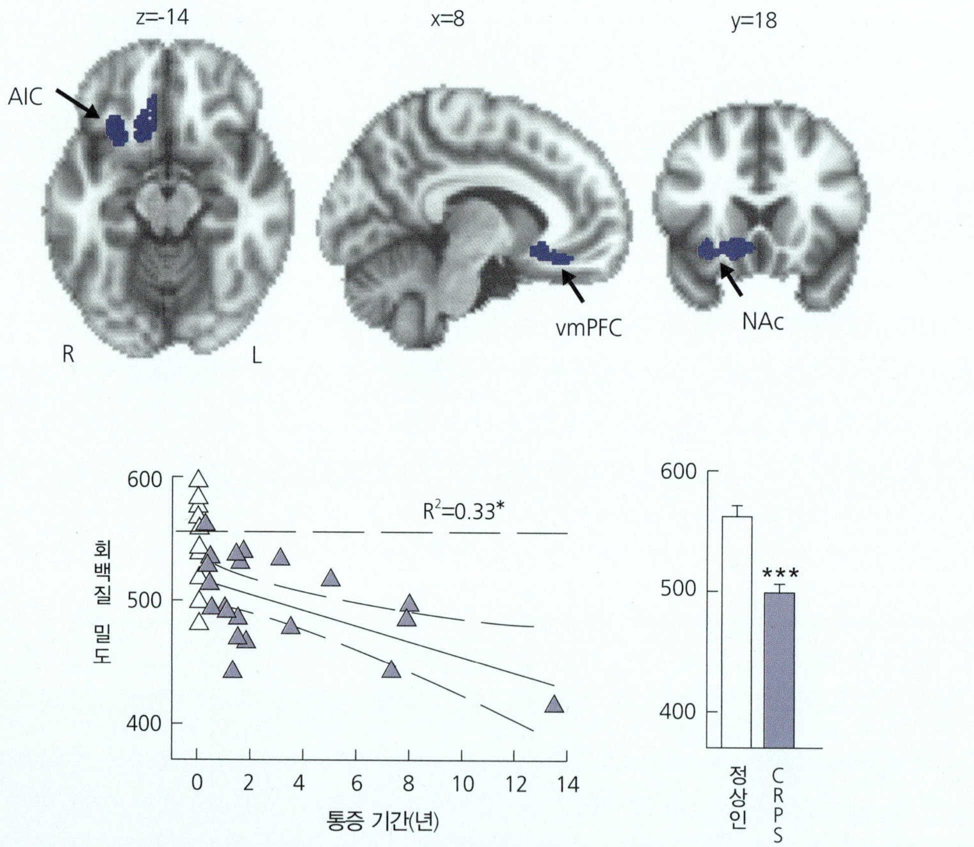

그림 CRPS 환자의 회백질 밀도의 감소 부위와 정상인과의 비교

위 : 회백질 밀도의 감소 부위. AIC(섬피질 전부), vmPFC(복내측전전두피질), NAc(측좌핵).
아래 왼쪽 : 통증의 기간과 회백질 밀도 감소의 관계. △ : 정상인, ▲ : CPPS 환자, 아래 오른쪽 : CRPS 환자(n=26), 정상인(n=28)의 회백질 밀도의 mean±SEM 히스토그램.

(문헌 2에서 인용)

섬피질은 신피질이 발달하기 이전의 구피질에서 체성감각영역의 역할을 담당하고 있던 부위이다. 따라서 AIC에는 모든 감각정보(통증, 온도, 가려움, 촉감각, 근육과 내장의 감각정보, 자율신경계의 변동 등)가 시시각각 섬피질 후부를 경유해서 입력된다. AIC에서는 자신의 몸에 지금 무슨 일이 일어나고 있는지, 더운지, 추운지, 아픈지, 땀을 흘리는지, 신체감각 외에 정동도 업데이트되어 현 시점에서 자기의식이 형성된다. AIC는 자율신경계와 내장감각을 포함한 정동적 표출과 정동적 체험이 이루어지는 부위이기도 하다.

CRPS 환자에서는 이 AIC의 회백질에 현저한 위축이 진행되었으며, 또한 비정상적인 신경분지도 보이는 것으로 밝혀졌다. CRPS 환자에게서 나타나는 혈류나 발한의 이상, 부종, 피부의 영양장애 등은 말초감각신경이나 교감신경의 손상 외에 AIC의 회백질 위축과 비정상적인 신경분지에 기인한 것으로 생각된다. 또한, CRPS 환자에게서 흔히 나타나는 의사결정 기능의 저하는 전두피질의 회백질 위축에 기인하며, 운동기능의 장애는 전두피질로부터 대뇌기저핵으로의 신경 연락 감소로 인한 것으로 보인다.

더불어 CRPS 환자는 오른쪽 AIC의 회백질 밀도 감소가 심하다는 공통적인 특징도 보였다. CRPS 환자 중에는 몸의 오른쪽 절반에만 심한 통증을 느끼는 경우가 있고, 몸의 왼쪽 절반에만 심한 통증을 느끼는 경우도 있지만 통증 부위에 관계없이 오른쪽 AIC의 위축이 큰 것으로 보고되었다.

이상과 같이 뇌 구조상의 잦은 변화를 초래하는 주된 원인은 2. 통증을 만성화시키는 요인 : '신경가소성' (p63)에서 설명한 바와 같이 신경 손상 시의 활동전위이다. 신경이 손상되었을 때 임펄스의 고빈도 발사가 일어난다고 설명했으며, 고빈도의 흥분성 신호는 척수후각에서 장기증강현상(LTP)을 발생시킨다. LTP에 의해 장기간에 걸쳐 증강된 흥분성 신호는 상위 뇌를 향해 계속 투사된다. 따라서 수주, 수월, 수년 시간이 경과함에 따라 신경가소성에 의해 뇌실질의 조직학적 변화가 초래되고, 뇌 회로망의 기능이 변형되어 버리는 것이다. 신경병증성의 통증신호는 위험성이 높다고 했는데 CRPS가 그 예이다.

CRPS의 발단이 되는 것은 교통사고나 산업재해로 인한 외상, 수술 시의 신경손상 등이지만 신경손상이 거의 확인되지 않는 경우에도 CRPS가 일어나는 것으로 보고되었으며, 이에 대해서는 아직 충분한 검토가 이루어지지 않고 있다.

1870년대에 Mitchell 의사에 의해 보고된 causalgie 증상이 기능적 뇌 영상검사의 출현으로 마침내 수수께끼가 풀리는 시대를 맞이했다. 뇌 구조의 변화를 규명하는 데 소요된 150년의 세월에 감회가 깊어진다.

1. Bush G, Luu P, Poster MI : Cognitive and emotional influences in anterior cingulated cortex. Trends in Cognitive Science 4 : 215-219, 2000
2. Geha PY, Baliki MN, Harden RN, et al : The brain in chronic CRPS pain : Abnormal gray-white matter interactions in emotional and autonomic region. Neuron 60 : 570-581, 2008
3. 住谷昌彦, 柴田政彦, 真下 節·他 : 本邦における CRPS の判定指標. 日臨麻会誌 30 : 420-429, 2010

Box ② 후성유전학적 변형(epigenetic modification)

만성통증 등 난치성 통증의 배경으로서 후성유전학적 변형(epigenetic modification)을 생각할 수 있으며, 만성통증과 유전자 발현 제어와의 관계가 연구되고 있다.[1-3] 후성유전학적 변형이란 유전자의 염기배열을 바꾸지 않고도 특정 유전자의 발현을 활성화하거나 불활성화하는 후생적 변형이다. 외상이나 스트레스 지속 등으로도 유전자 발현은 변형을 받는 것이다.

통증이 오래 지속되면 특정 유전자의 발현이 촉진되거나 억제되는 반응이 일어난다. 원래라면 통증신호를 억제해야 할 GABA 시냅스의 기능이 저하되는 변형도 일어난다. 그러면 침해신호는 척수후각에서 억제를 받지 않고 상위 뇌에 계속 투사되므로 만성통증으로 전환되어 버린다.[3] 또한, 신경병증성 통증에 의해 척수 내 별아교세포에 MCP-3 유전자의 발현 증가가 장기적으로 일어난다고 보고되었다.[2]

후성유전학적 변형은 어떤 경우에는 척수에서, 어떤 경우에는 뇌간이나 변연계에서 다양한 형태로 일어나고 있다. 만성통증으로 전환시키는 기전을 유전자 발현 수준에서 규명하려는 연구나 후성유전학적 변형에 관여하는 인자를 억제하여 만성통증을 회복시키는 약물개발 연구도 있다.[1, 3]

후성유전학적 변형을 간략하게 적어보면 어떤 특정 유전자의 열쇠(key)만을 열어 발현시키고, 다른 유전자에는 밀봉하여 발현을 억제하는 변형을 말한다. 열쇠의 개폐에 해당하는 것은 ① 히스톤의 N말단이

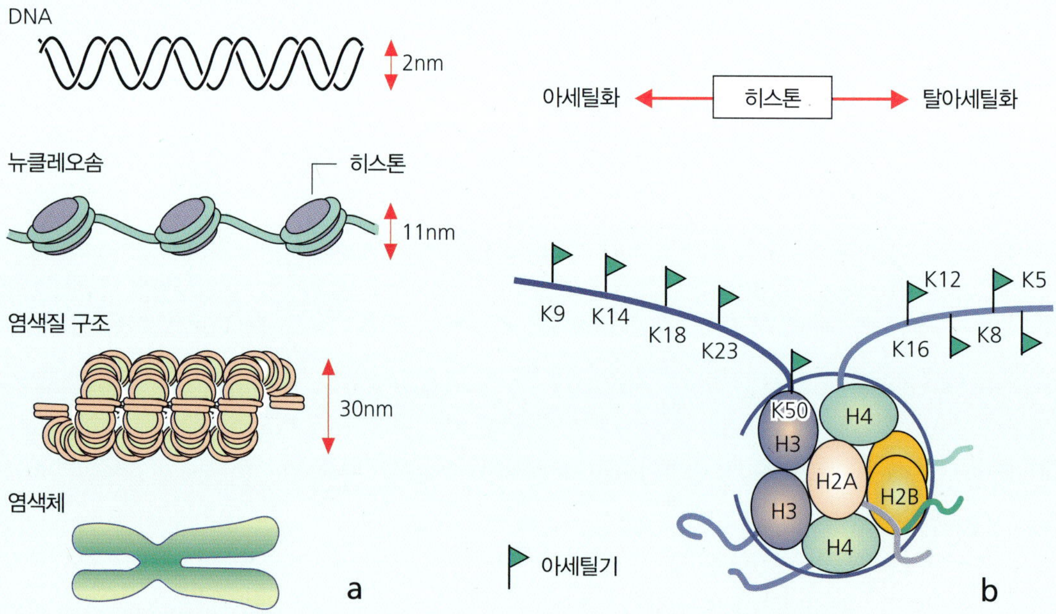

그림 후성유전학적 변형

a : 유전자 정보가 늘어선 DNA는 히스톤에 감기어 뉴클레오솜이 되고 접혀서 염색질 구조로 염색체에 들어간다.

b : 히스톤에는 테일이 있고, 히스톤 테일에 아세틸기가 붙으면 밀집이 느슨해져 DNA 정보가 판독된다. 탈아세틸화되면 유전자가 발현되지 않는다.

나 C말단에 일어나는 아세틸화나 메틸화, ② DNA 메틸화, ③ micro RNA 등이다.

우리의 DNA는 늘리면 2m길이가 되는데(그림 a), 알맹이 모양의 히스톤에 빙글빙글 감겨서 염색질(chromatin)을 형성하고 염색체에 들어가 있다. 히스톤은 8개의 단백질의 결합형으로 이루어진 구조로(그림 b) 히스톤 테일(꼬리)에 아세틸기 등이 결합되어 유전자 발현이 조절된다.

그림의 오른쪽은 ① 히스톤 테일의 아세틸화와 탈아세틸화를 나타낸 것이다. 아세틸화되면 DNA의 일부가 느슨해지고, 열쇠가 열리며 그 유전자만 발현된다. 아세틸화를 벗어나 유전자 발현을 정지시키는 효소는 히스톤탈아세틸화효소(HDAC)이다. ② DNA 프로모터 영역에 메틸기가 붙으면 DNA가 히스톤에 단단하게 감겨들어 유전자가 발현되지 않는다. DNA 메틸화란 장기적으로 발현이 억제되는 것을 의미하고 있다. ③ micro RNA는 non-coding RNA로 게놈상에 수백 또는 수천 가까이 존재하고 있으며 micro RNA(miRNA)가 mRNA 사슬에 결합하면 리보좀이 그 앞을 읽을 수 없게 되어 단백질의 합성이 억제된다.

그런데 통증이 계속되면 연수의 억제성 시냅스에도 후성유전학적 변형이 일어난다.[1, 3] 문측연수복내측부(RVM)는 하행성 통증 억제계의 일익을 담당하고 있으며, 척수후각으로 GABA성의 억제성 투사를 가해서 침해성 입력을 차단하고 진통을 초래할 수 있다는 것은 앞에서 설명했다(p42). 그러나 염증성 통증이 지속되면 후성유전학적 변형에 의해서 GABA 시냅스 기능이 저하되어 만성통증으로 전환되어 버린다.[3] GABA 생성을 하는 효소 GAD(glutamic acid decarboxylase)65가 히스톤 탈아세틸화 효소에 의해 변형되기 때문이다.[3] 척수신경을 부분 결찰(ligation)한 신경병증성의 모델 동물에서도 RVM의 억제성 투사가 결여된 것으로 보고되었다.[1]

통증의 만성화와 후성유전학적 변형에 대한 간략한 설명은 위와 같으며, 후성유전학적 변형의 연구는 앞으로 크게 발전할 것으로 예상된다.

1. Bai G, Ren K, Dubner R : Epigenetic regulation of persistent pain. Transl Res 165 : 177-199. 2015
2. Imai S, Ikegami D, Yamashita A, et al : Epigenetic transcriptional activation of monocyte chemotactic protein 3 contributes to long-lasting neuropathic pain. Brain 136 : 828-843, 2013
3. Zhang Z, Cai Y, Zou F, et al : Epigenetic suppression of GAD 65 expression mediates persistent pain. Nat Med 17 : 1448-1455, 2011

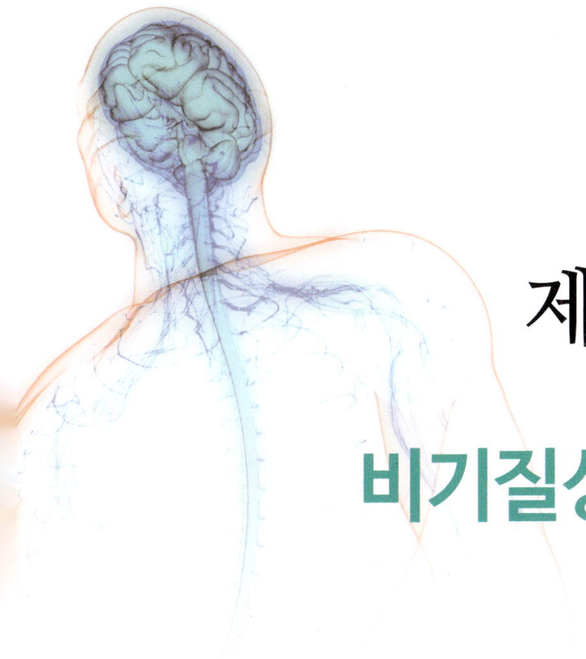

제5장

비기질성 만성통증

이 장에서는 비기질성 만성통증을 다루고, 그 뇌 안에서 무슨 일이 일어나고 있는지 최근의 신경과학을 소개한다. 만성통증 중에는 통증의 근원이 말초조직의 어디에도 분류되지 않는데도 전신의 여러 영역으로 확대되는 통증을 호소하는 유형이 있다. 소염진통제나 신경차단이 효과가 없는 통증이며 수반되는 증상은 수면장애, 의욕저하, 만성 피로감, 우울증 등 다양하다.

이런 종류의 통증은 비기질성 만성통증 또는 dysfunctional pain[21](기능장애성 통증)이라고 한다. 그 예로는 만성요통, 섬유근육통, 턱관절증, 과민성 장증후군 등이 있으나 진단을 내릴 수 없는 부정호소 증상(indefinite complaint)의 경우가 많아 진단과 치료 모두 어려움을 겪는다.

말초조직의 어디에도 통증의 근원이 인정되지 않는데 전신의 여러 영역에 통증을 호소하는 환자의 존재는 200년 전부터 기록되어 '통증의 수수께끼'로 여겨져 왔다.[12] 그런데 최근의 기능적 뇌 영상검사에 의해 '통증의 수수께끼'가 풀려[1, 5, 17] 진정한 원인은 뇌의 구조와 기능의 변화에 있었음[3]이 드디어 밝혀졌다.

이 장에서는 만성요통과 섬유근육통을 예로 들어 dysfunctional pain의 개념을 소개한다. 또한 통증을 만성화시키는 요인 중 하나가 환자의 불안심리, 통증의 파국적(catastrophic) 사고에 있는지에 초점을 맞추어 default mode network(안정 시 뇌 활동)와 만성통증의 관계에 대해 검증한다.

1. 만성요통 : 뇌 안에서 무슨 일이 일어나고 있는가?

만성요통(chronic back pain : CBP)이란 요통이 3개월 이상 지속되는 경우를 말한다. CBP는 장기간에 걸친 고통의 크기는 물론이고, 취업을 하지 못하고 직장에서 이탈하는 주된 원인이 되고 있는 점, 상당한 돌봄을 필요로 한다는 점 등의 문제로 세계 각국에서 큰 관심을 받고 있다. 의료비, 사회보장비, 취업할 수 없는 경제적 손실 등 사회부담 총액의 방대화를 초래하고 있기 때문이다.[13)]

급성요통의 평생 발병률은 각국 공통으로 80% 이상의 높은 비율이다.[13)] 이는 동서양을 막론하고 대부분의 사람들이 일생에 한 번은 요통을 경험한다는 것을 시사하는 수치이다. 대다수 사람들에게 익숙한 급성요통이지만 일단 만성화되면 장기간에 걸쳐 고통을 받는다. 급성통증 치료법의 대부분이 효과를 보지 못하며 수반되는 증상은 의욕저하, 만성 피로감, 우울증, 수면장애, 자율신경 실조, 고립감 등, 급성통증과는 다른 증상을 나타내게 된다.

왜 만성요통에서는 급성통증의 치료법이 효과가 없는지, 만성요통과 급성요통의 뇌내 기전은 어떻게 다른지 등 수많은 의문이 오랜 세월 동안 해결되지 않았다. 그러나 최근의 뇌 영상 해석에 의해 급성요통 → 아급성기요통(subacute back pain : SBP) → CBP로 이행되는 몇 주 동안에 뇌내에서 놀라운 변화가 일어나고 있음을 알게 되었다. 통증의 증상은 다음 몇 주 동안 계속 변화하지만, 이러한 증상의 변화는 뇌내 회로망의 이행에 일치한다는 사실도 밝혀졌다.

CBP 환자에서는 흔히 특징적인 자발통이 반복적으로 일어나는 경우가 많다. 자발통이란 외부자극 없이 수십 초에서 10여 분 동안 통증이 지속되는 것을 말하는데, 이것이 하루에도 몇 번씩 반복된다. Apkarian 등[5, 17)]은 요통 환자의 자발통에 착안하여 SBP와 CBP의 피험자로부터 fMRI 뇌 영상을 기록하고, 발병 후 몇 주 밖에 지나지 않은 SBP의 뇌내와 10년 이상 요통이 지속되는 CBP의 뇌내는 무엇이 다른지, 무슨 일이 일어나고 있는지를 분석했다.

우선, SBP와 CBP의 피험자 전원으로부터 fMRI 전체 뇌 스캔을 찍고, 자발통을 호소한 시점의 뇌 영상을 되감는 방법으로 뇌 영상 판독을 실시했다. 그러자 CBP군(n=59, 발병 후 평균 13.5년, 통증점수 VAS 평균 69.58)의 활성부위는 SBP군(n=94, 발병 후 평균 9.14주, 통증점수 VAS 평균 58.25)의 활성부위와는 현저하게 다른 것으로 나타났다.[5, 17)]

SBP군에서는 **표 5.1**과 같이 양쪽의 시상, 섬피질, 전대상피질 등이 활성화되어 있다. 이들은 통증의 감각/변별(sensory/discriminative)에 관련된 신경핵이다. 그러나 CBP군에서는 편도체, 안와전두피질, 내측전두피질 등이 활성화되었으며, 이들은 정동/인지(emotional/cognitive)에 관련된 신경핵이다(각각의 신경핵의 위치는 **그림 2.4**, p24를 참조한다).

SBP 단계까지는 감각 변별계의 회로망이 활동하며, CBP 단계에 이르면 정동/인지계 회로망이 활동하는 것을 알 수 있다(**표 5.1**). 감각계 회로망에서 정동/인지계 회로망으로 이행되는 것이다.

표 5.1 아급성요통 환자군(SBP)과 만성요통 환자군(CBP)에서 fMRI 영상의 활성 부위

Brain region	Early SBP		CBP	
	Coordinates x,y,z	t-score	Coordinates x,y,z	t-score
우섬피질	44, 16, 0	5.26		
좌섬피질	-36, 22, -2	5.13		
우미상핵	10, 14, 6	5.34		
좌미상핵	-12, 18, 6	5.30		
좌피각	-24, 0, 10	6.98	-28, 4, 2	2.84
우피각	24, 10, 6	5.93	24, 10, 0	3.82
전대상피질	2, 30, 16	5.88		
우시상	14, -12, 12	6.32		
좌시상	-14, -14, 16	5.51		
내측전두피질			-4, 48, 0	6.46
안와전두피질			-2, 42, -12	7.30
좌편도체			-24, -2, -18	8.51
우편도체			28, -2, -16	8.73

(문헌 3에서 수정하여 인용)

주의할 점은 SBP군이나 CBP군이나 같은 정도의 통증을 호소하고 있다는 점이다. 두 군의 통증점수는 거의 같다. SBP군에서는 말초에 어떠한 통증의 근원이 존재하고 있고, 감각과 변별계의 신경핵이 활성화되고 있다. 이 시점까지는 소염진통제, 신경차단, 리도카인 패치 등의 치료가 효과적인 통증이다. 그러나 CBP 단계가 되면 감각과 변별계의 신경핵에는 활성이 없다. 즉, 통증의 근원이 말초조직에 더 이상 존재하지 않는다는 것을 보여주는 것으로 소염진통제가 듣지 않는 통증으로 변화했음을 말해 준다.

SBP 단계에서 CBP로, 뇌내에 어떤 프로세스가 있기에 전환해 가는지, 시계바늘을 거꾸로 돌리는 방법으로 범위를 좁혀나가고 있다.[1, 5, 17)] 우선 SBP 단계의 피험자를 대상으로 연 4회의 검사(fMRI 전체 뇌 스캔, 각종 질문지에 의한 검사)를 실시하고, 1년 후에 통증이 완화되고 회복되어 있던 SBP_r군(n=19)과 회복되지 않았던 SBP_p군(n=20)으로 나누어 각각의 fMRI 뇌 영상을 시간을 거슬러 해석하였다.

그림 5.1a는 검사 시에 두 군의 통증점수 추이이다. SBP_p군에서는 통증점수가 1년 내내 높지

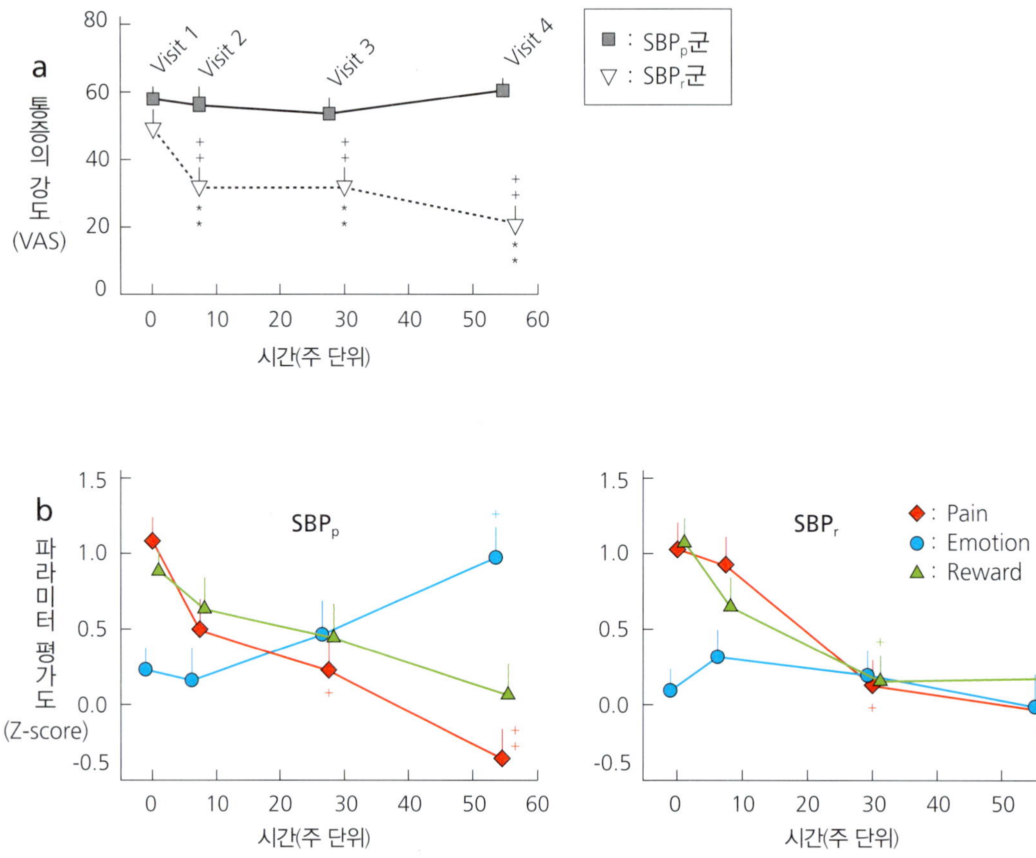

그림 5.1 만성요통에 대한 뇌 회로망의 변화

a : 1년 후에도 통증이 완화되지 않았던 SBP_p군(■)과 통증이 완화된 SBP_r군(▽)의 통증점수의 연간 추이.

b : Meta-analysis map에 의한 각 요소의 경과 : SBP_p군에서는 주(week) 경과에 따라 pain 요소는 감소하였으나 emotion 요소가 증가하여 계속 통증을 호소하였다. SBP_r군에서는 pain, emotion 요소가 함께 감소하여 정상상태로 회복되었다.

Meta-analysis map에서는 빅 데이터를 기본으로 각 신경핵의 활성을 요소에 상관시켜 표시. 섬피질, 시상, 감각영역, 전대상피질의 활성화는 pain으로, 편도체, 해마, 안와전두피질, 복측전두피질은 emotion으로, 내측전두피질, 대뇌기저핵, 중뇌는 reward 요소로 표시된다.

(문헌 3에서 수정하여 인용)

만, fMRI 뇌 영상에서는 1년의 전반과 후반에서 활성 신경핵이 다르다는 놀라운 현상이 일어나고 있었다.

검사 1, 2회 때는 감각/변별계의 시상, 섬피질, 전대상피질이 활성화되었던 반면 3, 4회 때는 정동/보수계 편도체, 내측전두피질, 측좌핵이 활성화되었다. 감각/변별계에서 정동계 회로망으로의 이행이 이 시기에 일어나고 있었던 것이다. 뇌 회로망의 이행 추이를 meta-analysis map[22]을 이용해 나타낸 것이 그림 5.1b이다. SBP_p군을 보면 2회 검사 때부터 pain(감각과 변별계) 요소는 감소하고 있었지만 emotion 요소가 증대하여 계속 통증을 호소하였다. SBP_r군과 SBP_p군의 각 요소의 추이를 비교하면 만성통증의 특징을 알 수 있다.

SBP_p 환자의 정신 상태를 그림으로 유추해 보면 불안한 경향이나 쉽게 화를 내는 증상이 더해지고, 몹시 겁이 많아지는 등 사람이 바뀐 것 같은 성격상의 변화가 발생한 것으로 생각된다.

다음 글은 남북전쟁 시대에 Mitchell 의사가 쓴 만성통증의 한 구절이다.[12)] Mitchell 의사는 '바람과 함께 사라지다'에도 묘사된 부상당한 병사들에 대한 causalgie나 환지통(절단한 팔다리에 감각이나 통증을 느끼는 증상)을 의학지에 처음으로 보고한 바 있다. 통증의 신호가 뇌에 어떤 변화를 가져오는지 등에 대해 알 수 있는 방법이 없었던 시대에 만성통증의 증상 변화를 정확하게 설명하였다. 뛰어난 관찰력에 놀라지 않을 수 없다.

오랜 기간 지속되는 고통스러운 통증이 심신에 미치는 영향에 대해 의사가 아니면 실감할 수 있는 사람은 거의 없을 것이다. 옛날 책에도 창에 찔린 후의 극심한 통증과 몸의 일부분에 경련이 나타나는 사례가 많이 나와 있는데, 이러한 상태가 며칠 혹은 몇 주 동안 계속되면 몸의 표면 전체가 통각과민하게 된다.

이런 고통 상태에 있으면 성격이 점차 바뀌어 사람들과 잘 어울리던 사람도 화를 잘 내게 되고, 용감했던 병사도 겁쟁이로 변한다. 아무리 강했던 사람도 가장 신경질적인 소녀보다 훨씬 신경질적이 된다.

Mitchell SW.('통증에 대한 도전'[12)]에서 발췌 인용)

2. 요통을 만성화시키는 요인

오늘 외래에 온 환자의 요통이 호전될지 아니면 앞으로 만성통증으로 이어져 치료에 어려움을 겪을지 예측할 수 있는 방법은 없을까? 임상가의 이런 의문에 따라 Apkarian 그룹은 아급성기요통(SBP) 피험자를 대상으로 초진 시의 검사 데이터를 이용하여 통증이 앞으로 만성화될지, 아닐지의 예측요인을 찾는 시도를 하고 있다.[1, 5, 17)]

이 연구에서는 SBP 피험자(n=94)를 대상으로 후향적으로 검사 데이터를 검증하는 방법이 채택되었다. 첫 검사로부터 1년이 경과한 후에 요통이 회복된 SBP_r군과 회복되지 않은 SBP_p군에 대해 두 군을 차이나게 한 요인을 검증하였다. 그리고 결론으로서 통증의 만성화 리스크로 두 가지를 제시했다.[5, 17)]

① 만성화된 SBP_p군의 피험자에게는 초진 검사 시에 McGill 통증 질문지에서 affective 요소가 크다는 특징이 공통적으로 나타났다. McGill 통증 질문지에는 환자의 불쾌정동(본능적인 불안과 공포의 심리상태)을 검출하는 설문이 구비되어 있다. 통증에 대한 불안이나 공포감이

강한 상태에서는 다양한 약물요법이나 수술요법에 저항하여 만성통증으로 이어질 확률이 높기 때문이다.

② 초진 검사 시의 fMRI 영상에서 내측전전두피질-측좌핵(mPFC-NAc) 간의 기능적 결합(functional connectivity : FC)이 강한 경우에는 만성통증으로 이어질 확률이 80%로 높게 나타났다.[17]

초진 시 검사에서 통증의 만성화를 예측하는 두 가지 요인을 이와 같이 결론지었으며, ①은 환자의 심리적인 요인을 파악한 것, ②는 뇌 영상의 FC를 파악한 것이다. 또한, fMRI 영상의 DTI 분석(diffusion tensor magnetic resonance imaging)[주1)]을 실시한 결과, 배내측전전두피질-편도체-측좌핵(dmPFC-Amg-NAc) 간의 백질 FC가 강한 환자일수록 뇌의 통증 억제계의 기능이 저하되어 통증이 만성화되기 쉽고, 자발통이 강하게 일어나는 것으로 밝혀졌다.[17] 대뇌피질 변연계 회로(corticolimbic circuit)의 개인적인 특성이 관련된 것도 보고된 바 있다.

전두피질-편도체-측좌핵 간의 기능적 결합의 강도가 만성화에 결정적인 것으로 보았으며, 측좌핵(NAc)에 대해서는 이미 제II장 '통증을 억제하는 뇌내 기전'(p35)에서 중요한 신경핵으로 상세히 설명하였다. NAc는 쾌의 정동계 mesolimbic dopamine system의 핵심을 이루는 한편, 편도체나 해마지각 복측부에서 불안과 공포 등, 불쾌정동의 입력을 받고 있다. Apkarian 등의 연구는 이 NAc의 활동이 정상적인 상태로 회복시키는 뇌 회로망과 만성통증으로 전환시키는 회로망의 이항 대립의 열쇠를 쥐고 있는 것으로 결론지었다.[17]

쾌정동 뇌 회로망과 불쾌정동 뇌 회로망의 이항 대립이 어느 쪽으로 기울어지느냐에 따라 한쪽은 정상으로 회복되어 평온한 일상으로 돌아가고, 다른 한쪽은 만성통증으로 기울어진 채 오랜 세월을 보내게 된다. critical point를 쥐고 있는 것이 NAc의 뉴런 활동이라는 결론에 확실성을 더해가고 있다.

3. 섬유근육통의 통증

섬유근육통(fibromyalgia)은 전신의 여러 영역으로 퍼지는 원인을 알 수 없는 통증이지만 안면통, 턱관절통, 구강작열통 등과 증상이 겹치는 경우가 많고, 낮 동안의 경직이나 사지와 몸의 냉증을 동반하기도 한다. 한다. 수반증상으로는 수면장애, 의욕저하, 만성 피로감, 우울증 등 만성요

주1 : 확산 텐서 자기공명 영상. 물 분자는 브라운 운동에 의해 모든 방향으로 고루 분포하지만, 신경섬유 중에서는 신경주행을 따라 확산되며, 가로 방향으로의 확산은 제한된다. 이 확산의 이방성(anisotropic)을 이용하여 voxel 당 물 분자 이방성을 추적하고, 관찰하고자 하는 투사경로에 ROI를 두어 백질의 감소를 검출할 수 있는 이점이 있다.

통의 경우와 같다. 환자의 대부분은 30~60세의 여성으로 발병률에는 성차가 있어 남성의 7배, 인구당 이환율은 미국, 스웨덴, 노르웨이에서 1~2%라고 한다.

섬유근육통 환자는 '몸 전체 곳곳이 펄쩍 뛸 듯이 아프다'라고 호소하지만 말초조직의 어디에도 통증의 근원은 식별되지 않는다. 통증의 이력으로서 외상, 수술, 출산 등이 있었다고 해도 그것들은 몇 년 전에 끝난 것으로 상처는 이미 아물어 통증의 원인과는 직접적으로 연결되지는 않는다. 그래서 '꾀병이 아닌가?'라고 임상가들이 의심하기 쉽다.

섬유근육통의 진단 기준은 미국 류머티즘학회에서 정리되었으며, 2010년에도 개정되었다.[18] 주요 진단 기준은 ① 전신에 광범위하게 퍼지는 통증이 3개월 이상 지속되는 것, ② 후두부, 승모근, 제2 늑골, 무릎 등 18곳의 압통점 중 11곳에 통증이 있는 것 등이다. 그러나 객관적인 진단법이 없어 실제로 임상현장에서는 충분한 이해가 이루어지지 않은 것 같다. 일본에서는 섬유근육통학회에 의한 진단 가이드라인이 알려져 있다.[14]

섬유근육통은 역사적으로 1810년대부터 보고되어 왔으며, Melzack & Wall의 저서 'The Challenge of Pain'[12]에도 통증의 수수께끼로서 당시 임상가의 진단과 정의가 인용되어 있다. 수수께끼와 씨름한 의사들의 진단명은 '근육 류머티즘', '백색섬유조성의 염증', '섬유성결합조직염', '근막염' 등 각자 제각각이었다.

4. 섬유근육통 환자의 뇌에서 무슨 일이 일어나고 있는가?

섬유근육통의 뇌 안에서 무엇이 일어나는지에 대하여 기능적 뇌 영상검사를 이용한 연구를 통해 수수께끼가 풀리고 있다. 현재는 ① 중추성 통증 억제계의 기능저하, ② μ-오피오이드 수용체의 소실, ③ 뇌 구조상의 변화가 밝혀졌다.

1) 뇌의 통증 억제계 기능저하

Wood 등[19]은 섬유근육통의 뇌 안에서 통증 억제계의 기능장애가 일어나고 있는 것은 아닌지 의심하여 PET를 이용해 선조체에서의 도파민 대사량을 측정했다. 그리고 mesolimbic dopamine system의 기능저하 혹은 손상이 일어나고 있음을 밝혔다.

그림 5.2는 섬유근육통 환자 선조체에서의 도파민 대사를 정상인과 비교한 것이다. 피험자에게는 미리 시약 [^{11}C] 라클로프라이드(D_2/D_3 receptor ligand)가 주입되어 있으며, PET를 이용하면 통증 자극을 가했을 때의 뇌내 도파민 결합 포텐셜 변화량이 계측된다.

피험자의 전경골근에 고장성 식염수를 주입하여 심부근육통을 일으키면 선조체의 도파민 대사량은 변화한다. 정상인(왼쪽)에서는 통증이 커짐에 따라 도파민량이 증가하고 있다.[19] 이는 me-

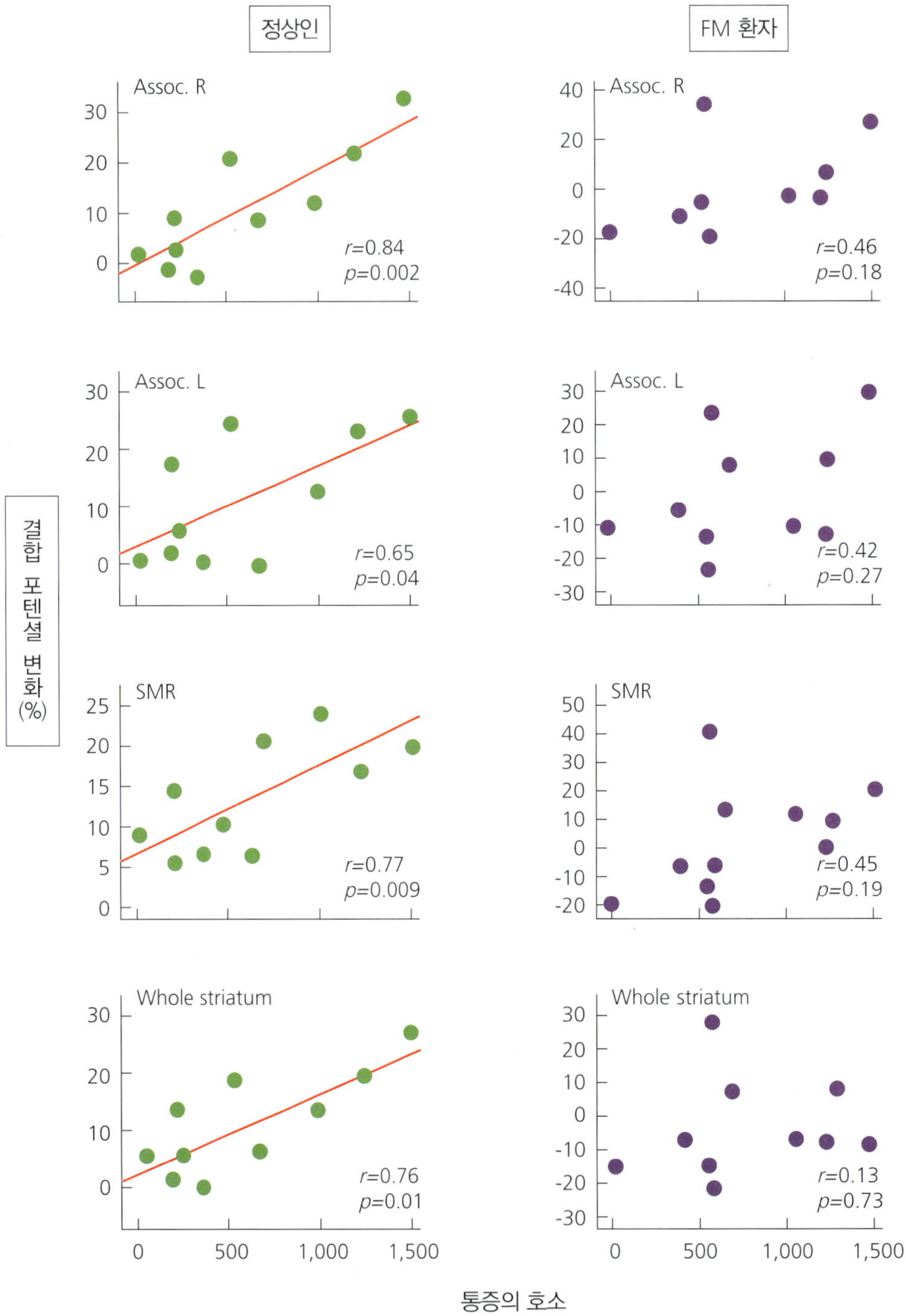

그림 5.2 섬유근육통(FM) 환자의 도파민 대사

피험자에게 심부근육통을 가하고, 선조체의 3부위에서 도파민의 대사량을 PET를 이용하여 측정하였다. 통증이 심해지면 정상인(왼쪽)에서는 도파민 대사량이 증가하지만, FM 환자(오른쪽)에서는 증가가 나타나지 않는다. 시약으로 [^{11}C] 라클로프라이드(D_2/D_3 receptor ligand)를 사용하여 측정

(문헌 19에서 수정하여 인용)

solimbic dopamine system이 기능하여 도파민이 방출되고, μ-오피오이드가 뇌내에 분비되어 하행성 통증 억제계가 활성화됨을 의미하며 통증이 완화되고 있음을 시사한다.

그런데 섬유근육통 환자(오른쪽)에서는 심부근육통이 강해도 도파민량은 증가하지 않았다. 이것은 도파민 시스템이 작동하지 않고, 뇌내에 μ-오피오이드가 분비되지 않으며, 하행성 통증 억제계도 활성화되지 않는 것을 의미하며 몸 전체가 통각과민에 빠져 아픈 상태임을 시사한다.[4)]

2) μ-오피오이드 수용체의 감소와 소실

섬유근육통 환자에서는 다수의 신경핵에서 μ-오피오이드 수용체가 감소/소실된 사실도 Wood 등의 연구에 의해 밝혀졌다.[20)] μ-오피오이드 수용체의 감소/소실이 나타난 것은 문측전대상피질, 시상하부, 해마방회, 중뇌수도 주변 회백질 등 하행성 통증 억제계에 관여하는 신경핵이다. 하행성 통증 억제계에 관여하는 여러 신경핵에 μ-오피오이드 수용체가 소실되어 있으면 모르핀을 외부 투여해도 진통은 사라지지 않는다.

이렇게 '모르핀에도 억제되지 않는 통증', '몸 전체 곳곳이 화들짝 아프다'라는 통증의 정체가 dopamine & opioid system의 기능 손상과 하행성 통증 억제계의 기능저하라는 형태로 모습을 드러냈다. 말초조직에 통증의 근원이 존재하지 않더라도 통증 억제 기전이 작동하지 않으면 '아픈' 것이다.

3) 뇌 구조의 변화

섬유근육통 환자에서는 mesolimbic dopamine system의 기능저하가 장기적으로 이어졌기 때문에 문측전대상피질 무릎 주위(perigenual cortex)나 해마의 후내피질로의 도파민성 투사가 감소했다. 이로 인해 이들 신경핵에서는 뇌실질상의 변화가 일어나 회백질 밀도의 저하와 시냅스의 감소/소실이 일어났다.[20)]

문측전대상피질(rACC)은 정신 활동이나 자율신경 활동의 안정에 중요한 역할을 하는 부위이다. 기피 감정이나 공포를 중개하는 편도체, 스트레스에 반응하는 시상하부, 사회뇌에 관계하는 복내측전두피질에 연결되어 있을 뿐만 아니라 하행성 통증 억제계와도 밀접하게 연결되어 있다.[3)] rACC는 말하자면 뇌 기능의 허브적 존재이다. 덧붙여 rACC에는 뇌내에서 가장 많은 세로토닌 트랜스포터가 존재하며 신경전달을 마친 세로토닌을 재흡수하여 기시핵의 대봉선핵으로 환류하는 역할을 담당한다.[6)]

이러한 역할을 하는 rACC에 회백질 밀도의 감소나 시냅스 수의 감소/소실이 발생하면 중대한 영향을 미친다. Fibro fog(결합조직염 때문에 생긴 인지장애)라고 불리는 수반 증상의 쾌감상실, 의욕저하, 우울증, 수면장애, 자율신경실조, 감정적 혼란, 고립감 등이 표면화된다.[20)]

5. Dysfunctional pain(기능장애성 통증)

만성통증의 뇌내에서 무엇이 일어나고 있는지, 만성요통과 섬유근육통의 예를 들어 뇌 영상분석의 결과를 설명했다. 만성턱관절증, 과민성 장증후군, 만성두통에 대해서도 거의 공통된 메커니즘이 보고되었다. 만성통증이란 뇌의 통증 억제 기전의 손상이나 기능저하로 인한 것이라는 사실이 점차 밝혀졌다.

하버드대학의 Woolf CJ는 뇌 영상 분석의 지견을 바탕으로 dysfunctional pain(기능장애성 통증)이라는 새로운 개념을 미국임상학회에 제창하였다.[21)]

우리의 뇌에는 쾌의 정동계 mesolimbic dopamine system이 작동하여 삶의 의욕과 근원적인 생명 활동을 지지하며 뇌의 통증 억제계를 확립한다. 이 계통은 전두피질과 결합하여 고차원의 정신 활동(희망, 기대, 창의성, 자기우월성 확립, 낙관성 획득 등)에도 관여한다. 이러한 뇌 기능을 손상/저하시키는 계기는 무엇인가? 이러한 의문에 대해 Lemos 등[10)]은 NAc 뉴런 수준에서의 해답을 제시한다.

NAc는 mesolimbic dopamine system의 핵심을 이루는 신경핵이지만 공포, 불안 등 스트레스성의 입력이 과도하게 지속되면 90일 이상의 장기간에 걸쳐 뉴런 활동의 정지가 일어난다. 이로 인해 쾌정동의 뇌 회로망이 정지되고, 불쾌정동의 회로망이 우세해져 이항 대립의 균형이 깨진다.

Lemos 등의 연구는 우울증의 생물학적 원인을 동물을 이용하여 검증한 것이지만 dysfunctional pain이 심리적, 사회적 요인에 영향을 받는 통증임을 시사한다. 이미 '요통을 만성화시키는 요인'의 항에서 Apkarian 등[17)]의 연구를 소개하면서 통증이 만성화되거나 정상화되는 열쇠를 쥐고 있는 것은 NAc의 뉴런 활동이라고 언급했으며(p80), 다른 그룹에 의한 연구에서도 거의 동일한 결론이 내려졌다.

그럼 dysfunctional pain에 대해 어떤 치료법을 고려할 수 있을까? 여기에서는 공포, 불안 등의 불쾌정동, 스트레스에 대처하는 지견이 요구된다. 불쾌정동의 통합중추와 편도체, 통증의 파국적 사고, 안정 시 뇌 영상과 만성통증의 관계에 대해 다음 장 이후에 설명하겠다.

6. 불쾌정동과 만성통증

불쾌정동(원시적이고, 본능적인 공포와 불안)이 크면 만성통증으로 이어질 위험이 높아진다고 말해 왔다. 불쾌정동과 통증의 관계를 정동과 본능적 행동의 통합중추 · 편도체[7)]에서 살펴보자.

생체는 진화의 과정에서 쾌정동과 불쾌정동을 발달시켜왔다. 생존을 위협하는 해로운 것(육식동물, 통증)에 대해서는 본능적, 직관적으로 두려움을 느끼고, 이를 벌(불쾌)로 기억하고, 혐오하며 기피함으로써 생명을 유지해 왔다. 생존에 불가결한 먹이, 물, 교미 대상이나 무리의 동료에 대해서는 이를 보상(쾌)으로 평가하여 접근하는 행동을 취했다.

자연계에서 생존은 기피하는 행동과 접근하는 행동의 균형 위에서 성립되고 있으며, 계획된 보상을 받지 못하면 불쾌하고, 분노하는 반응을 보인다. 물이나 먹이가 기대와 예측을 웃돌면 쾌감과 기쁨의 반응이 되고, 삶의 의욕의 근원이 된다. 이러한 불쾌정동과 쾌정동은 개체의 생존 유지와 종의 보존을 도모하는데 중요한 역할을 해왔던 것이다.[3)]

공포, 불안, 혐오, 분노 등 불쾌정동 형성에 중심적인 역할을 하는 것은 편도체이다.[7, 15)] 심한 통증의 경우 얼굴이 창백해지고, 온몸이 부들부들 떨리는데 이는 편도체에서 출력을 받은 불쾌정동의 표출이나 다름없다. 시상하부에서는 자율신경계가 활동하며, 뇌하수체에서는 호르몬이 분비되고, 뇌신경운동핵에서는 근육운동 조절이 순식간에 이루어진다. 편도체는 이러한 본능적 행동을 일으키는 동시에 공포나 불안감, 고문감을 부여하여 정보를 정동기억의 회로로 보낸다. 그 때문에 통증은 공포와 불안감으로 일체화되어 굳건히 기억된다.[7)] 한 번이라도 심한 통증을 겪으면 그 가혹함 때문에 통증을 극도로 두려워하고, 불안감을 느끼게 되는 것이다.

편도체와 함께 해마지각 복측부도 불안과 스트레스 반응에 크게 관여한다. 해마지각은 편도체나 후내피질로부터 투사를 받는 한편, 고차원적 뇌 기능을 담당하는 전두피질로부터도 입력을 받고 있다. 해마지각 복측부는 심리상태나 과거의 경험에 비추어 현재의 상황에 맞게 가장 적합한 조절을 하는 부위이다.

7. 통증의 파국적 사고

극심한 통증 속에서 사람들은 나락으로 끌려들어 가는 듯한 공포와 불안감에 휩싸인다. 누구나 느끼는 원시적이고, 본능적인 공포감이다. 그러나 과도하게 지속되면 병적인 불안과 두려움의 비정상적인 심리상태에 빠진다. 이것을 통증의 파국적 사고(pain catastrophizing : PC)[16)]라고 한다.

파국적 사고는 심리학상으로는 3가지 요소로 설명되어 있다. ① rumination(반추. 통증이 머릿속에 반복하여 오가고, 지울 수가 없다. 통증에 휩싸인 상태), ② helpless(통증에 지배되어 스스로 비참하고, 아무것도 할 수 없다. 무력감), ③ magnification(통증은 더 심해지고, 더 심각한 일이 일어날 것이라고 생각한다. 통증의 확대)의 3가지이다.

이를 객관적으로 평가하는 척도(Pain Catastrophizing Scale : PCS)도 개발되고 있다. 평가척도는 부정적 감정, 통증의 호소량, 생활장애의 정도 등 13개 항목에 대한 반응에 5단계 평가로 수치화되어 있다.

환자의 심리상태와 외과수술 후 만성통증의 관계가 조사 연구되었다.[8)] 조사 대상이 된 것은 사지절단, 인공무릎관절치환술, 유방절제, 심장외과수술 등 영국에서의 수술 700만건(2005~ 2006년)과 미국에서의 수술 2,200만건(1994년)이다.

그 결과 수술을 앞두고 불안과 두려움을 많이 느낀 환자일수록 수술 후 난치성 만성통증으로 바뀌는 경우가 많아 수술 후 통증을 관리하는 데 어려움을 겪은 것으로 보고되었다.

실업, 가족의 질병, 도산, 고용불안 등의 사회환경에 놓여 있을 때도 만성통증은 더 악화되기 쉽고, 치료가 어려운 악순환에 빠진다. 만성 관절염이나 류머티스 관절염 등 오래가는 통증을 안고 있는 환자는 기분장애, 불안장애(PTSD나 공황장애)와 같은 정신질환의 병병률이 건강한 일반인보다 2~3배나 높다는 것은 이미 설명했다(p6).[11)]

정신과에 의한 통증의 진단과 분류는 특수하지만 '신체증상 관련 장애'[주2)]도 난치성의 만성통증 중 하나로 약물, 수술, 신경차단 등의 치료법에 저항한다. 이 통증에서는 fMRI 영상에서 편도체와 후내피질에 과도한 흥분이 보이며, 반면 복내측전전두피질(vmPFC)의 활동 저하가 나타난다. 편도체와 후내피질에서의 불안이나 공포감의 증대를 vmPFC가 억제할 수 없음을 fMRI 영상이 보여주고 있다. 불쾌정동의 과도함이 통증의 만성화에 영향을 미치는 예라고 생각된다.

우리의 뇌에는 공포나 불안을 억제하고, 정신을 안정적으로 유지하는 기능도 갖추고 있을 것이다. 전전두피질(PFC)은 이성, 사고, 창조성, 도덕관의 형성 등에 관여하는 한편, 편도체나 해마지각에 의한 불쾌정동을 억제하고, 정신상태를 안정화시키는 역할도 담당한다. 그 중에서도 내측전전두피질(mPFC)은 편도체 기저내측부(BMA)에 억제를 가하는 것으로 알려져 있으며, 동물실험으로 mPFC-BMA간의 경로를 활성화시키면 불안한 행동이나 공포와 관련된 위축된 행동이 억제되는 것으로 알려져 있다.[15)] 또한, 복측피개영역(VTA)과 NAc를 자극해서 쾌정동을 높이는 기능도 있다.

그러나 편도체에 의한 불쾌정동이 과도하게 심할 때는 많은 신경핵을 흥분의 소용돌이로 몰아넣기 때문에 진정시키는 것이 쉽지 않다. 오래된 뇌 기관인 편도체에서는 대뇌피질의 광범위한 신경핵으로 많은 투사가 이루어지는 반면, 진화적으로 새로운 PFC에서는 편도체를 제어하는 신경연락이 적기 때문이다. 이러한 불균형 때문에 과도한 공포와 불안을 제어하기 어렵고, 폭주를 일으킬 수도 있다.[15)]

무서움과 두려움의 심리상태는 default mode network : DMN[2)]에도 반영된다. 만성통증의 진단과 치료에 fMRI에 의한 DMN 뇌 영상 해석이 많이 사용되고 있으므로 다음 항에서 설명한다.

주2 : 정신과 진단 기준에 있어서의 통증은 DSM-5에서 개정되었다. 신체표현성 통증은 '신체증상증 및 관련증군'(somatic symptoms and related disorders)으로서 2개의 서브 카테고리(신체증상증, 질병불안증)를 포함하는 형태로 정리되어 있다.

8. Default Mode Network와 만성통증

DMN이란 뇌내 네트워크의 하나로, 안정 시의 뇌 활동을 말한다.[2] 뇌는 아무런 작업(과제)도 하지 않고 있는 안정 시에도 높은 활동을 유지하고 준비하여 다음 순간에 일어날지도 모르는 다양한 사태에 대비하고 있다. Default mode란 작업을 하지 않을 때의 기초적인 뇌 활동이라는 뜻인데, DMN에는 피험자의 불쾌정동이나 사회인지와 관련된 영역의 뇌 활동이 반영된다. 따라서 신경과학이나 임상의학상의 여러 분야에서 연구되었다.

피험자가 아무런 작업을 수행하지 않고, 멍하니 자기 내성적인 생각이나 자전적 에피소드를 상기하고 있을 때 기저상태에 있는 뇌에는 작업 수행 시보다 높은 활동을 나타내는 영역이 있다. 그것은 내측전전두피질(mPFC), 후대상피질/설전부(PCC/Precuneus), 후(뇌량)팽대부피질(retrosplenial cortex : RSC), 하두정소엽(inferior parietal lobule : IPL), 외측측두엽(lateral temporal cortex : LTC), 해마(hippocampal formation : HF) 등이다[2](그림 5.3). 이러한 신경핵은 서로 동기화되는 활동 패턴을 나타내므로, 기능적 결합을 통한 네트워크를 형성하는 것으로 여겨진다.

DMN 뇌 영상에는 피험자의 마음 속에 있는 불안이나 두려움의 심적인 활동이 반영되기 때문에 심리상태와 DMN의 기능적 결합(functional connectivity : FC)이 주목받고 있다. fMRI를 이용하여 피험자의 전체 뇌 스캔을 하면 DMN 뇌 영상에는 만성통증이나 정신질환 환자의 경우 정상인과 다른 기능적 결합 패턴이 보이는 것이다. 그 때문에 뇌내 기전이나 피험자의 병태를 살피는 방법으로 이용된다.[9] 섬유근육통, 턱관절증, 만성요통 등을 대상으로 fMRI 영상에서 DMN을 촬영해 그 기능적 결합 분석이 연구되었다.

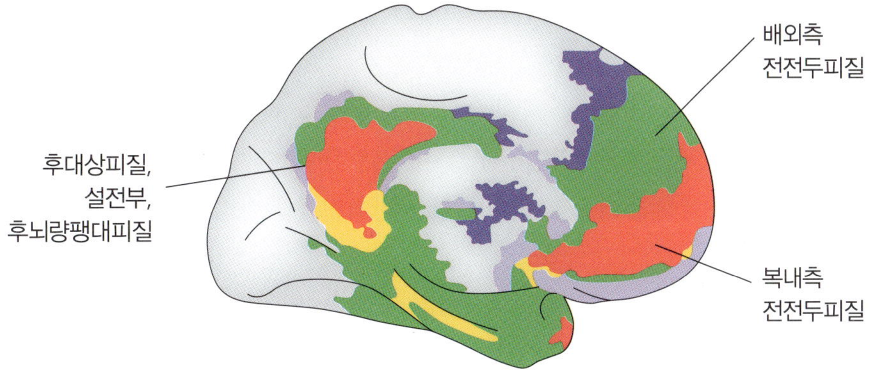

그림 5.3 Default Mode Network(DMN)(안정 시 네트워크)

안정 시에 동기화해서 높은 활동을 보이는 신경핵은 복내측전전두피질, 후대상피질, 설전부, 후뇌량팽대부피질, 하두정소엽, 외측측두엽, 해마 등이다.

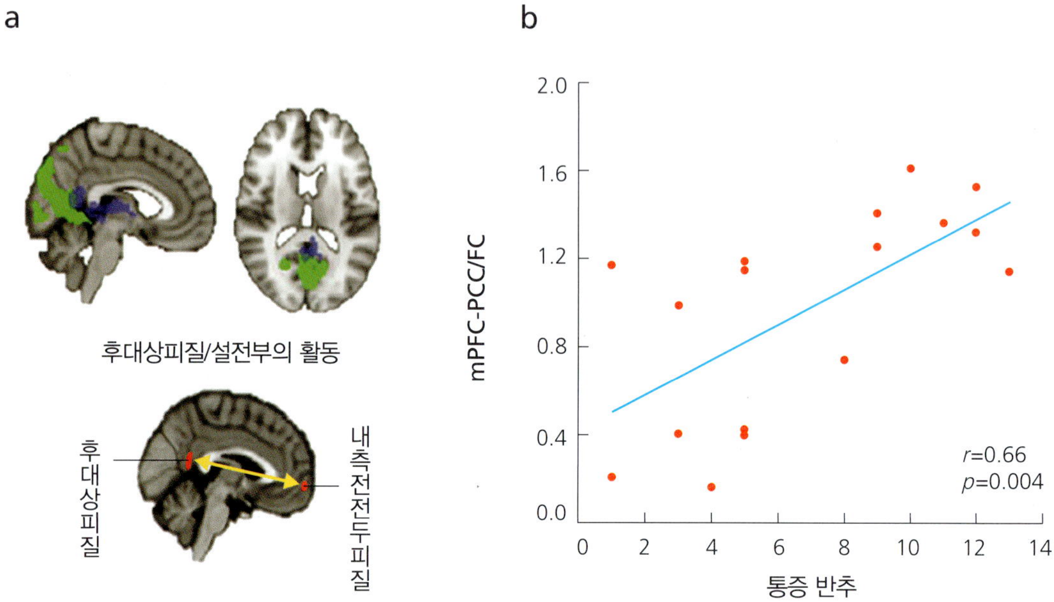

그림 5.4 턱관절증 환자의 DMN, 파국화 rumination(반추)과의 관계

a : 턱관절증 환자에서는 PCC(후대상피질)와 설전부(PCu)의 활동이 항진. 내측전전두피질(mPFC)을 seed로 하여 mPFC-PCC/PCu 간의 기능적 결합(FC)을 분석한다.

b : 가로축은 통증의 파국화 rumination(반추) 지수. 지수가 높은 환자일수록 DMN에서의 FC 수치가 높다.

(문헌 9에서 수정하여 인용)

예를 들어, 턱관절증에서는 통증의 파국화 요소 중 하나인 'rumination'(반추) 수치가 높은 환자일수록 mPFC-PCC/Precuneus 간의 기능적 결합에 비정상적인 항진이 보인다.[9] 무서움과 두려움의 심리상태가 DMN의 경우 기능적 결합의 항진이라는 형태로 특징있게 부상하는 것이다.

턱관절증 환자의 fMRI 영상(그림 5.4a)에서 mPFC를 seed로서 ROI 분석을 하면 mPFC-PCC/Precuneus 간의 기능적 결합이 정상인에 비해 높은 수치를 나타낸다(그림 5.4b). 기능적 결합 수치는 불안심리를 반영하는 파국적 사고의 rumination 지수가 큰 환자일수록 높다.[9] 만성통증 환자의 심리상태가 DMN 뇌 영상의 기능적 결합 수치에 반영됨을 최초로 나타낸 연구로 주목을 받고 있다.

섬유근육통에 대해서도 fMRI 영상을 이용한 DMN이 기록되어 기능적 결합 분석이 시행된다. 섬유근육통 환자의 경우에는 1차 운동영역/감각영역과 외측시상(M1-th) 간, 외측시상과 중뇌수도 주변 회백질(Th-PAG) 간의 활동이 항진하고, 기능적 결합 수치가 큰 특징이 나타난다. 신경핵 간의 기능적 결합 분석은 만성통증의 치료 효과를 측정하는 지표로도 도움이 되므로 인지행동요법, 마음챙김(mindfullness), 약물, 경두개 자기자극에 의한 치료 효과를 검증하는데 이용된다.

❖ 참고문헌

1. Baliki MN, Petre B, Torbey S, et al : Corticostriatal functional connectivity predicts transition to chronic back pain. Nat Neurosci 15 : 117-119, 2012
2. Buckner RL, Andrews-Hanna JR, Schacter DL : The brain's default network : anatomy, function, and relevance to disease. Ann N Y Acad Sci 1124 : 1-38, 2008
3. 半場道子 : 総説「慢性疼痛と脳」第 5 回. Practice of Pain Management 2 : 246-256, 2011
4. 半場道子 : 運動器のサイエンス 第 16 回. 臨整外 50 : 668-670, 2015
5. Hashmi JA, Baliki MN, Huang L, et al : Shape shifting pain : chronification of back pain shifts brain representation from nociceptive to emotional circuits. Brain 136 : 2751-2768, 2013
6. Hariri AR, Drabant EM, Weinberger DR : Imaging genetics : Perspectives from studies of genetically driven variation in serotonin function and corticolimbic affective processing. Biol Psychiatry 59 : 888-897, 2006
7. 加藤総夫 : 痛み誘発負情動から考える "心" の起源. 医学のあゆみ 232 : 14-20, 2010
8. Khana RS, Ahmed K, Blakeway E : Catastrophizing : a predictive factor for postoperative pain. Am J Surg 201 : 122-131, 2011
9. Kucyi A, Moayedi M, Weissman-Fogel I, et al : Enhanced medial prefrontal-default mode network functional connectivity in chronic pain and its association with pain rumination. J Neurosci 34 : 3969-3975, 2014
10. Lemos JC, Wanat MJ, Smith JS, et al : Severe stress switches CRF action in the nucleus accumbens from appetitive to aversive. Nature 490 : 402-406, 2012
11. McWilliams LA, Cox BJ, Enns MW : Mood and anxiety disorders associated with chronic pain : an examination in a nationally representative sample. Pain 106 : 127-133, 2003
12. Melzack R, Wall PD : "The Challenge of Pain" Basic Books Inc, NY, 1983. 邦題「痛みへの挑戦」誠信書房, 東京, 1986.
13. Morlion B : Chronic low back pain : pharmacological, interventional and surgical strategies. Nat Rev Neurol 9 : 463-473, 2013
14. 日本線維筋痛症学会 (編) : 線維筋痛症診療ガイドライン 2013. 日本医事新報社, 東京, 2013
15. Ressler KJ, Mayberg HS : Targeting abnormal neural circuits in mood and anxiety disorder : From the laboratory to the clinic. Nat Neurosci 10 : 1116-1123, 2007
16. Sullivan MJL, Thorn B, Haythornthwaite JA, et al : Theoretical perspectives on the relation between catastrophizing and pain. Clin J Pain 17 : 52-64, 2001
17. Vachon-Presseau E, Tétreault P, Petre B, et al : Corticolimbic anatomical characteristics predetermine risk for chronic pain. BRAIN 139 : 1958-1970, 2016
18. Wolfe F, Clauw DJ, Fitzcharles M-A, et al : The American College of Rheumatology preliminary diagnostic criteria for fibromyalgia and measurement of symptom severity. Arthritis Care Res 62 : 600-610, 2010
19. Wood PB, Schweinhardt P, Jaeger E, et al : Fibromyalgia patients show an abnormal dopamine

response to pain. Eur J Neurosci 25 : 3576-3582, 2007

20. Wood PB, Glabus MF, Simpson R, et al : Changes in gray matter density in fibromyalgia : Correlation with dopamine metabolism. J Pain 10 : 609-618, 2009
21. Woolf CJ : What is this thing called pain. J Clin Invest 120 : 3742-3744, 2010
22. Yarkoni T, Poldrack RA, Nichols TE, et al : Large scale automated synthesis of human functional neuroimaging data. Nat Methods 8 : 665-670, 2011

Box ① Default Mode Network와 시간 여행자

뇌의 특징은 방대한 수의 성질이 상이한 뉴런이 특정 뉴런과 시냅스 결합을 통해 네트워크(회로망)를 형성한다는 것이다.

사람을 '생각하는 갈대'라고 하는데, 우리의 고차원적 뇌 기능(사고, 창조, 인지, 의사결정, 판단, 행동개시, 정동 등)은 복수의 신경핵으로 구성된 대규모 네트워크의 충돌이나 협조에 의해 이루어진다. 대규모 회로망에는 작업기억 네트워크, 현저성 네트워크, 주의 및 수행기능 네트워크, 안정 시 네트워크 등이 있다.

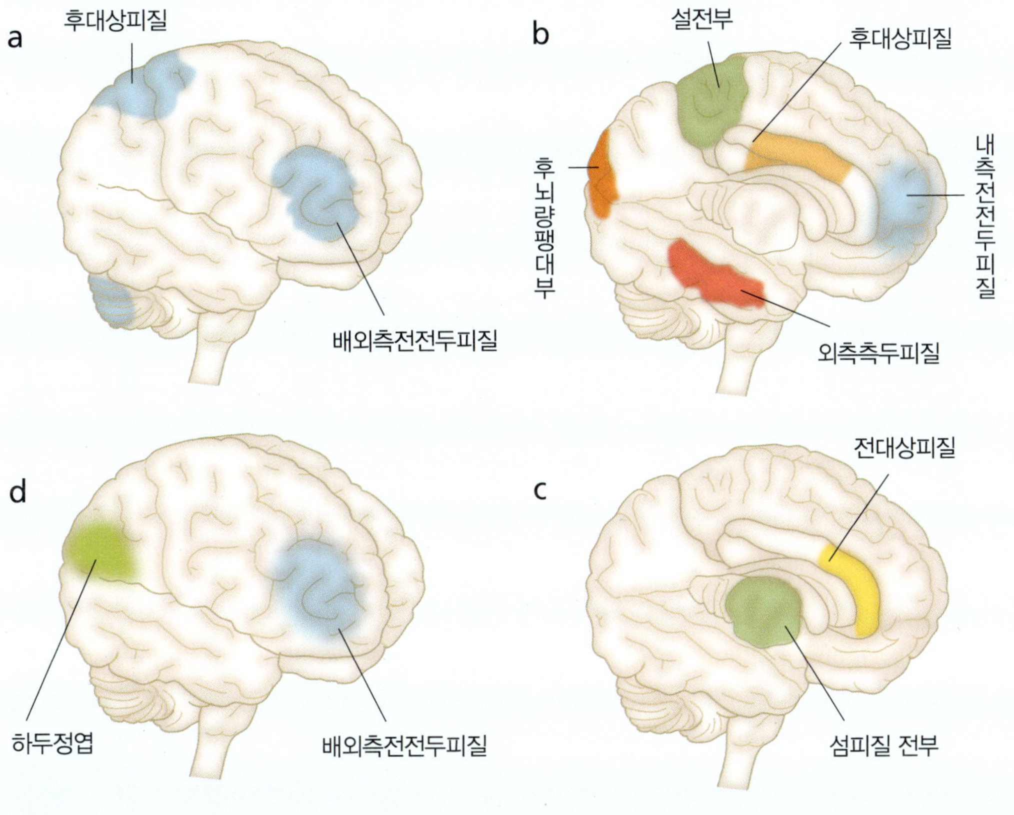

그림 대규모 신경회로망의 변화

a : 피험자가 작업에 주의를 집중하고 있는 작업기억 네트워크(working memory network : WMN). 배외측전전두피질이 활동하며, 후대상피질영역과 정보를 유지하고, 계획, 실행, 주의배분의 기능을 담당한다.

b : 안정 시 네트워크(default mode network : DMN). 집중력을 놓쳐 자전적 에피소드를 상기하거나 잡념에 빠져 있는 순간

c : 현저성 네트워크(saliency network : SN). 주의산만을 알아차린 순간. 섬피질 전부와 전대상피질을 중심으로 한 활동으로 전환되어 내외정보를 현저하게 검출한다.

d : 배측 주의 네트워크(dorsal attention network : DAT). 다시 주의를 집중하려는 순간. 주의배분이나 억제갱신 등이 실행된다.

그림에 나타난 뇌 영상은 (a) 피험자가 주의를 집중해서 작업을 하고 있을 때, (b) 집중력이 사라져 갑자기 주의가 산만해지고, 잡념에 빠져 있는 순간, (c) 집중력을 놓치고 있다는 것을 깨달은 순간, (d) 다시 작업에 주의를 집중하려는 순간의 회로망을 시계방향으로 나타낸 것이다.

안정 시 네트워크(default mode network : DMN)는 (b)에 해당하며 자전적 에피소드에 마음이 동요되거나 미래를 생각하고 있을 때의 뇌 활동이다. 높은 활동이 보이는 것은 전두부의 내측전전두피질(mPFC), 후두부의 후대상피질(PCC), 설전부(PCu), 후뇌량팽대부피질(RSC)이다.[1)]

뇌에는 '시간 여행자'라고 불리는 능력이 있어서 어린 시절의 일들을 마치 눈앞에서 지금 일어나고 있는 것처럼 상기시킬 수 있고, 아직 보지 못한 미래까지도 꿈꿀 수 있다. 마르셀 프루스트의 소설 '잃어버린 시간을 찾아서'에서는 뜨거운 홍차에 마들렌을 담가 먹는 순간, 예전 시골마을에서 보냈던 정경과 상황이 순식간에 되살아난다.

DMN이란 안정 시에 멍하니 단순히 마음을 살피는 네트워크로 여겨지기 쉽지만, 실제로는 이 때 뇌 뒷부분 허브의 RSC나 PCC와 뇌 앞부분 허브의 PFC 사이에 정보가 활발하게 교환되고 있다.

RSC나 PCC/PCu는 그다지 친숙하지 않은 신경핵이지만 RSC는 해마로부터 많은 투사를 받고, 또 해마대에 정보를 많이 투사하여 오래된 기억과의 관련이 큰 신경핵이다. RSC와 PCC는 측두엽 내측에 보존되어 있는 에피소드 기억을 상기할 때 작용하는 것으로 알려져 있다. 뇌 전방의 허브로서 작업기억 처리를 하는 PFC와의 사이에 장기기억 형성의 인터페이스로서 기능하고 있는 것으로 보인다. 정보의 활발한 교환을 통해서 '지금 현재의 자신'의 의식이 업데이트되고 있다고 생각되며, 사회인지에 관한 사항이나 심리상태가 DMN에 반영된다.

따라서, 통증이 항상 뇌리에서 떠나지 않는 불안심리에 있는 환자의 경우, 정상인과 다른 DMN이 기록되는 것은 당연하다. DMN 연구는 1990년대에 시작되었을 무렵에는 별로 관심을 갖지 않았지만, 현재는 연구의 초점이 확대되면서 알츠하이머병, 자폐증, 통합실조증과의 관계에 대해 신경과학이나 임상의학상의 여러 분야로 발전하고 있다.[2)]

1. Buckner RL, Andrews-Hanna JR, Schacter DL : The brain's default network : anatomy, function, and relevance to disease. Ann N Y Acad Sci 1124 : 1-38, 2008

제6장

만성통증의 치료법

이 장에서는 만성통증의 치료법을 I. 약물요법과 신경차단, II. 인지행동요법과 마음챙김, III. 뇌자극 치료법, IV. 근육운동의 네 가지 항목에 걸쳐 다룬다. 만성통증의 기전이 밝혀짐에 따라 통증의 치료법은 크게 바뀌고 있다. 만성통증의 완화는 단순한 진통제의 투여로는 어렵다. 변형된 뇌 회로망을 정상적인 상태로 회복시키는 대처법이 요구되며 각각의 증상에 따라 여러 치료법의 조합이 선택되어 효과를 거두고 있다.

I 약물요법과 신경차단

1. 비스테로이드성 항염증제(NSAIDs)

비스테로이드성 항염증제(non-steroidal anti-inflammatory drugs : NSAIDs)는 항염증, 해열, 진통작용이 있는 약물로 급성통증의 치료에 널리 이용되며 작용 기전도 알려져 있다. 만성통증에서는 염증의 근원이 말초조직에 장기적으로 존재하고, 염증이 날마다 새롭게 반복되는 침해수용성의 만성통증에 이용된다. 퇴행성 관절증, 류머티스 관절염, 암성 통증 외에 관절주위염, 경견완증후군, 요통, 수술 후 통증, 외상 후 만성통증 등이 있다.

작용 기전 : 염증 부위에서는 염증성 사이토카인에 의해 시클로옥시게나아제(cyclooxygenase : COX)가 발현되어 프로스타노이드(프로스타글란딘류와 트롬복산류)가 생합성(biosynthesis)된다. 프로스타글란딘류(prostaglandins : PG)는 염증 매개체로 염증이나 발통물질의 통증을 몇 배나 증강시키는 작용이 있다. NSAIDs는 COX 활성을 억제함으로써 PG 생성을 억제하고, 항염증

과 진통 그리고 해열작용을 보이는 약물로 개발되었다. 염증성 통증을 완화시키기 위해 없어서는 안되는 약물이다.

퇴행성 관절증의 경우는 관절강에 부유하는 미세한 연골파편을 자연면역세포가 DAMPs(손상관련 분자패턴)로 검출하여 만성염증이 발생하며 2차적, 3차적 염증반응이 연쇄적으로 반복된다는 것은 앞서 언급하였다(p54). 침해수용성의 통증이 끝없이 이어지므로 장기복용하게 되는데 고령환자의 경우는 특히 부작용에 대한 배려가 필요하다.

부작용 : COX에는 COX-1과 COX-2가 있으며, COX-2는 국소의 염증부위에서 염증성 사이토카인의 자극으로 발현되어 PG류를 생성한다. 반면 COX-1은 위점막, 신장, 혈소판 등의 세포에 상시 발현되어 위점막 보호, 신장혈류 유지, 혈관확장 등의 생리기능을 담당한다. 이 COX-1의 활성까지 억제되면 위장장애, 신장장애, 간장애 등의 부작용을 피할 수 없게 된다. 그래서 COX-2만을 억제하고, COX-1은 억제하지 않는 약물, COX-2 선택적 억제제[3)]가 개발되었다.

약물명 : 록소프로펜(loxoprofen), 디클로페낙(diclofenac), 인도메타신(indometacin), 아스피린(aspirin), 에토돌락(etodolac). COX-2 선택적 억제제에는 셀레콕시브(celecoxib), 멜록시캄(meloxicam) 등이 있다.

부작용에 대한 대책 : 퇴행성 관절증, 류머티스 관절염 등에서는 만성염증이 연속적으로 생기므로 항염증 진통제의 장기복용을 피할 수 없게 된다. NAIDs는 위장장애의 발생률이 높고, 또 고령자일수록 부작용의 위험성이 높다. 부작용 방지를 위해 프로톤 펌프 억제제(proton pump inhibitor : PPI)나 히스타민 H_2 수용체 길항제(H_2 receptor antagonists)와의 병용이 필수적이다. 또한, NSAIDs에는 신장장애의 부작용도 발생하므로 신장기능 저하 환자나 고령자에게는 주의가 필요하다.

고령자에 대한 배려 : 미국노인의학회에서는 약물치료지침으로 '고령자에 대한 비선택적 NSAIDs나 COX-2 선택적 억제제의 사용에는 최대한 주의를 기울여 엄선한 환자에게만 사용해야 한다'고 권장하였다.[1)]

노년기가 되면 암성 질환의 발병률이 높아지는 것은 피할 수 없다. 많은 노인들이 각종 장기의 외과수술을 경험하고, 장기에 통증을 겪고 있다. 또한, 노년기의 숙명적인 문제로서 퇴행성 관절증, 요부 척추관 협착증, 골다공증, 근감소증 등 척추나 골격근계의 장애가 발생한다. 항염증 진통제를 장기 복용하는 노인에게 NSAIDs 부작용의 영향이 크므로 무시할 수 없는 문제이다.

2. 아세트아미노펜(Acetaminophen)

해열, 진통작용이 있는 약물로 요통, 근육통, 외상 및 수술 후 통증, 암성 통증 등 만성통증의 완화에 쓰인다.

작용 기전 : 1893년부터 사용된 오래된 약이지만 작용 기전은 아직 정확히 알려져 있지 않다. 시상하부의 체온조절 중추에 작용하며 열방산에 의해 해열작용을 하는 것으로 생각된다. NSAIDs가 위장장애, 소화성궤양, 신장장애, 심혈관장애 등의 부작용이 있는 반면, 아세트아미노펜은 부작용이 비교적 적은 약으로 여겨지며 만성통증에도 많이 투여된다. 또한, 유아의 인플루엔자 뇌증을 피하기 위한 대책으로 해열에는 NSAIDs가 아닌 아세트아미노펜이 사용된다.

부작용 : 장기적으로 복용하는 경우, 아세트아미노펜도 간장애의 부작용이 불가피하다.[4] FDA(미국식품의약국)에서는 간장애를 피하기 위해 하루 325mg 이상의 처방을 중단하도록 권고하였다. 간장애 외에 혈소판/백혈구 감소, 구역질, 구토 등의 부작용이 있다.

약물명 : 국제적인 일반명은 파라세타몰(paracetamol)이며 일본에서는 2011년부터 아세트아미노펜과 약한 오피오이드 혹은 트라마돌의 복합제인 트람셋이 만성통증의 완화에 이용된다.

3. 마약성 진통제, 합성 마약, 오피오이드

암성 통증 및 비암성 통증의 진통, 수술 중/수술 후 진통, 퇴행성 관절증이나 대상포진 후 신경통의 완화 등에 이용되고 있다. NSAIDs나 진통 보조제는 진통효과가 불충분한 만성통증의 개선에 사용된다.

작용 기전 : 뇌에는 통증 억제 기전이 작용하고 있음을 제2장-II에서 설명했다(p35). 마약성 진통제나 관련된 합성 마약은 중추성 통증 억제 기전을 활성화시켜 통증신호의 전달을 척수후각에서 억제한다.

오피오이드(opioid)란 마약성 진통제나 관련된 합성약물인 내인성 모르핀과 같은 물질의 총칭이다. 오피오이드의 수용체에는 μ-수용체, κ-수용체, δ-수용체가 있는데 그 중 하나의 수용체에 결합하여 진통효과를 발휘한다. 그 중에서도 μ-수용체에 대한 작용을 하는 약물이 오피오이드의 중심이다.

중뇌수도 주변 회백질에서 ① 연수의 대봉선핵을 경유하여 척수후각에 이르는 세로토닌(5-HT) 작동성 신경계와 ② 연수의 방거대세포 망상핵을 경유하여 척수후각에 이르는 노르아드레날린(NA) 작동성 신경계 두 가지 계통을 활성화시켜 통증을 완화하는 것으로 여겨진다.

부작용 : 메스꺼움, 구토, 변비, 졸음 등

약물명 : 마약성 진통제에는 모르핀(morphine), 코데인(codeine), 옥시코돈(oxycodone), 디아세틸모르핀(diacetylmorphine)이 있으며, 합성 마약진통제에는 펜타닐(fentanyl), 레미펜타닐(remifentanyl), 페티딘(pethidine), 트라마돌 염산염(tramadol hydrochloride), 트람셋(트라마돌

과 아세트아미노펜의 합제) 등이 있다. 첩부제에는 펜타닐 첩부제, Durotep MT patch, 부프레놀핀 첩부제 등이 있다.

일본통증클리닉학회의 가이드라인 제2판[5]에서는 마약성 진통제가 신경병증성 통증에 대해 제3의 선택약으로 제시되었다. 마약성 진통제를 장기적으로 복용할 경우 부작용의 발현 빈도가 높다는 점을 고려한 것으로 보인다.

4. 항간질제(항경련제)

항간질제는 신경병증성 통증의 완화에 이용된다.[2] 신경계가 압박, 교액, 절단 등의 손상을 입으면 신경병증성 통증이 생긴다. 특징은 전격통이라 불리는 날카로운 심한 통증, '타는 듯한'이라고 형용되는 작열통, '칼에 찔린 것 같다'라고 형용되는 심한 통증, 속옷이 닿거나 바람만 스쳐도 아픈 이질통(allodynia) 등이다. 항간질제는 이러한 통증의 완화에 이용된다.[2] 전위의존성 Ca^{2+}채널 $\alpha 2\delta$ 리간드는 국제통증학회에 의한 신경병증성 통증 약물요법 알고리즘[2](표 6.1)과 일본통증클리닉학회에 의한 약물요법 알고리즘[5](그림 6.1)에서 모두 제1선택약으로 꼽히고 있다.

대상 질환 : 요추 추간판 탈출증, 경추증성 척수증, 요부 척추관 협착증, 말초신경 및 척수손상 후 통증, 후종인대 골화증의 통증, 당뇨병성 다발신경장애, 대상포진 후 신경통, 삼차신경통, 복합

표 6.1 신경병증성 통증의 약물요법 알고리즘

제1선택약	삼환계 항우울제 (제2급 아민)	노르트립틸린, 데시프라민 (제3급 아민인 아미트립틸린 등보다 흔히 사용됨)
	SNRI	둘록세틴 등
	$\alpha_2\delta$ 리간드	가바펜틴, 프레가발린
	국소용 리도카인	
제2선택약	오피오이드계 진통제 (트라마돌)	모르핀, 옥시코돈 등
제3선택약	항간질제	카바마제핀, 라모트리진, 토피라메이트
	SSRI	파록세틴
	멕실레틴 NMDA 길항제 국소용 캡사이신	

(문헌 2에서 수정)

제1선택약

Ca^{2+} 채널 $\alpha_2\delta$ 리간드 프레가발린, 가바펜틴
세로토닌 · 노르아드레날린 재흡수 억제제 둘록세틴
삼환계 항우울제 아미트립틸린, 노르트립틸린, 이미프라민

↓

제2선택약

백시니아 바이러스의 접종가토염증피부추출액[vaccinia virus(neurotropin)]
트라마돌

↓

제3선택약

오피오이드 진통제 펜타닐, 모르핀, 옥시코돈, 부프레놀핀 등

그림 6.1 신경병증성 통증 약물요법 알고리즘(일본통증클리닉학회)

(문헌 5에서 인용)

부위 통증증후군(CRPS) 등이다.

작용 기전 : 말초신경이 손상되면 신경에 활동전위의 고빈도 발사가 일어나는데, 이 흥분성 신호는 척수후각에서 2차 뉴런으로, 다시 상위 뇌로 전달되어 심한 통증으로 느껴진다. 항간질제는 통증신호의 전달을 척수후각 수준에서 차단 및 억제하여 심한 통증을 빠르게 완화시키는 약물로 개발되었다. 작용 기전에서 다음의 네 가지로 분류된다.

① 전위의존성 Ca^{2+}채널 $\alpha_2\delta$ 서브유닛을 억제하여 시냅스의 신경전달을 차단, ② 전위의존성 Na^+채널의 억제, ③ 억제성 GABA 수용체의 활성화, ④ 전위의존성 Ca^{2+}채널의 억제.

약물명 : 작용 기전에 따라 약물을 분류하면 다음과 같은데 각각의 약물은 복수의 작용 기전을 갖으므로 중복되어 표기된다.

① 프레가발린 P, 가바펜틴, ② 카바마제핀, 라모트리진, 페니토인, ③ 바르비튜레이트, 벤조디아제핀, ④ 카바마제핀, 프레가발린

신경병증성 고빈도 신호가 상위 뇌에 투사되면 많은 신경핵을 흥분의 소용돌이에 빠뜨릴 뿐만 아니라 신경 가소성이 있기 때문에 뇌 구조나 기능의 변화를 일으킨다. 항간질제는 2차 뉴런으로의 흥분성 신호 전달을 차단/억제하여 상위 뇌에 미치는 영향을 최소화할 수 있다. 심한 통증을 억제하는 효과뿐만 아니라 만성통증으로의 전환을 피하고, 방지하는 의미가 크다.

부작용 : 졸음, 현기증, 휘청거림 등. 현기증은 노인의 경우 낙상이나 추락 사고로 이어질 수 있

으므로 주의를 요한다.

5. 항우울제(Antidepressants)

비기질성 만성통증, 신경병증성 만성통증을 완화하기 위해 사용된다. 비기질성 통증은 뇌의 통증 억제계의 기능저하 또는 손상에 의한 통증이다. 우리의 뇌에는 통증 억제 기전이 있지만 통증에 대한 병적인 공포, 불안, 두려움 등의 심리상태나 장기적인 사회적/경제적 스트레스 등이 지속되면 이 억제 기능은 저하된다.

항우울제는 쾌정동을 활성화하는 작용과 함께 하행성 통증 억제계를 활성화하는 작용도 있으므로 통증의 완화에 쓰인다. 항우울제는 운동요법이나 인지행동요법과 함께 이용되는 경우도 있다.

작용 기전 : 하행성 통증 억제계의 활성화로 통증을 완화시켜 주는 것으로 여겨진다. 신경 시냅스 간극에서 세로토닌 트랜스포터와 노르아드레날린 트랜스포터를 억제함으로써 뇌내의 모노아민양을 증가시키고, 하행성 통증 억제계를 활성화하는 작용을 한다.

부작용 : 갈증, 위 불편감, 변비, 기립성 저혈압 등이 있다.

항우울제의 종류 : 삼환계 항우울제(tricyclic antidepressant : TCA), 선택적 세로토닌 재흡수 저해제(selective serotonin reuptake inhibitor : SSRI), 세로토닌-노르아드레날린 재흡수 억제제(serotonin-noradrenalin reupake inhibitor : SNRI)의 3종류가 있다. 주요 약물명은 다음과 같다.

약물명 : TCA에는 노르트립틸린(nortriptyline), 아미트립틸린(amitriptyline), 이미프라민(imipramine)등이 있고, SNRI에는 밀나시프란(milnacipran), 둘록세틴(duloxetine), SSRI에는 플루복사민(fluvoxamine), 파록세틴(paroxetine) 등이 있다.

TCA와 SNRI는 국제통증학회와 일본통증클리닉학회에 의한 신경병증성 통증 약물요법 알고리즘[2, 5]상 제1선택약으로 꼽힌다.

6. 신경차단

급성통증을 완화시키는 진통효과가 높은 치료법이다. 신경차단술은 '뇌척수신경이나 뇌척수신경절 또는 교감신경절과 이들이 형성하는 신경총을 향해 차단바늘을 자입하고, 그 국소 부위나 근방에 약제를 주입하여 신경의 전달을 일시적으로 또는 반영구적으로 차단하는 방법'이라고 정의되어 있다.

약제로는 주로 국소마취제나 신경파괴제가 사용되며,[6] 이들 약물과 수용성 스테로이드의 혼합제도 사용된다. 또한, 약제가 아닌 고주파열응고(radiofrequency thermocoagulation)에 의한 차단도 시행된다.

작용 기전 : 감각신경 차단에서는 말초신경의 침해성 신호가 척수로 전달되는 것을 신속하게 차단한다. 교감신경 차단은 국소의 혈류를 개선하고, 발통물질이나 염증 매개체의 배출을 촉진하는 작용과 의의를 가지고 있다. 급성통증을 완화시키는 진통효과가 높은 치료법이다.

신경차단의 종류 : 신경차단에는 여러 종류가 있다. 통증의 증상에 가장 적합한 차단이 선정되는데 실제 방법에 대한 자세한 내용과 설명을 담은 책들이 출판되고 있다.[6]

신경차단의 의의 : 말초신경 및 중추신경계가 손상(절단, 교액, 저산소 노출 등)된 신경병증성 통증에서는 흥분성 신호가 상위 뇌를 향해 반복 발사되어 통각 시냅스에 장기증강현상(long-term potentiation : LTP)을 발생시킨다. 장기증강현상은 척수후각 및 상위 뇌내에 항진된 흥분성을 장기간 유지하여 만성통증으로 전환시키는 현상이다. 감각신경 차단은 급성통증에서 상위 뇌로의 신경전달을 차단하여 만성통증으로의 전환을 방지하는 의미가 크다. 그러나 만성통증으로 전환된 후에는 생리학적 의미도, 통증을 완화시키는 역할도 거의 기대할 수 없다.

❖ 참고문헌

1. American Geriatrics Society panel on the pharmacological management of persistent pain in older persons : Pharmacological management of persistent pain in older persons. Pain Med 10 : 1062-1083, 2009. J Am Geriatr Soc 57 : 1331-1346, 2009
2. Dworkin RH, O'Connor AB, Backonja M, et al : Pharmacologic management of neuropathic pain : evidence-based recommendations. Pain 132 : 237-251, 2007
3. Flower RJ : The development of COX2 inhibitors. Nat Rev Drug Discov 2 : 179-191, 2003
4. Holt M, Ju C : Drug-induced liver injury. Handb Exp Pharmacol 196 : 3-27, 2010
5. 日本ペインクリニック学会神経障害性疼痛薬物療法ガイドライン改訂版作成ワーキンググループ (編) : 神経障害性疼痛薬物療法ガイドライン改訂第 2 版. 真興交易医書出版部, 東京, 2016
6. 小川節郎 (編) : ペインクリニシャンのための新キーワード 135. 新興交易医書出版部, 東京, 2014

II 인지행동요법과 마음챙김

만성통증의 기전이 밝혀짐에 따라 여러 영역의 치료 프로그램에 의한 다면적 개입(multidisciplinary intervention)[3]과 각종 치료법의 조합(multimodal intervention) 등 종합적인 치료법이 도입되고 있다. 통증의 완화와 정상적인 일상으로의 복귀를 바라며 수많은 치료법이 시도되었다. 이 장에서는 인지행동요법(CBT), 마음챙김에 근거한 인지치료(MBCT)를 소개한다. 이러한 치료가 효과를 거두면 뇌 회백질의 부피/밀도가 회복된다는 것도 뇌 영상 분석으로 검증되고 있다(뒤에 설명함).

1. 인지행동요법(CBT)

인지행동요법(cognitive behavioral therapy : CBT)은 만성통증 환자의 불쾌정동, 스트레스, 심리상태, 파국적 사고, 인지과정에 초점을 맞추어 '마음가짐'을 긍정적인 방향으로 바꾸는 데 도움을 주는 치료법이다.[2, 5] CBT는 약물요법이나 운동요법과 함께 치료 효과를 거두고 있으며 만성통증, 우울증, 패닉 장애, 강박성 장애, 불면증, 약물 의존증, 섭식장애, 통합 실조증 등에 대해 유효성이 검증되었다.[2, 5]

만성통증으로 괴로워하는 사람들은 심신의 스트레스로 인해 불쾌정동의 악순환에서 벗어나지 못하고 우울증, 분노, 불안감에 빠져 고독감에 시달리는 경우가 많다. 사물과 일을 받아들이는 방법이나 사고방식에 개인적인 고집이 보이기도 한다. 이러한 고뇌하는 마음에 대해 CBT에서는 불쾌정동의 얽힌 실을 하나씩 풀어 현실에 맞는 내용으로 수정해 나간다. 환자의 고뇌에 대해 논리상의 오류에 수정을 가하면서 문제의 사고방식을 고쳐가고 있다.

CBT에서는 치료방법에 일반론이 존재하지 않으며, 치료목표도 개별 환자마다 다르다.[2, 5] 불쾌정동을 일으키는 근원이 개인의 생존력과 생활환경, 가족이나 직장 내 인간관계의 갈등, 경제적 파탄 등에 있기 때문에 각각의 원인에 대해 개인별 대처가 요구된다. 치료의 기본은 불안과 공포를 해소하고, 건강한 뇌 회로망으로 되돌리는 것이다.

이 책에서는 만성통증에 불쾌정동이 관여하는 것과 그로 인해 통증의 강도가 증가하거나 감소하는 것에 대해 언급해 왔다. 만성통증으로 인해 수년간 누워만 지내던 폐인과 다름없었던 사람이 CBT 치료를 받고 불쾌정동의 감옥에서 해방되어 통증이 없는 일상으로 복귀하고 있다. 회복 후의 생생한 모습을 보면 불쾌정동이 어떻게 뇌 회로망의 활동과 기능을 변화시키고, 건강한 뇌 회로망으로의 회복을 가로막고 있었는지 실감하게 된다. 그런 의미에서 우리의 뇌는 기존에 생각했던 것보다 훨씬 더 유연하고, 가소성이 풍부한 기관인 것이다.

CBT는 미국의 정신과 의사 Beck에 의해 우울증의 치료 대책으로 1960년대에 시작되었다. Beck에 의한 우울증 조사표(Beck Depression Inventory I : BDI-I)도 개발되어 임상에서 이용되어 왔다. 1980년대에 들어서 CBT는 불안장애나 외상 후 스트레스 장애(post-traumatic stress disorder : PTSD)의 치료와 만성통증의 치료에도 응용되고 있다.

일본에서는 연계(Liason) 진료가 1996년에 후쿠시마 현립의과대학 정형외과에 처음 도입되었고, 정형외과 의사와 정신과 의사가 협력하여 만성통증 환자를 진료하는 체제를 갖추고 있다.

연계 진료에서는 환자의 정신의학적 문제나 성격을 평가하는 척도로서 질문지 BS-POP[6]가 개발되었으며, 불쾌정동에 사로잡혀 있는지의 여부와 그 정도를 검출하는 질문이 설정되어 있다.

이러한 노력은 만성통증의 치료성적 향상에 효과를 보았을 뿐만 아니라 2010년 후생노동성의 제언 '향후 만성통증 대책에 대해'로 이어져 현재는 전국 19개의 시설로 만성통증의 치료에 여러 진료과가 연계되어 있는 '다학제적 통증 치료 체제'가 구축되었다.

2. 마음챙김에 근거한 인지치료(MBCT)

마음챙김에 근거한 인지치료(mindfulness-based cognitive therapy : MBCT)[1]는 마음의 운동이라 할 수 있는 치료법으로 급속히 보급되고 있다. 뇌의 대규모 회로망에서 후회, 불안, 두려움 등, 과도한 불쾌정동을 몰아내고 부정적 사고의 끝없는 악순환에서 벗어나 건강한 뇌 회로망으로 회복시킨다.[4] 그 효과가 최근 인정받고 있다.

마음챙김은 원래 선사에서 수행하는 명상(medication)에 기원을 둔 요법이지만 종교와는 무관하여 좌선을 할 필요도 없다.[1, 4] 신체의 힘을 빼고 자세를 바르게 앉아 의식을 자신의 호흡과 몸에 집중해서 관찰할 뿐이다. 호흡과 자신의 신체에 의식을 집중함으로써 '지금 살아 있는 그대로의 나'를 깨닫게 하고, 후회, 불안 등 과도한 불쾌정동을 몰아내는 것이 목적이다. 앞서 DMN(안정 시 뇌 활동)의 장에서 설명한대로(p87) 우리의 의식은 집중에서 갑자기 벗어나 과거나 미래에서 방황하지만 그것을 깨달으면 현재의 자신으로 되돌아가는 것을 반복한다.

뇌의 고차원적 기능이 대규모 네트워크에 의해 창출된다는 것은 앞서 언급하였다. 무언가에 주의 집중하고 있을 때는 워킹메모리(working memory : 작업기억) 네트워크가 작용하고 있으며, 배외측전전두피질(dorsolateral prefrontal cortex : dlPFC)의 활동이 활발해진다. MBCT에서는 피험자의 의식을 호흡에 집중시키는데, 그 때 뇌내에서는 dlPFC의 활동이 활발하게 유지된다. dlPFC가 다른 신경핵보다 우위로 활동할 때는 이성, 사고, 창조, 계산, 의사결정 등 '생각하는 갈대'라는 기능이 발휘되고, 편도체에 의한 과도한 불쾌정동을 제어하는 영역이 강화되는 것이다.[4]

3. 치료로 회복되는 만성통증 환자의 뇌

CBT는 만성통증 환자의 뇌 활동에 얼마나 영향을 미칠지, Seminowicz 등[8]은 CBT의 치료 효과를 fMRI 뇌 영상 분석을 통해 검증하려고 시도하였다.

만성통증 환자의 뇌에는 공통적으로 특정 신경핵에서 회백질(gray matter)의 부피/밀도 저하가 일어나고 있다. 두려움, 불안, 공포 등의 불쾌정동이 큰 경우, 배외측전전두피질(dlPFC), 문측전대상피질(rACC)/안와전두피질(OFC), 후두정피질(posterior parietal cortex : PPC), 하전두회(IFG), 제1차/2차 감각영역(S1/S2) 등에서 회백질의 부피/밀도가 현저하게 저하된다.

이러한 만성통증 환자(n=13)에 대해 MBCT(1일 10분간의 주의 집중)를 11주 계속한 결과 편도체의 과도한 활동이 억제되어 불안, 두려움, 공포 등의 부정적 고리(negative spiral)에서 해방되었다. 결과적으로 파국적 사고 점수가 감소하고, 통증이 완화되었다. 이에 따라 dlPFC, rACC,

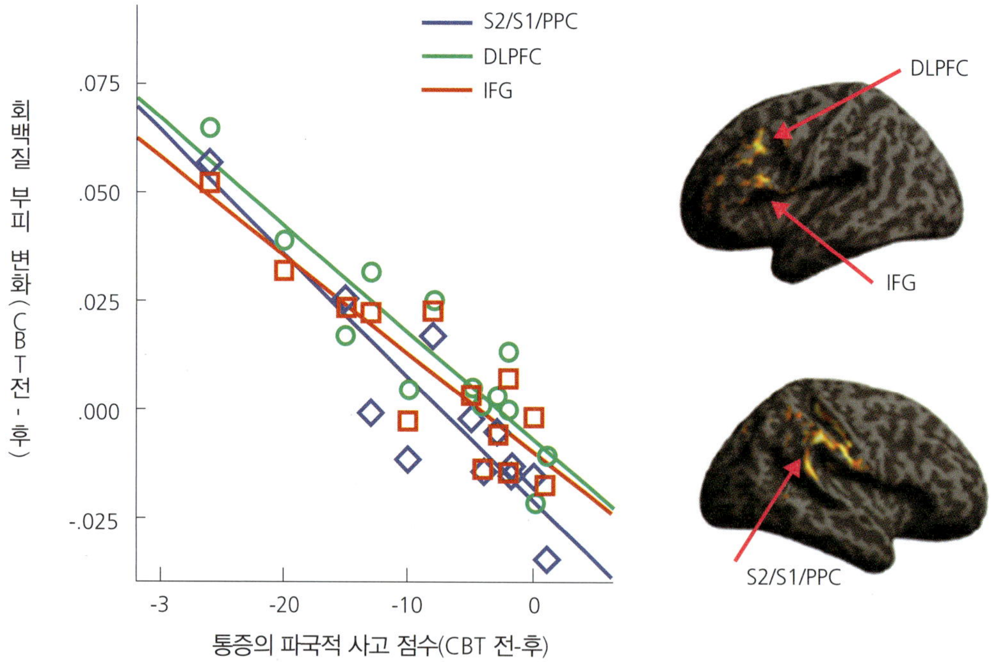

그림 6.2 인지행동요법에 의한 뇌 회백질 부피/밀도의 회복

마음챙김 요법으로 파국적 사고가 저하된 피험자일수록 회백질(GM)의 부피/밀도가 증가 회복되었다(가로축의 마이너스 표시에 주의).

S2/S1/PPC : 제2차/1차 감각영역/후두정피질, DLPFC : 배외측전전두피질, IFG : 하전두회, CBT : 인지행동요법

(문헌 8에서 수정하여 인용)

PPC, IFC, S1의 회백질 부피/밀도가 회복 증가하고, 뇌 영상에서는 정상인과 거의 같아졌다고 보고되었다.[8] 그림 6.2는 파국적 사고 점수의 감소와 회백질 부피/밀도의 증가를 나타낸 것이다.

Seminowicz 등은 dlPFC와 PPC의 회백질 증가는 두려움, 불안감, 공포로부터 회복되는 것으로 생리적 의의를 평가하였다. 11주의 MBCT에 의해 중추성 통증 억제계가 활성화되었고, 통증의 재평가와 체성감각의 변화가 일어난 것으로 해석하였다.

이 해석에서는 피험자의 fMRI 전체 뇌 스캔을 기록하고, 복셀 단위형태 계측법(voxel-based morphometry)에 의해 회백질 부피를 측정하는 방법이 이용되었는데, 이는 요통에 대한 외과수술 등의 치료 효과 검증[7]에도 이용되는 효과적인 해석방법이다. 만성요통에 대해 약물요법, 요추수술, 요추추간관절차단 등이 시행되며, 치료가 효과를 거두어 통증이 완화되면 모든 경우에도 dlPFC, ACC, 내측전전두피질 등에서 GM 부피가 증가 회복된다.[7] fMRI 뇌 영상 분석으로 치료 효과를 검증하는 방법은 향후 다양하게 응용 가능할 것으로 보인다.

❖ 참고문헌

1. Davidson RJ, Kabat-zinn J, Schumacher J, et al : Alterations in brain and immune function produced by mindfulness meditation. Psychosomatic Med 65 : 564-570, 2003
2. Flor H, Turk DC : Chronic Pain : An integrated biobehavioral approach. IASP Press, 2015. 邦題「慢性痛—統合的心理行動療法—」柴田政彦, 北原雅樹 (監訳)
3. Katz J, Weinrib A, Fashler SR, et al : The Toronto General Hospital Transitional Pain Service : development and implementation of a multidisciplinary program to prevent chronic postsurgical pain. J Pain Res 8 : 695-702, 2015
4. Lutz A, Slaqter HA, Dunne JD, et al : Attention regulation and monitoring in meditation. Trends Cogn Sci 12 : 163-169, 2008
5. Otis JD : Managing chronic pain : A cognitive-behavioral therapy approach. Therapist guide. 伊豫雅臣·他 (訳). 慢性疼痛の治療 : 治療者向けガイド—認知行動療法によるアプローチ. 東京, 星和書店, 2011
6. 佐藤勝彦, 菊地臣一, 増子博文·他 : 脊椎·脊髄疾患に対するリエゾン精神医学的アプローチ (第 2 報) —整形外科患者に対する精神医学的問題評価のための簡易質問票 (BS-POP) の作成. 臨整外 35 : 843-852, 2000
7. Seminowicz DA, Wideman TH, Naso L, et al : Effective treatment of chronic low back pain in humans reverses abnormal brain anatomy and function. J Neurosci 31 : 7540-7550, 2011
8. Seminowicz DA, Shpaner M, Keaser ML, et al : Cognitive-behavioral therapy increases prefrontal cortex gray matter in patients with chronic pain. J Pain 14 : 1573-84, 2013

III 뇌자극 치료법

1. 대뇌피질 운동영역 자극

뇌자극 치료법의 역사를 살펴보면 뇌졸중 후의 시상통(thalamic pain)[주1)]에 대하여 일본대학 뇌외과학의 츠보카와 등이 1991년에 경막에 유치한 전극을 통해 대뇌피질 운동영역 전기자극(epidural motor cortex stimulation : EMCS)을 시행하였다[9)](그림 6.3a). 이 EMCS가 뇌자극 치료법의 효시가 되었다.

시상통은 극심한 통증을 견디다 못해 자살을 택한다고까지 전해지는 난치성 통증이다. EMCS(그림 6.3a)는 최초로 이러한 통증을 완화하는 길을 열었다. 그 후에 뇌졸중 후 운동마비의 기능회복, 파킨슨병으로 인한 운동장애의 개선, 상완신경총 손상이나 사지절단 후 신경병증성 통증의 진통에도 효과가 있다는 것이 나타났다.

뇌자극 치료법은 이후 비침습적인 반복경두개자기자극으로 발전하였고, 더 나아가 경두개직류자극 등으로 계속 발전하고 있다.

2. 반복경두개자기자극(rTMS)

반복경두개자기자극(repetitive transcranial magnetic stimulation : rTMS)은 그림 6.3b와 같이 두피 표면에 '8자형 전자석 코일'을 대고 순간적으로 강력한 자기장을 발생시켜 비침습적으로 뇌내 뉴런을 자극하는 치료법이다.[4)]

자극 부위 : 1차 운동영역(M1)과 배외측전전두피질(dlPFC)에 반복자기자극을 가하는 rTMS를 시행해 뇌에 장기적인 변화를 준다.[3, 4, 5)] 미국 FDA에서는 약물치료에 저항하는 우울증에 대해 rTMS를 치료법으로 2008년에 인가하였다. 현재까지의 치료성적을 보면 총 8,000명 이상의 우울증 환자가 평균 30회의 rTMS를 받았고, 그 중 30~40%가 증상이 완화되었다고 보고되었다.

rTMS에 의한 치료는 우울증 외에도 뇌경색, 파킨슨병, 간질, 정신분열증, 약물중독 등의 신경증상에 대해서도 시행되고 있다.[3, 4, 5)] 현재 세계적으로 수천 대의 TMS 장치가 사용되고 있으며

주1 : 시상통은 뇌졸중으로 인해 시상의 경색이나 출혈 등 뇌혈관장애가 일어난 후에 반대쪽 반신의 심한 자발통, 유발통을 일으키는 중추성의 신경병증성 통증이다. 현재는 중추성 뇌졸중 후 통증(central post stroke pain)으로 총칭되고 있다. 뇌졸중 후에 일어나는 중추성의 완통은 시상뿐만 이니라 피각, 내포, 뇌간 등의 장애로도 발생하는 것으로 알려져 있다.

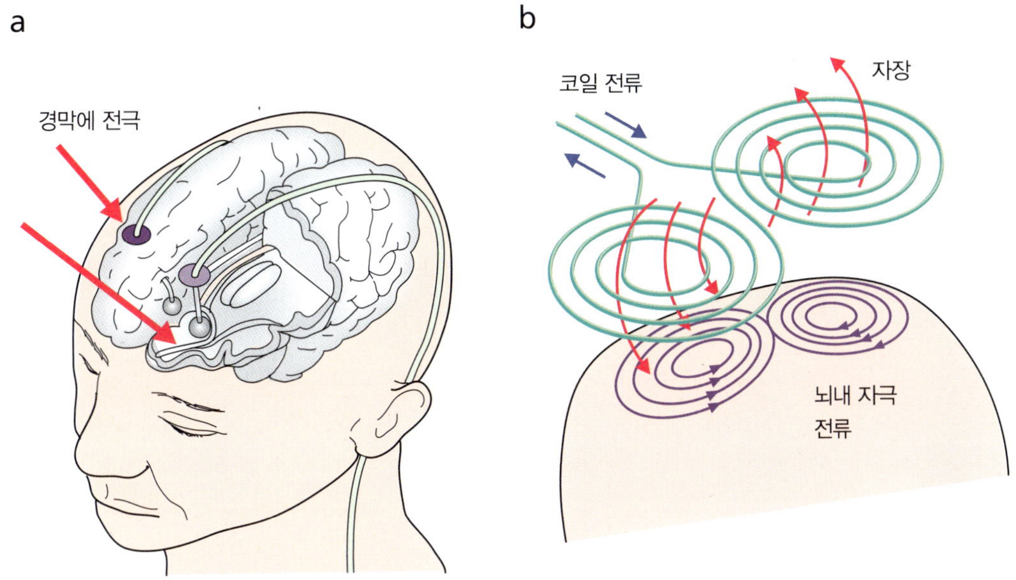

그림 6.3 대뇌피질 운동영역 전기자극법(EMCS)과 경두개자기자극법(TMS)

a : EMCS. 경막상에 전극을 유치시켜 1차 운동영역(M1)을 전기자극한다.
b : TMS. 8자형 전자석 코일을 두피 위쪽에 두고 순간적으로 강력한 자기장을 발생시켜 뇌세포를 자극한다.

진단과 치료에 관한 논문도 다수 발표되었다.

만성통증에 대한 rTMS의 작용 기전 : rTMS가 만성통증의 완화에 효과적이라는 것은 대규모 메타 분석을 통해 보고되었다.[5] 말초성 및 중추성의 신경병증성 통증에 대해서는 운동영역 M1에 rTMS가 유효하며, 섬유근육통이나 턱관절증 등의 만성통증에 대해서도 rTMS의 유효성이 보고되었다.[4, 5]

rTMS에 의해 왜 통증이 완화되는지에 대해서는 1996년부터 2014년까지 공표된 방대한 데이터베이스를 바탕으로 진통 기전의 검증이 이루어지고 있다.[6] 그림 6.4는 진통 기전의 작업가설을 다수의 연구에서 발췌하여 도표로 나타낸 것이다. 피험자의 뇌 회로망을 PET나 fMRI를 이용하여 검증한 연구뿐만 아니라 실험동물을 이용하여 신경전달물질의 관여를 검증한 기초연구도 다수 수집되어 논의되고 있다.

만성통증에서는 특정 신경핵-신경핵 간에 과도한 흥분이 지속되는 경우가 많다. 반복자기자극을 가함으로써 만성통증의 뇌 회로망에 opioid system이 활성화되었다고 해석한 것, GABA성 억제가 강화되었다고 결론지은 것, 하행성 통증 억제계의 활성화를 결론지은 것 등이 그림에 집약되어 있다. 뇌내 물질에 대해서도 배외측 교중뇌피개(pontomesencephalic tegmentum)에서 노르아드레날린의 방출, 문측연수복내측부에서 세로토닌의 방출, 선조체에서 도파민의 방출 등이 보

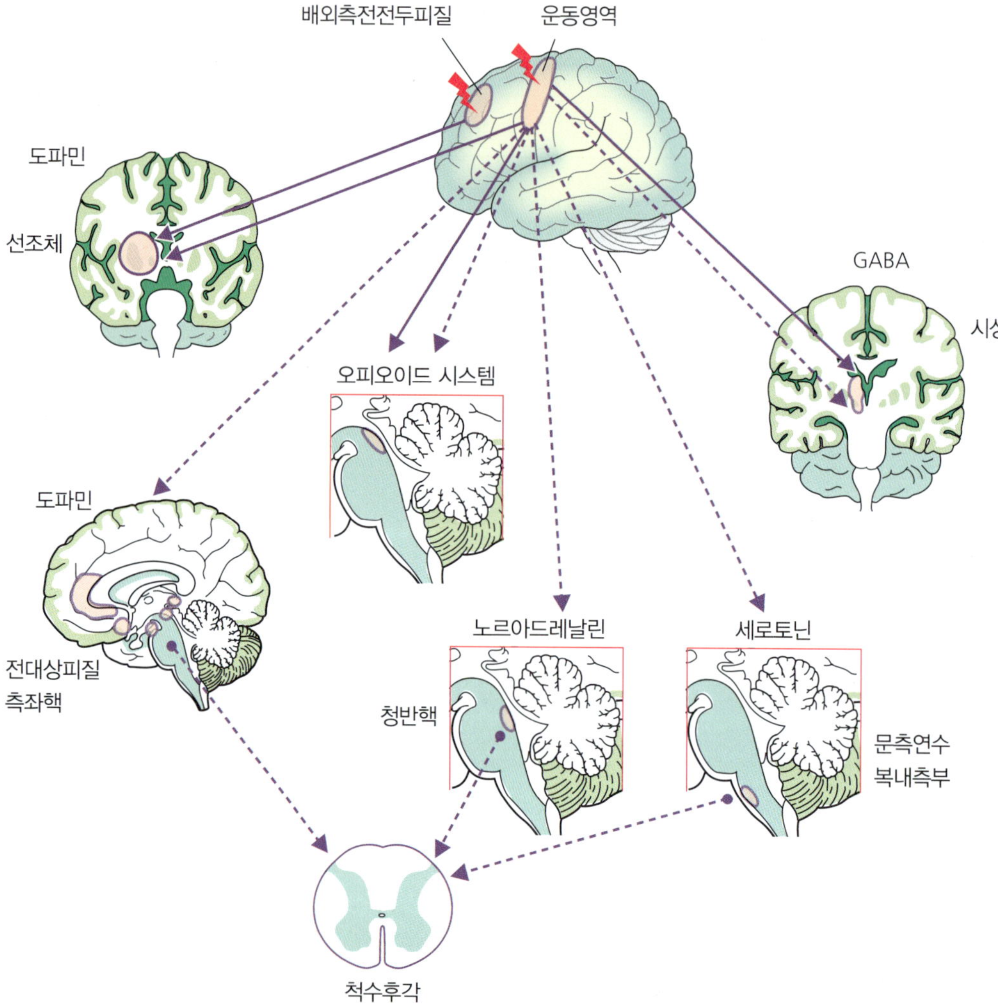

그림 6.4 반복자기자극(rTMS)에 의한 진통의 신경약리학적 가설

1차 운동영역(M1) 혹은 배외측전전두피질(DLPFC)에 rTMS를 가했을 때 진통의 약리학적 기전으로서 뇌내 화학물질의 관여가 보고되었다. 중뇌수도 주변 회백질을 중심으로 한 opioid system의 활성화, 선조체를 중심으로 한 도파민계의 활성화, 시상에의 작용에 의한 GABA성 억제 강화, 뇌간에의 작용에 의한 세로토닌성 혹은 노르아드레날린성 통증 억제계의 활성화 등이다. 모두 자극 부위에서 떨어진 신경핵에 미치는 영향이 보고되었다. rTMS의 진통효과는 오래 지속되지만 NMDA 의존성의 장기증강에 대한 보고도 있다. 그림 속의 실선은 사람을 대상으로 한 연구이고, 점선은 동물에 의한 실험보고를 나타낸다.

고됐다.[6)]

rTMS에 의한 진통효과는 자극 후에도 장기로 지속되는 것이 특징적이다. 각 신경핵의 뉴런 시냅스에서 자기작용에 의해 장기증강현상(LTP)이나 장기억압(long-term depression : LTD)과 비슷한 가소성 변화의 발생을 시사한다.[2)] 또한, rTMS 후의 진통 기전에는 플라시보 진통(placebo analgesia)의 가능성도 있으므로 주의한다.

3. 경두개직류자극(tDCS)

경두개직류자극(transcranial direct current stimulation : tDCS)은 두피상에 양극과 음극의 전극을 놓고 1~2mA의 미약전류로 10~20분 정도 뇌를 자극하는 비침습적인 치료법이다[1, 2, 7, 8](그림 6.5). TMS와 같은 대형의 자기코일 발생장치가 필요 없고, 안전성도 확인되었다.[8] 그 때문에 간편하고, 다루기 쉬운 치료법으로서 주로 미국의 임상현장에 이용되며 일반에게도 보급되고 있다.

자극 대상 : 통증 치료에의 응용으로는 만성요통, 섬유근육통, 편두통, 척수손상 후 통증, 삼차신경통, 구강안면통, 대상포진 후 신경통, 당뇨병성 다발신경병증, 약제 저항성의 난치성 통증 등 다양한 적응증이 있으며, 모두 통증의 완화가 보고되었다.[2] 통증 치료 이외에는 뇌졸중 후 운동마비의 재활, 우울증의 치료에도 이용되고 있다.

tDCS의 개발과 안전성 : tDCS는 독일의 Nitsche와 Paulus에 의해 2000년에 개발되었다.[7] 개발 초기부터 우울증에 대한 치료 효과가 시험되었으며 대조실험도 실시되어 그 효과가 보고되었다.

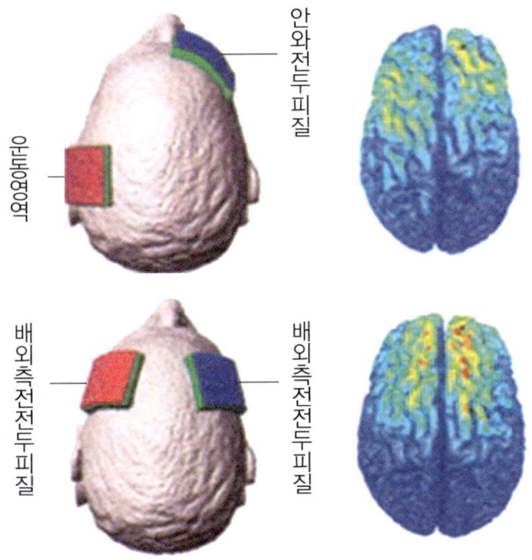

그림 6.5 경두개직류자극(tDCS)

위 : 양극을 운동영역(M1)에, 음극을 안와전두피질(OFC)에 둔 경우
아래 : 양극을 배외측전전두피질(DLPFC)에 둔 경우
미약 전류의 영향을 각각 오른쪽에 나타냈다.

(문헌 2에서 인용)

생체 응용에 대한 안전성은 공개 전부터 검증되어 개발부터 14년 동안 다수의 피험자를 대상으로 한 임상검사에서 확인되었다.[7, 8] tDCS는 향후 약물요법에 버금가는 치료법으로 임상 응용될 가능성이 있으므로 tDCS가 뇌 기능에 어떤 작용을 미치는지를 검증하고자 한다.

tDCS의 작용 기전 : tDCS에서는 양극(cathode)을 1차 운동영역에 가까운 두피에 두는 것이 통례이다. 미약한 직류로 자극하면 전극 주변의 뉴런에서는 세포막 내외에 전위차가 생긴다. 양극 근처의 뉴런에는 약한 흥분이 일어나는 반면, 음극(anode) 근처의 뉴런에서는 흥분이 억제된다.[2]

만성통증 환자에서는 대뇌피질하의 섬피질, 대상피질, 시상, 뇌간 등의 뉴런에 비정상적인 흥분이 일어나고 있는 경우가 많다. 턱관절증이나 섬유근육통 환자에서는 제5장에서 설명한 바와 같이(p87), DMN(안정 시 뇌 활동)의 fMRI 영상에서 특정 신경핵-신경핵 간의 기능적 결합(functional connectivity)이 크다는 특징이 있다.

섬유근육통과 같은 만성통증 환자에 대해 하루에 20~30분간 tDCS를 10주간 계속한 결과, 음극 근처의 신경핵 간 기능적 결합이 줄어들고 그에 따라 통증이 약해지는 것으로 보고되었다.[1]

따라서, 두개의 어느 위치에 양극과 음극을 두느냐에 따라 피질하에 있는 섬피질, 대상피질, 시상, 뇌간의 활동에 미치는 영향은 달라지게 된다. 양극을 1차 운동영역(M1) 가까이에 두고, 음극을 반대쪽의 안와전두피질(supra-orbital prefrontal cortex : OFC)에 두는 경우가 많은데, 양음 양극을 좌우의 배외측전전두피질(dlPFC)에 두는 경우도 있으며, 전극 위치에 따라 뇌내에서 전류의 확산과 방향, 신경핵에 미치는 영향이 각각 다르다.[2]

양극을 M1에, 음극을 OFC에 둔 경우, 운동영역 뉴런에는 전류 확산에 의한 약한 흥분이 일어나는데 비해 뇌 심부에 위치한 시상, 섬피질, 대상피질, 뇌간의 뉴런에서는 활동이 억제된다.

음양 전극을 좌우의 dlPFC-dlPFC에 두고 tDCS를 실시했을 경우, 전류의 확산은 전두엽 위쪽에서 중앙에 걸쳐 나타난다. 그러나 피질하의 섬피질, 대상피질, 뇌간 등에는 전류의 영향이 거의 미치지 않는다.

그러므로 dlPFC-dlPFC에 전극을 두어 자극하는 경우, 각성상태를 유지하고, 수면을 제한하여 작업을 계속해야 하는 특수 환경(예를 들면, 전투)에 효과적이라고 검증되었다. 이 경우는 워킹 메모리(working memory, 작업 기억)를 담당하는 dlPFC에 tDCS가 작용하는 것으로 해석된다.[2]

만성통증에 대한 tDCS의 효과 : 만성통증 환자에게는 공통적으로 DMN(안정 시 뇌 활동)의 fMRI 영상에서 특정 신경핵-신경핵 간의 기능적 결합(FC)이 크다는 특징이 있다.

섬유근육통 환자의 경우는 DMN의 fMRI 영상에서 1차 운동영역과 시상 간(M1-Th)에 강한 기능적 결합이 보이며, 통증을 크게 호소하는 환자일수록 M1-Th 간의 기능적 결합이 강한 특징이 있다. 그래서 운동영역 M1에 양극을 두고, 반대쪽의 안와전두피질에 음극을 두어 2mA로 20분간의 tDCS를 연속 5일간 가한 결과, M1-Th 간의 기능적 결합이 저하되고, 그에 따라 통증의 호소(VAS 표시)가 크게 감소했다고 보고되었다.[1] 운동영역-시상 간의 과도한 흥분이 억제되어 진통이 초래된 것으로 해석된다. 섬유근육통 이외의 만성통증에 관해서도 tDCS에 의한 진통효과는 다수 보고되고 있다.

tDCS에 의한 진통작용은 천천히 나타나고 또한, 효과가 오래 지속된다. tDCS에서 사용되는 전류는 극히 미약하나 tDCS를 계속하는 동안 뉴런의 발화빈도가 조금씩 바뀌어, 결국 뇌 회로망의 기능을 지속적으로 변화시켜 통증완화에 이를 것으로 예상된다. 8자형 자기발생장치와 같은 대형 장비가 필요 없고, 뉴런에 대한 영향을 시험해 볼 수 있다는 점에서 앞으로 더욱 치료법으로서의 응용이 진전될 가능성이 있다.

지금까지 뇌자극 치료법에 의한 만성통증의 치료법에 대해 언급했다. 뇌자극 치료법은 대뇌피질 운동영역 자극법에서 시작되어 반복경두개자기자극(rTMS)으로, 나아가 더 간편한 경두개직류자극(tDCS)으로 변천을 거쳐왔다. 이들은 통증의 치료법 뿐만 아니라 만성통증의 뇌내 기전을 밝히는 데 강력한 방법 중 하나가 되고 있다.

❖ 참고문헌

1. Cummiford CM, Nascimento TD, Foerster BR, et al : Connectivity after repetitive transcranial direct current stimulation applied to motor cortex in fibromyalgia patients. Arth Res Ther 18 : 40, 2016
2. DaSilva AF, Truong DQ, DosSantos MF, et al : State-of-art neuroanatomical target analysis of high-definition and conventional tDCS montages used for migraine and pain control. Front Neuroanat 9 : 89, 2015
3. Fitzgerald PB, Fountain S, Daskalakis ZJ : A comprehensive review of the effects of rTMS on motor cortical excitability and inhibition. Clin Neurophysiol 117 : 2584-2596, 2006
4. Khedr EM, Ahmed MA, Fathy N, et al : Therapeutic trial of repetitive transcranial magnetic stimulation after acute ischemic stroke. Neurology 65 : 466-468, 2005
5. Leung A, Donohue M, Xu R, et al : rTMS for suppressing neuropathic pain : A meta-analysis. J Pain 10 : 1205-1216, 2009
6. Moisset X, de AndreDC, Bouhassira D : From pulses to pain relief : an update on the mechanisms of rTMS-induced analgesic effects. Eur J Pain 20 : 689-700, 2016
7. Nitsche MA, Paulus W : Excitability changes induced in the human motor cortex by weak transcranial direct current stimulation. J Physiol 527 : 633-639, 2000
8. Nitsche MA, Liebetanz O, Lang N, et al : Safety criteria for transcranial direct current stimulation (tDCS) in humans. Clin Neurophysiol 114 : 2220-2222, 2003
9. Tsubokawa T, Katayama Y, Yamamoto T, et al : Chronic motor cortex stimulation in patients with thalamic pain. J Neurosurg 78 : 393-401, 1993

IV 근육운동

근육운동이 만성통증의 완화에 효과적이라는 것은 의료현장에서 널리 인정되고 있으며, 요통 가이드라인에도 다학제적 재활이나 인지행동요법과 함께 운동요법이 권장되고 있다.[1, 4] 그러나 근육운동이 부족하면 왜 만성통증의 위험인자가 되는지, 왜 만성염증을 증가시키는지 그 기전은 지금까지 충분히 밝혀지지 않았다. 이 장에서는 근육운동이 초래하는 Super-healthy한 생리적 의의를 유전자/분자 수준에서 소개한다. 근육운동은 단순한 재활효과뿐만 아니라 생명의 유지에도 중요한 의미를 포함하고 있다.

1. 근육운동에 의한 통증의 완화

운동을 하면 통증의 자극 역치가 상승한다는 것은 정상인을 대상으로 한 실험에서 검증되었다. 열자극과 압력자극에 대한 통증의 자극 역치를 계측하면 러닝, 사이클링 등의 유산소 운동 후에는 통증의 자극 역치가 상승한다고 보고되어 있다.[15] 이 기전에 대해서는 혈중 농도 측정을 통해 내인성 칸나비노이드(cannabinoid)와 오피오이드가 관여하여 하행성 통증 억제계가 활성화되는 것으로 결론지어졌다.

또 신경병증성 통증의 모델 동물을 이용한 실험에서도 근육운동(도르래를 회전시킴) 후에 통증의 자극 역치가 상승하는 것이 보고되었으며, 이는 GABA에 의한 억제계의 활성화와 칸나비노이드 수용체의 관여로 해석된다.[13]

이와는 달리 극미중력(microgravity)의 관점에서 근육운동의 효과를 찾아낸 연구가 주목받고 있다.[9, 10] 우주비행사의 대부분은 지상으로 귀환 후 요통과 전신의 골격근 위축을 호소한다. 무중력 하에서는 고령의 골다공증 환자의 10배 속도로 골량이 줄며 항중력근이 위축된다. 이로 인해 귀환 후에 근조직과 뼈조직을 원상태로 회복시키는 훈련이 이루어지는데, 이 우주비행사의 회복과정 데이터가 근력회복과 만성통증의 치료에 시사점을 주고 있는 것이다.

암 수술 등으로 장기 입원하여 누운 자세(lying position)를 계속한 환자는 근조직이나 뼈조직이 위축된다. 이는 누운 자세로 인해 중력의 영향이 작아지는 것도 한 원인이다. 지구상의 생물은 중력의 영향 하에서 골격근 조직이나 뼈조직을 발달시키고, 중력에 대항하여 근량과 골량을 유지하지만, 장기간에 걸쳐 누운 자세가 지속되어 신체의 움직임이 거의 없는 상태에 있으면 이소골이 감지하는 중력은 매우 작아진다. 극미중력하에서는 근단백질의 분해량이 합성량을 웃돌게 되어,골격 근육량과 골량이 감소한다.

건강한 장년의 피험자를 60일 동안 머리의 위치를 약간 기울인 특수침대에서 누운 자세로 유지한 실험에서는 항중력근(다열근, 대요근, 흉극근, 척주기립근 등)이 현저하게 위축되어 있었으나 체간굴곡근(요방형근, 복직근 등)의 위축 정도는 그다지 크지 않았다고 한다.[9, 10] 항중력근과 체간굴곡근의 근력 밸런스가 무너진 상태에서 사람은 만성적으로 배요부에 통증을 호소한다.

일반적으로 만성요통 환자는 체간 근력의 저하와 항중력근의 위축이 지적된다. 또한, dysfunctional pain 상태에 있는 환자는 우울증에 빠져 있는 경우가 많으며 누워있거나 방에 틀어박혀 있기 쉽다. 근육운동량이 적은 상태가 일상화되고, 극미중력에 가까운 환경이 계속되면 자세유지근의 근량은 낮아지고, 통증 자극 역치는 저하된다.

이러한 만성통증 환자에 대해 약물요법이나 인지행동요법과 함께 근육운동을 촉진하고, 운동량을 증가시키는 프로그램을 짜면 통증의 완화에 효과가 있다. 만약 본격적으로 근력강화 운동과 스트레칭을 목표로 하고 싶을 때는 만성요통이나 퇴행성 무릎관절증에 대한 방법이 그림으로 설명된 책 등에 소개되어 있다.[14]

골격근을 움직여 통증이 조금 완화되면 그만큼 몸을 움직이는 것이 가능해진다. 골격근을 움직인다는 것은 뒤에 설명하는 바와 같이 다양한 생리활성물질을 분비시켜 유전자의 발현을 촉진시키며 전신의 만성염증을 억제하고, 근위축을 방지하는 작용으로 이어진다. 또한, 통증이 완화되면 항우울제와 오피오이드, 소염진통제의 복용량을 줄이는 것이 가능해진다.

근육운동은 지금까지 근골격계 기능을 개선하는 재활치료로 생각되어 왔다. 그러나 골격근을 수축시키는 것이 생명의 유지에 있어 중요한 의의가 있다는 사실이 최근에 밝혀져 기존과는 다른 의의가 주목받고 있다.

최근 사회의 생활양식이 급속도로 변화하여 정상인도 하루의 대부분을 앉은 자세로 보내는 'too much sitting'의 라이프 스타일로 바뀌고 있다.[17] 요배부근의 근력저하와 항중력근의 위축이 만성통증을 증가시켜 만성통증의 위험인자가 된다고 최근 신경과학이 지적하였다. 온갖 약의 장이라 할 수 있는 근육운동의 생리학적 의의를 다음 장 이후에 소개한다.

2. 근육 활동의 생리적 의의 : 골격근은 분비기관

골격근은 분비기관이다. 골격근이 수축되면 그림 6.6과 같이 여러 종류의 사이토카인(cytokine)이나 펩타이드(peptide)가 생성·분비된다.[6, 18]

이러한 생리활성물질은 endocrine/paracrine/autocrine-communication 작용을 가지고 있다. 생성된 사이토카인이나 펩타이드는 혈류나 림프류 내부를 타고 여러 장기로 옮겨져 장기에 작용하고(endocrine), 세포 사이를 통해 인접하는 조직에 작용하며(paracrine), 나아가 자기조직의 기능에도 영향을 미친다(autocrine).

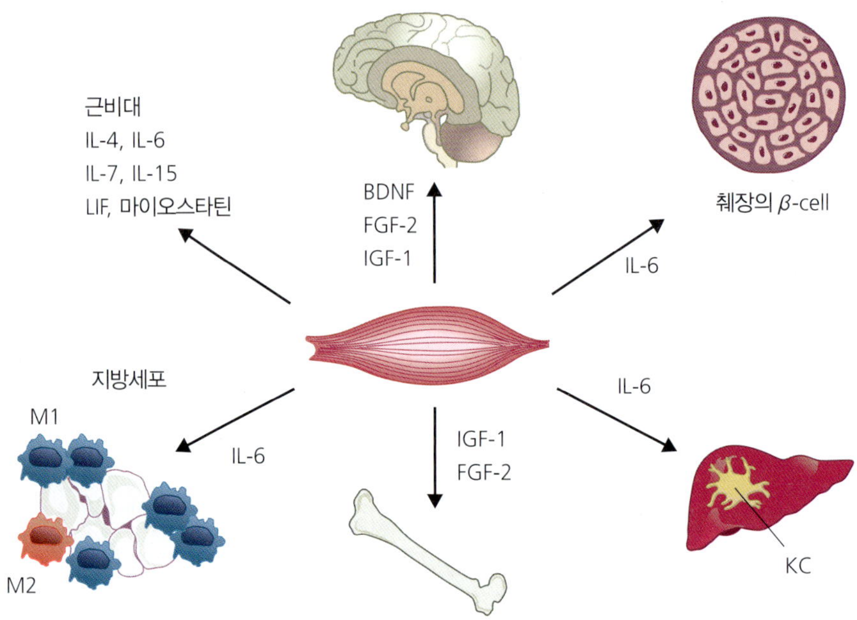

그림 6.6 골격근은 분비기관

근육 유래의 사이토카인은 뇌, 뼈조직, 간, 췌장, 지방, 근조직의 기능에 관여한다. BDNF, IGF-1, FGF-2는 해마의 신생 뉴런을 생육시키고, IGF-1, FGF-2는 골아세포, 파골세포의 분화 및 기능을 촉진한다. IL-6은 췌장에서의 인슐린 분비를 증가시키며, 간, 지방조직, 면역기능에 영향을 미친다. IL-4, IL-6, IL-7, IL-15, LIF, 마이오스타틴은 근조직 자체에 작용하여 근육의 신생과 비대에 관여한다. 지방세포에는 만성염증을 촉진하는 염증성 대식세포 M1과 비염증성 대식세포 M2를 표시하였다.
(半場道子 : 運動器のサイエンス 第 4 回. 運動器活動は慢性炎症を抑制する. 臨整外 49 : 592-595, 2014)

근세포가 이러한 생리활성물질을 분비하는 것으로 밝혀져 근세포는 분비기관으로 간주되었고, 근육 유래 사이토카인은 마이오카인(myokine)이라 불리게 되었다. 지방세포도 분비기관이며, 지방세포에서 분비되는 세포증식 제어인자가 아디포카인(adipokine)이라고 불리는 것에 준하는 호칭이다.

근세포에서 분비된 생리활성물질은 혈류나 림프류를 타고 뇌, 뼈조직, 간, 췌장, 지방조직 등의 장기로 옮겨지며, 그곳에서 장기의 기능과 밀접하게 관련된다. 예를 들어, 해마 치상회로 운반된 BDNF(brain-derived neurotrophic factor)는 신생 뉴런의 생육 · 성숙이나 시냅스 형성에 필수적인 물질로 기억기능에 관여한다.[6, 18] 섬유아세포 성장인자(fibroblast growth factor : FGF-2), 인슐린 유사 성장인자(insulin-like growth factor : IGF), 혈관내피 성장인자(vascular endothelial growth factor : VEGF) 등도 마찬가지로 신생 뉴런의 생육 · 성숙에 관련된다.

또한, IGF-1이나 FGF-2는 뼈조직에서 골아세포나 파골세포의 분화와 기능에 관여하고, IL-6은 글루카곤 유사 펩타이드-1(glucagon-like peptide-1 : GLP-1)을 통해 췌장에서의 인슐린 분비를 증가시켜 간, 지방조직, 면역계 등 전신의 기능에 큰 영향을 미치고 있다.

그리고 IL-4, IL-6, IL-7, IL-15, 마이오스타틴(myostatin), 백혈병 억제인자(leukemia inhibitory factor : LIF)는 근조직 자체에 작용하여 근섬유의 비대와 신생과 관련된다. 그러나 주의해야 할 것은 골격근에서 분비되는 생리활성물질은 약한 근육운동을 할 때와 강한 근수축을 할 때는 차이가 있다는 점이다.

가벼운 근육운동을 계속할 때에는 항염증 작용을 하는 IL-10(IL-1의 길항제), IL-4 등이 근조직에서 생성되므로 전신의 만성염증이 억제된다.[7, 8, 11] 또한, 가벼운 근육운동의 지속은 뒤의 설명과 같이 PGC1-α를 발현시켜 만성염증을 방지하고, 기억력을 향상시키며 노화를 더디게 한다. 지방세포에서 생성되는 아디포카인의 대부분이(아디포넥틴을 예외로 하여) 만성염증을 촉진하고 암, 2형 당뇨병 등의 생활습관병이나 노화를 가속시키는 것과는 반대작용을 한다.[6, 8]

그러나 강한 근육운동을 계속할 때 분비되는 생리활성물질은 상당히 다르다. 강한 운동 시에는 염증성 사이토카인이 체내에 급증하여 만성염증을 촉진하는 방향으로 향한다.[7] 결과적으로 관절연골의 마모를 초래하여 퇴행성 관절증과 피로골절에 이르게 된다. 이와 같이 근육운동의 작용은 운동의 강도에 따라 달라진다. 선수 수준의 강한 근육운동을 계속하면 건강이 향상된다는 신화는 잘못된 전설이다.

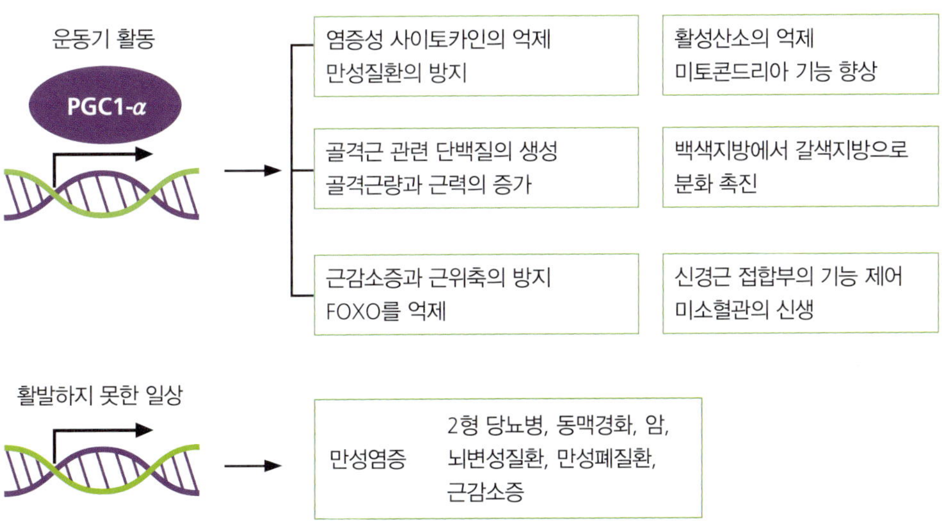

그림 6.7 PGC1-α **발현의 생리학적 의의**

근육운동 시 발현되는 PGC1-α는 항염증작용, 항산화작용, 항노화작용 등을 가지고 있으며 생명과 건강의 유지에 열쇠를 쥐고 있다. 신체를 움직이지 않는 비활발한 일상에서는 근수축이 없기 때문에 PGC1-α가 발현되지 않는다.
(半場道子 : 運動器のサイエンス 第 6 回. 運動器活動は慢性炎症を抑制する. 臨整外 49 : 808-810, 2014)

3. 근육 활동의 생리적 의의 : PGC1-α 발현

골격근 활동에는 「백약의 장」이라고 말해야 할 생리적 의의가 있다(그림 6.7). 골격근이 활동하면 여러 전사조절인자와 공활성인자의 활성화가 일어나 그 결과, 만성염증은 억제된다. 그 대표적인 예가 전사조절인자 PPAR-γ(peroxisome-proliferator-activated receptor-γ)와 그 공활성인자 PGC1-α이다.[3, 8, 11)]

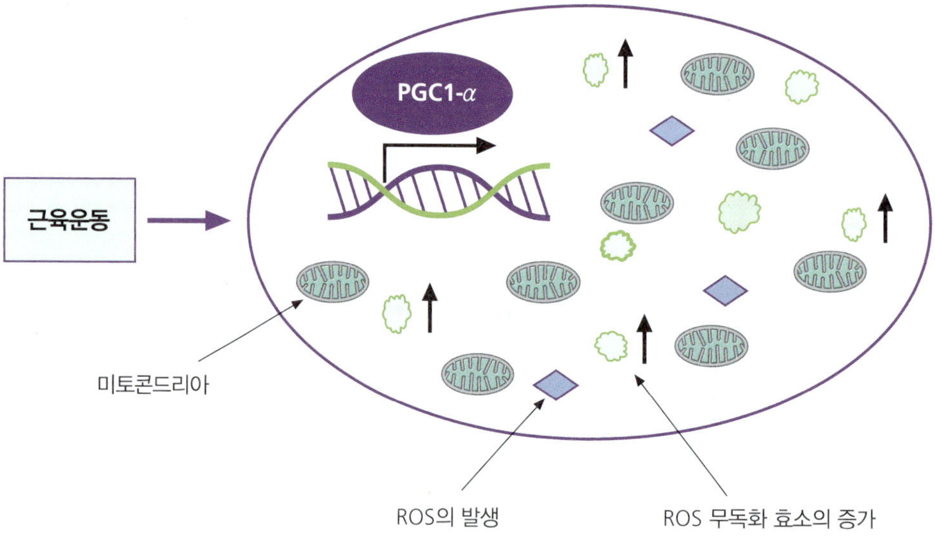

그림 6.8 PGC1-α에 의한 활성산소(ROS)의 억제
근육운동으로 인해 PGC1-α가 발현되면 근세포의 미토콘드리아 수가 증가한다. 미토콘드리아는 ROS의 방해에 취약하지만 PGC1-α가 있으면 무독화 효소가 증가하고, 세포의 손상을 억제한다.
(半場道子 : 運動器のサイエンス 第 7 回. 運動器活動は慢性炎症を抑制する. 臨整外 49 : 892-894, 2014)

PGC1-α는 골격근을 움직이면 신속하게 근조직 내에서 발현된다. PGC1-α가 발현되면 에너지와 ATP의 부족이 보충되고, 근섬유의 위축을 불러오는 유전자의 전사가 억제된다. 따라서 일상적으로 자주 몸을 움직이는 생활을 하면 근위축이 방지되어 고령자의 근감소증을 억제할 수 있다.[12, 19)]

전사조절인자란 유전자의 염기서열을 바꾸지 않고 특정 유전자의 발현을 활성화하거나 또는 비활성화하여 유전자 발현을 후생적으로 수식(modification) 제어하는 인자를 말한다. PPAR-γ는 그 중 하나로 근육 관련 유전자의 발현을 제어하는 것 외에 체열 생성 프로그램이나 미토콘드리아 기능을 조절하여 노화를 방지한다.[8)]

또한, PGC1-α에는 미토콘드리아의 수를 증가시키고, 기능을 향상시키는 작용,[2] 활성산소(reactive oxygen species : ROS)에 의한 산화 스트레스를 억제하여 노화를 막는 작용,[12, 19] 대사나 혈관 신생을 활발하게 하는 작용도 있다(그림 6.8). PGC1-α는 이처럼 생체에 있어서 중요한 역할을 하는 것으로 밝혀지면서 건강을 향상시키는데 중요한 열쇠를 쥐고 있는 인자로 주목받고 있다. 골격근 운동을 하면 놀라운 효과를 거둘 수 있다. 우리의 몸속에는 Super-healthy의 특효약이 존재하고 있는 것이다.

4. PGC1-α로 인한 만성염증의 억제

PGC1-α는 근육 활동이 시작되면 근조직 내에서 발현되며 염증성 사이토카인의 생성을 억제한다. PGC1-α는 만성염증과 노화를 방지하고, 건강과 젊음을 유지하는데 중요한 역할을 한다.

PGC1-α가 체내에서 염증성 사이토카인 생성을 막고, 어떤 역할을 하고 있는지 유전자 수준에서의 검증은 PGC1-α를 결손시킨 생쥐(*Pgcla*$^{-/-}$)나 유전자 제거(knock out) 생쥐(*Pgcla*$^{+/-}$)를 이용해 시행된다.[7, 8]

야생형 생쥐(정상 생쥐)에서 PGC1-α를 코딩하는 유전자 *PGC1A*는 근육이 수축하면 발현되어 염증성 사이토카인을 억제한다. 그러므로 야생형 생쥐에서는 체내에 염증성 사이토카인이 생성되지 않는다. PGC1-α의 발현은 근수축이 끝나면 원래 수준으로 돌아온다.

그러나 유전자 *PGC1A*를 결손시킨 생쥐에서는 염증과 관련된 유전자가 많이 전사되고, 특히 TNF-α나 IL-6 등의 염증성 사이토카인이 전신에 증가한다. *PGC1A* 유전자 제거 생쥐(*Pgcla* mRNA가 정상 생쥐의 36%밖에 안됨)에서도 염증성 사이토카인 유전자가 많이 발현하는 것으로 나타났다. 이러한 실험을 통해 유전자 *PGC1A*가 염증을 억제하는 것이 검증되었다.

2형 당뇨병과 PGC1-α의 관계를 보면 2형 당뇨병 환자의 근육 속에는 *Pgcla* mRNA가 정상인의 30% 정도밖에 존재하지 않았다.[8, 11] 따라서 TNF-α나 IL-6 유전자의 전사가 전신으로 증가하였으며 혈청 중의 IL-6도 증가했다. 당뇨병 예비군이라고 불리는 경계 수준의 환자에서도 전신으로 IL-6 수준이 증가했다. 그 결과, 2형 당뇨병 및 경계형 환자에서는 PGC1-α의 발현이 감소하고, 만성염증이 전신으로 진행되고 있는 것이다.

PGC1-α를 결손시킨 동물에서는 혈중의 IL-6가 증가하고, 그에 따라 췌장 β-cell의 인슐린 분비가 저하되어 있었다. 췌장은 보통의 경우 혈중 글루코스량에 따라 인슐린을 분비하며, PGC1-α 결손 동물에서는 췌장 기능이 떨어져 인슐린 분비가 저하된다. 근조직은 이러한 형태로 췌장의 β-cell과 크로스토크(crosstalk)를 하고 있으며, PGC1-α의 발현은 글루코스 대사와도 관련이 있는 것이다.

그런데 여기에 중요한 점이 있다. 정상인이라도 골격근을 수축시키지 않으면 PGC1-α는 발현되지 않는다. 유전자적으로 전혀 결함이 없는 정상인이라도 근육 활동량이 적은 일상생활을 계속하는 한 유전자 결손 혹은 유전자 제거 생쥐와 유사한 현상이 체내에서 일어나는 것이다.

일상 활동의 대부분을 전자제품이나 자동차로 대신하는 현대인의 생활은 근육 활동이 극도로 적다. 전신에 만성염증이 증가하고, 2형 당뇨병, 퇴행성 관절증, 암, 죽상동맥경화증 등이 많이 발

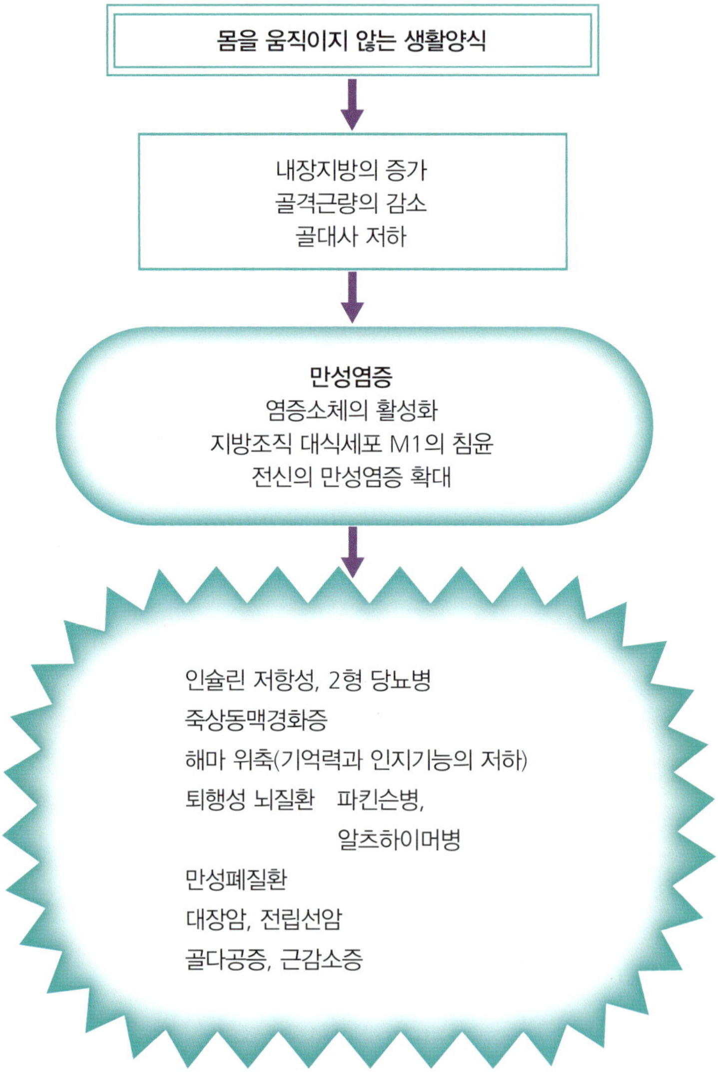

그림 6.9 몸을 움직이지 않는 생활양식과 질환과의 관계

근육운동이 적은 일상이 원흉이 되어 만성염증이 나타나고, 이를 공통의 기반병태로 하는 질환이 발생한다.
(半場道子 : 運動器のサイエンス 第 4 回. 運動器活動は慢性炎症を抑制する. 臨整外 49 : 592-595, 2014)

생하는 것은 당연한 것인지도 모른다. 만성염증을 일으키는 원흉을 근원까지 더듬어 가다보면 sedentary lifestyle(몸을 움직이지 않는 생활양식)에 이르게 된다[3](그림 6.9).

만성염증을 기반으로 하는 질환은 세계 각국에서 증가하고 있다. 알츠하이머병, 파킨슨병, 퇴행성 관절증, 2형 당뇨병, 각종 암 등이다. 만성염증을 완전히 억제하는 약물이 아직 개발되지 않은 현재 골격근을 움직여서 PGC1-α를 활성화하는 것은 만성염증을 억제하는 가장 간단하고 확실한 방법이라고 할 수 있다.

일찍이 진시황을 비롯하여 막강한 권력을 자랑했던 왕과 위정자들은 타국에까지 신하들을 보내 불로장수의 특효약을 찾았다. 그러나 훌륭한 특효약은 사실 우리 자신의 몸속에 존재했던 것이다. 골격근의 활동 시에 발현되는 PGC1-α에는 만성염증을 억제하는 작용, 노화를 막는 작용, 인지기능과 기억력의 저하를 막는 작용이 있다.

100세 이상 건강하게 사는 장수자(centenarian)들은 'Super-old, Super-healthy'라고 불리는데, 모두에게 공통적인 특징은 ① 체내에 만성염증이 적다는 것, ② 동세대 사람에 비해 텔로미어의 단축도가 작다는 것이다.

텔로미어란 염색체의 DNA 분자 양 끝에 있는 캡 모양의 구조로 염색체가 환경이나 세포 내 스트레스로 손상되는 것을 막는 장치이다. 텔로미어는 세포가 분열될 때마다 짧아지는데, 촛불이 타면서 작아지듯이 나이가 들면 누구나 텔로미어가 짧아진다. 그러나 만성염증이 발생하면 단축은 가속된다. 젊더라도 건강상태의 악화로 인해 텔로미어가 아주 짧아진다. 텔로미어에는 만성염증과 개인의 생활방식이 집약되어 있는 것이다.

5. PGC1-α의 항산화 및 항노화 작용

PGC1-α는 활성산소(ROS)를 강력하게 억제하는 메인 스위치 역할도 담당하며, 미토콘드리아의 수와 기능을 증가시켜 유산소 대사나 혈관 신생을 활발하게 하는 것으로 알려져 왔다.

산소가 없으면 살 수 없는데 활성산소가 독이라는 것은 모순이지만, 세포 발전소인 미토콘드리아가 ATP를 생성하는 과정에서 누출된 전자의 일부가 산소와 결합하여 매우 반응성이 높은 ROS가 발생하는데, 이것이 활성산소(ROS)이다.

ROS는 독성이 강해 미토콘드리아 DNA를 손상시키는데, 그뿐만 아니라 세포핵 내의 DNA, 효소, 단백질, 세포막, 지질 등도 손상시킬 수 있다. 따라서 유전자 정보를 잘못 만들고, 세포의 기능도 저하된다.

생체는 항상 ROS의 해로움과 환경에서 오는 스트레스 때문에 오랜 세월 동안 쇠퇴하고, 노화한다. 노화의 속도는 과도한 ROS를 얼마나 억제할 수 있느냐에 달려 있으며, ROS의 해로움만

막을 수 있다면 사람은 120세까지도 살 수 있다고 한다(그림 6.8).

골격근은 미토콘드리아가 많이 포함된 조직이다. 그러므로 ROS의 영향을 크게 받아 손상을 입기 쉽다.[12, 16, 19, 20] 근세포의 내부에 핵 DNA의 손상과 미토콘드리아 DNA의 손상이 축적되면 근감소증과 근관련 질환, 노화와 관련된 장애가 발생한다.

이와 같이 심각한 손상을 주는 ROS에 대하여 생체는 수천만 년이라는 진화과정에서 방어 메커니즘을 발달시켜 왔다. ROS를 무독화하는 활성산소제거효소(superoxide dismutase : SOD)를 갖추고, ROS의 발생을 줄이는 효소 UCP(uncoupling protein)도 갖추어 방어하고 있다. UCP는 갈색 및 백색 지방세포에 발현하는 탈공역단백질이다. 그러나 이와 같은 방어 기전도 PGC1-α가 발현되지 않을 때는 SOD나 UCP의 기능이 반감되어 버린다.[2, 16, 19, 20]

PGC1-α를 결손시킨 생쥐는 ROS의 해로움에 매우 취약해지고, 전신에 염증성 사이토카인이 많이 발생된다. 특히, 흑질 치밀부에 있는 도파민 뉴런은 ROS의 해로움에 매우 취약해 변성 · 탈락된다. 흑질 치밀부에서 선조체에 투사하고 있는 도파민 작동성 전달이 감소하면 운동기능의 제어가 장애를 입어 사람의 파킨슨병과 같은 변화가 일어난다.[20]

6. PGC1-α에 의한 근력 증강 작용

PGC1-α가 발현되면 골격근 유전자의 전사와 번역이 진행되고, 근섬유가 생성된다. 근섬유를 증가시켜 근량을 늘리려면 먼저 몸을 움직여 PGC1-α를 발현시킬 필요가 있다. 일상적으로 유산소 운동을 계속하고 있는 사람일수록 PGC1-α는 신속히, 동시에 많이 발현된다. 고령자라도 근육운동이 습관화된 사람은 PGC1-α가 많이 발현된다.

빨리 달리는 트레이닝을 반복하거나, 강한 근육운동을 하면 근소포체(sarcoplastic reticulum : SR)로부터 대량의 칼슘이 간헐적으로 방출되고, 결과적으로 빠른 수축에 적합한 type II X 근섬유 유전자가 발현되어 근비대가 일어난다.[5, 6] 단거리 경기를 보면 주자의 우람한 사지와 몸통의 근육에 압도되는데, 바로 PGC1-α에 의한 근비대의 증명이다.

이에 대해 지구력 운동을 계속하면 운동신경으로부터 임펄스를 받아 SR에서 소량의 칼슘이 자주 방출되고, 그 결과 피로도가 적은 type I, type IIA의 유전자가 발현된다.[8] 근조직이 미토콘드리아를 많이 포함하는 것은 앞서 설명한 바와 같지만 미토콘드리아가 풍부하고 피로도가 적은 근섬유, 에너지를 크게 얻을 수 있는 근섬유로의 전환이 일어난다.

지구력 운동을 통해서는 빠르게 달리는 근육이 아니라 장거리를 지치지 않고, 견딜 수 있는 근육을 얻을 수 있다. 고령자는 항중력근 및 자세유지근의 근량과 근력의 유지가 약해지면 근감소증에 이환되어 돌봄과 도움이 필요해진다. 항중력근이나 자세유지근을 늘리려고 할 때에는 지구력 운동이 적당하다.

이제까지, 트레이닝 시 근육운동의 강도에 따라 생성되는 근섬유의 종류가 다르다는 것을 설명했다. 이 차이는 운동 뉴런의 발화 패턴에 따라 SR로부터의 칼슘 방출 양식이 다른 것에 기인한다.[5] 탈신경된 근조직이나 근이영양증(muscular dystrophy) 조직에서는 특이적으로 근위축을 일으키는 유전자의 전사가 일어나지만, PGC1-α가 발현되면 근위축을 막을 수 있다. 다음 장에서 고령자의 근감소증에 대해 다룰 것이며(p159), 근감소증의 대책에는 항중력근섬유의 강화가 필요하다.

7. 건강 유지에 적합한 근육운동은?

건강 향상에 좋은 효과를 가져오는 것은 일상적으로 가볍게 골격근을 움직이는 것이지, 강한 근육운동이 아니다. 이 장에서 언급한 근육운동은 체육관에서 하는 운동을 가리키는 것이 아니라 통근 시 걷기, 계단 오르내리기, 자전거로 통학 및 통근, 가사 노동, 쇼핑, 농사, 화물 운반 등 일상적으로 지속 가능한 유산소운동이다.

근육운동이나 유산소운동이라고 하면 달리기, 수영, 체육관에서의 근육 트레이닝 등 특별한 운동을 떠올리는 경우가 많은데, 일상적으로 몸을 움직이는 습관이 필요하다. 이마에 땀이 송글송글 맺힐 정도의 일상적인 근육운동이 만성염증의 억제와 근위축을 방지하는 데 효과가 크다. 가사 노동이든, 정원을 가꾸는 일이든 시간을 구분하여 신속하게 시행하면 운동량이 늘어 충분히 PGC1-α를 발현시킬 수 있다.

산소를 많이 섭취하면서 하는 유산소 운동은 젖산이 발생하지 않기 때문에 피로가 잘 일어나지 않고, 장시간의 근육운동을 계속할 수 있다. 이에 따라 호흡기와 순환기가 자극되고 에너지원으로 지방이 대사되어 신체 건강에 유익한 효과를 가져온다. 또한, 미토콘드리아 수도 증가하기 때문에 활성 산소의 증가 없이 에너지를 얻을 수 있게 된다.

미국에서는 일반 시민을 대상으로 만성염증으로 인한 질환에 대해 대규모 역학조사가 실시되어 왔다. 전신의 만성염증 수준을 높이고, 다양한 질환을 증가시키고 있는 원인을 살펴본 결과, 근육운동량이 적은 sedentary lifestyle(몸을 움직이지 않는 생활양식)이 원흉이라고 결론지어졌다[3, 7, 8, 11](그림 6.9).

직장에서는 회의나 사무업무에 따른 앉은 자세가 근무시간의 대부분을 차지하고, 가정에서도 스마트폰, TV, 게임에 빠져 앉은 자세가 계속되는 일상이 지적되었다.[17] 근육운동량이 적어지면 ROS의 해로움이 증가하고, 만성염증이 확대된다. 대장암, 유방암, 전립선암, 자궁암, 췌장암, 피부암은 일상적으로 근육운동을 하지 않는 사람에게 흔히 발생한다고 결론지은 연구도 있다.[3, 7, 8]

우리는 지금 인간의 평균 수명이 놀라운 속도로 늘어나는 인류 역사상 큰 변동기를 맞고 있다. 모두가 고령기까지 사는 시대는 누구라도 만성염증을 기반으로 하는 질환에 걸릴 수 있다는 것을 의미한다. 60세 정년을 인생의 한 단락으로 삼았던 기존의 건강지식이 아닌 새로운 지식과 전략이 필요하게 되었다. 인생의 마지막 과정은 누구에게나 찾아온다. 인간의 존엄성과 자긍심을 유지하면서 마지막 과정을 달리고, 마무리하고 싶은 것은 모든 사람이 바라는 바일 것이다. 어려운 문제를 어떻게 극복하고, 다음 세대에게 생명의 바통을 넘겨줄 것인가가 관건이다.

❖ 참고문헌

1. Airaksinen O, Brox JI, Cedrashi C, et al : COST B13 Working group on guidelines for chronic low back pain. European guidelines for the management of chronic non-specific low back pain. Eur Spine J 15 : S192-300, 2006
2. Austin S, St-Pierre J : PGC-1 and mitochondrial metabolism-emerging concepts and relevance in aging and neurodegenerative disorders. J Cell Science 125 : 4963-4971, 2012
3. Booth FW, Lees SJ : Fundamental questions about genes, inactivity, and chronic diseases. Physiol Genomics 28 : 146-157, 2007
4. Bouwmeester W, van Enst A, van Tulder M, et al : Quality of low back pain guidelines improved. Spine 34 : 2562-2567, 2009

5) Chin ER, Olson EN, Richardson JA, et al : A calcineurin-dependent transcriptional pathway controls skeletal muscle fiber type. Genes Dev 12 : 2499-2509, 1998

6. Cotman CW, Berchtold NC, Christie L-A : Exercise builds brain health : key roles of growth factor cascades and inflammation. Trends in Neurosci 30 : 464-472, 2007
7. Febbraio MA : Exercise and inflammation. J Appl Physiol 103 : 376-377, 2007
8. Handshin C, Spiegelman BM : The role of exercise and PGC1 alpha in inflammation and chronic disease. Nature 454 : 463-469, 2008
9. Hides JA, Lambrecht G, Richardson CA, et al : The effects of rehabilitation on the muscles of the trunk following prolonged bed rest. Eur Spine J 20 : 808-818, 2011
10. Hides JA, Lambrecht G, Stanton WR, et al : Changes in multifidus and abdominal muscle size in response to microgravity : possible implications for low back pain research. Eur Spine J 25 Suppl 1 : 175-182, 2016
11. Hotamisligil GS : Inflammation and metabolic disorders. Nature 444 : 860-867, 2006
12. Ji LL : Modulation of skeletal muscle antioxidant defense by exercise : Role of redox signaling. Free Radic Biol Med 44 : 142-152, 2008
13. Kami K, Taguchi S, Tajima F, et al : Improvements in impaired GABA and GAD65/67 production in the spinal dorsal horn contribute to exercise-induced hypoalgesia in a mouse model of neuropathic pain. Mol Pain 12 : 1-14, 2016

14. 菊地臣一 (監修), 紺野愼一 (編集) : 腰痛診療ガイド. 東京, 日本医事新報社, 2012
15. Koltyn KF, Brellenthin AG, Cook DB : Mechanisms of exercise-induced hypoalgesia. J Pain 15 : 1294-1304, 2014
16. Moylan JS, Reid MB : Oxidative stress, chronic disease, and muscle wasting. Muscle Nerve 35 : 411-429, 2007
17. Owen N, Healy GN, Matthews CE, et al : Too much sitting : The Population-health science of sedentary behavior. Exerc Sport Sci Rev 38 : 105-113, 2010
18. Pedersen BK, Febbraio MA : Muscle, exercise and obesity : skeletal muscle as a secretary organ. Nat Rev Endocrinol 8 : 457-465, 2012
19. Sandri M, Lin J, Handschin C, et al : PGC-1alpha protects skeletal muscle from atrophy by suppressing FoxO3 action and atrophy-specific gene transcription. Proc Natl Acad Sci USA 103 : 16260-16265, 2006
20. St-Pierre J, Drori S, Uldry M, et al : Suppression of reactive oxygen species and neuro-degeneration by the PGC-1 transcriptional coactivators. Cell 127 : 397-408, 2006

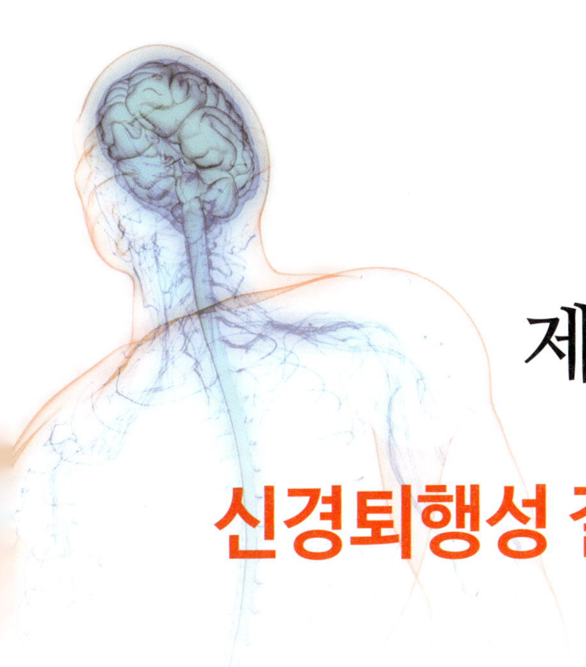

제7장

신경퇴행성 질환과 만성염증

이 장에서는 뇌와 노화에 관련된 현대의 문제들을 다룬다. 우리는 지금 인류 역사의 큰 전환점을 살아가며 흔치 않은 순간들을 직면하고 있다. 이렇게 짧은 기간에 수명이 두 배 가까이 늘어난 '말도 안되는 순간'은 인류 역사상 유례가 없었다.[주1)]

'불혹(40세), 지천명(50세), 이순(60세)이 지나면, 남은 것은 여생'이라고 가르쳐 온 세대가 갑자기 인생 100세 시대를 살게 되었다. 여러 가지 문제가 한꺼번에 분출되어 혼돈의 소용돌이 속에 있는 것이 현대이다. 누구나 장수하는 시대란 누구나 신경퇴행성 질환이나 만성통증[주2)]과 무관하지 않다는 것을 의미하는데, 치매나 파킨슨병 환자의 증가는 사회의 큰 과제이다. 이 장에서는 노화에 따른 뇌의 문제, 만성염증과 질환의 관계에 대해 최근의 신경과학을 소개한다.

인류 역사상 유례가 없는 희귀한 시대에 직면한 우리에게는 어려운 문제들이 주어졌다. 인간의 존엄을 유지한 채 인생의 마지막 과정을 완주하여 다음 세대에 지혜의 바통을 넘겨주는 문제이다. 이러한 혼돈의 와중에서 신경과학, 뇌과학, 생명과학 등은 눈부시게 가속화되어 새로운 장을 열고 있다. 아직 충분한 해답은 아니지만, 이 장이 임상상의 새로운 치료법을 개척하는 효시가 되기를 바란다.

주1 : 세계사 중에서 그 시대에 가장 풍요로웠던 사회의 평균수명을 보면 철기-청동기 시대의 그리스에서 추정 18세, 기원 원년의 로마에서 추정 22세이다. 이 수치가 배가 되는데 2천 년에 가까운 시간이 필요했고, 1850년대의 영국에서 점차 40.9세에 이르렀다. 그러나 이 수치가 더욱 배가 되는 데는 150년밖에 걸리지 않았고, 1996년의 일본에서 80.3세였다. 일본만의 최근 통계를 보면, 평균수명은 1925년에 여성 43.2세, 남성 42.06세였지만, 2015년에는 여성 86.99세, 남성 80.75세였다. 불과 90년 만에 수명이 배로 증가했다.

주2 : 신경퇴행성 질환은 통증을 동반한다. 파킨슨병에서는 환자의 약 70%가, 알츠하이머병에서는 38~75%가 통증을 호소하며, 헌팅턴병, 척수성 근위축증과 같은 운동신경퇴행성 질환에서는 19~85%가 진통제를 필요로 한다. 그러나 이들 질환의 가이드라인에는 보면 통증에 대한 기술이 거의 없다.

I 파킨슨병

여기에서는 신경퇴행성 질환의 통증으로 파킨슨병(Parkinson's disease)을 다룬다. 인생 100세 시대가 도래했으며 모두가 장수하는 시대에는 누구나 파킨슨병에 걸릴 위험성이 있다.

파킨슨병은 신체의 떨림이나 가속보행 등 특징적인 운동 증상을 보이는 질환으로서 일반에 알려져 있지만, 실은「아픈」병인 것이다. 파킨슨병 환자 중에는 운동 증상을 전혀 나타내지 않고, 비운동 증상 중 하나로 전신의 통각과민이 나타나는 경우도 높은 비율로 존재한다. 그러나「떨림이나 근강직도 없는데 아플 리가 없다」는 이유로 많은 환자들이 통증 치료를 받지 못하고 있다. 또한 떨림이나 근강직 등의 운동 증상을 보이는 환자 가운데는 ① 침해수용성, ② 신경병증성, ③ 비기질성 통증을 모두 포함하는 가혹한 통증의 증상이 나타날 수 있다.

여기에서는 파킨슨병의 통증 뇌내 기전을 중뇌에서 나오는 두 가지의 도파민 투사계와 관련하여 검토한다. 전형적인 떨림이나 근강직 등을 찾아볼 수 없는데도 왜 아픈지가 이해되면 통증을 억제하는 약물의 선택권이 넓어져서 통증에 준하는 대처법을 강구할 수 있다.

일반적으로 파킨슨병은 고령자가 걸리는 병이라고 여겨지지만, 운동 증상이 현저해지기 10여 년 전부터 후각장애나 변비 등의 형태로 병은 이미 시작되며, 연수에는 비정상적인 단백질의 응집이 나타난다고 한다. 건강한 젊은 세대의 뇌 안에서도 비정상적인 단백질의 전파는 잠재적으로 일어나고 있는지도 모른다.

파킨슨병이라는 병의 근원은 무엇이며, 언제 어디서 시작되는 것인지, 시계바늘을 되돌려 그 근원으로 거슬러 올라간 역학조사와 연구가 진행되고 있으며, 파킨슨병의 발병을 예방하려면 어떻게 해야 하는지에 대한 방향을 찾는 연구도 시작되었다.

1. 파킨슨병 : 운동 증상과 비운동 증상

파킨슨병은 운동 증상과 비운동 증상을 보인다.

운동 증상[주1)]으로는 안정 시 떨림(resting tremor), 근강직(muscular rigidity), 운동불능(akinesia), 운동완만(bradykinesia), 자세유지 반사장애(postural instability), 보행장애, 정좌불능(akathisia) 등이 있다.

비운동 증상에는 후각장애, 완고한 변비, 소화관 불량, REM 수면장애, 전신의 통각과민, 만성 피로증후군, 환시 · 환각, 무감각증(apathy), 쾌감상실(anhedonia), 충동제어장애가 있다. 루이소체형 치매나 경도인지장애 등을 동반하기도 한다.

운동 증상을 동반하는 파킨슨병의 경우 통증의 주된 원인은 골격근계의 통증(70~80%)이며 자세반사장애나 보행장애, 몸의 떨림 등으로 인해 발생하는 하지와 요배부근의 통증, 경직된 통증과 근긴장이상(dystonia)[주2)] 관련 통증이다.

이들은 주로 침해수용성 통증이므로 소염진통제로 경감될 수 있다. 그러나 자세유지 반사장애가 원인이 되어 경추나 요추에 변형이 일어나면 신경근 압박에 의한 신경병증성 통증이 더해진다. 또한, 전신의 광범위한 부분이 통각과민 상태에 빠져서 dysfunctional pain으로 생각되는 통증이나 구강작열통을 호소하기도 한다. 환자 중에는 침해수용성 통증, 신경병증성 통증, 비기질성 통증을 모두 동반하는 듯한 복잡한 통증에 시달리는 경우가 있다.[2, 4, 7, 12)] 그 때문에 통증 치료는 쉽지 않고, 난항을 겪을 때가 많다.

파킨슨병의 비운동 증상에 대해서는 통증의 실태가 최근 조금씩 밝혀지고 있다. 각국의 역학조사를 통해 전신에 광범위하게 퍼지는 통증과 기분장애를 호소하는 환자가 거의 절반에 가깝게 높은 비율로 포함되는 것을 알게 되었다.[14, 16)] 그러나 운동 증상이 나타나지 않았기 때문에 '아플 리가 없다', '아프다는 소리를 달고 사는 고령자의 상투적 표현', '노인성 우울증의 하나'로 방치되어 적절한 통증 치료가 이루어지지 않는 경우를 볼 수 있다.[11, 14)] '아무리 호소해도 들어주지 않는다'며 의료진의 몰이해를 개탄하는 목소리가 나오게 되었다.

관련 서적에는 파킨슨병이 떨림이나 근강직, 가속보행을 특징으로 하는 질환이라고 쓰여 있으며, 비운동 증상에 대해서는 자세한 내용이 거의 설명되어 있지 않다. 그러나 파킨슨병의 증상은 운동 증상이 나타나기 10여 년 전부터 후각장애, 완고한 변비, 소화관 불량 등의 형태로 시작되며 전신에 광범위하게 퍼지는 통증이나 나른함, 기분장애도 떨림이나 근강직에 선행하는 것으로 알려져 있다.[17)]

2. 파킨슨병 : 통증의 뇌내 기전

파킨슨병의 통증은 중뇌에서 시작되는 두 가지 도파민 작동성 투사계[6, 7)]의 기능과 깊이 관계하

주1 : 안정 시 떨림(resting tremor) : 손가락, 턱, 팔, 다리 등에 안정 시 떨림이 일어난다. 근강직 : 힘을 뺀 상태에서 관절을 수동적으로 움직였을 때 저항이 크다. 저항이 계속 지속되는 파이프형 강직, 간헐적으로 저항하는 톱니바퀴형 강직이 있다. 수관절에서 확인하기 쉽다. 운동불능, 운동완만(무동, 서동) : 동작을 시작하기 어렵기 때문에 움직임이 없고, 동작이 전체적으로 느리며, 움직임도 작다. 자세유지 반사장애 : 균형을 잃었을 때, 자세를 유지하려는 반사가 저하되어 가속보행이나 앞으로 기우는 자세 등이 일어난다. 그 밖에 보행 시작 시에 첫 걸음을 내디딜 수 없는 발이나 보폭이 좁은 보행, 무표정의 가면같은 얼굴도 특징적으로 보인다.

주2 : 근긴장이상(dystonia) : 대뇌기저핵 기능부전에 의한 운동제어기능 이상으로 근수축이 불수의적, 지속적으로 일어난다. 자세 이상이나 몸의 일부 혹은 전신이 비틀리거나 경직되거나 경련한다. Dystonia posture(이상 수축에 의한 사지나 체간의 비정상적 자세)와 dystonia movement(이상 수축에 의한 신체의 움직임)가 있다. 목이 왼쪽이나 오른쪽 위, 아래로 기운다, 젓가락을 못 잡는다, 글씨를 못 쓴다(글을 쓰려고 하면 경련이나 통증이 일어남) 등의 형태로 나타난다.

고 있다. 여기에서는 두 가지의 도파민 투사계에 초점을 맞추어 파킨슨병의 통증을 검증하고자 한다.

중뇌의 도파민 작동성 투사계에는 ① 흑질 치밀부(substantia nigra pars compacta : SNc), ② 복측피개영역(ventral tegmental area : VTA), ③ 후적핵영역(retrorubral field : RF)에서 발하는 것이 있다.[5, 6] 이 중 ③의 투사계는 파킨슨병의 통증에 직접적인 관계가 적기 때문에 그림 7.1에는 ①과 ②만 나타냈다(그림 7.1).

흑질에서 피각이나 미상핵 등의 배측 선조체에 투사하는 흑질 선조체 투사계에 이상이 생기면 파킨슨병 특유의 떨림이나 운동 증상이 나타나기 때문에 흑질 선조체 투사계에 대한 것은 잘 알려져 있다. 그러나, 복측피개영역에서 발생하는 도파민 투사계가 하행성 통증 억제계를 활성화[7] 시켜 전신의 통증을 제어하는 것은 그다지 알려져 있지 않다.

① **흑질 치밀부(SNc)**에서 발하여 대뇌기저핵의 배측 선조체(미상핵, 피각)로 향하는 흑질 선조체 투사계(그림 7.1 녹색)는 운동제어기능이나 감각의 조절 · 제어에 관여하지만, SNc의 도파민 뉴런은 활성산소에 의한 만성염증에 취약하며, 서서히 변성 · 탈락해 간다.

그리고 SNc에서 도파민 뉴런의 80%가 변성 · 탈락해 버리면 대뇌기저핵의 운동억제 작용과 탈억제 작용이 장애를 입고, 결과적으로 근강직, 안정 시 떨림, 운동불능, 자세반사장애, 가속보행 등의 운동 증상이 나타난다.

올리버 색스는 파킨슨병의 운동 증상에 대한 저서 'Awakenings'에서 환자의 말을 인용하여 "우리는 걷지도, 멈추지도 못한다. 그냥 가만히 있거나 끊임없이 가속하거나, 둘 중 하나다"라고 말했다.

그러나 이와 같이 특징적인 운동 증상이 나타나기 몇 년 전부터 SNc 뉴런의 수는 조금씩 감소된다. SNc에서는 남은 뉴런을 총동원하여 신체의 운동제어를 유지하지만 마침내 '그때'가 와서 운동제어 기능의 저하가 두드러지게 나타나면 팔과 다리의 떨림이나 앞쪽으로 기운 자세, 신체의 뒤틀림 등으로 자각할 수 있게 된다.

'그때'가 오는 시기는 고령기가 흔하지만 미국의 배우 마이클 J. 폭스처럼 29세에 발병한 사례도 있다(참고로 그는 스스로 파킨슨병 연구재단을 설립하여 파킨슨병 연구촉진 운동에 앞장서고 있다).

② **복측피개영역(VTA)**에서 발하여 측좌핵, 복측담창구, 편도체, 해마 등에 투사하는 mesolimbic dopamine system(중뇌변연 도파민계)(그림 7.1 적색)은 '보상회로'로 잘 알려져 있으며 삶의 의욕이나 쾌정동과 관련되며 통증의 제어에 관여된 투사계이다.[7, 11] VTA에서 복내측전두피질, 안와전두피질, 전대상피질 등으로 향하는 중뇌피질 투사계는 주의, 사고, 정신 활동 등과 관계된다.

Mesolimbic dopamine system은 뇌내 opioid system과 연동하여 하행성 통증 억제계를 활성화하고, 통증의 제어에 중요한 역할을 한다. 이 dopamine system이 기능장애를 일으킨 경우에는

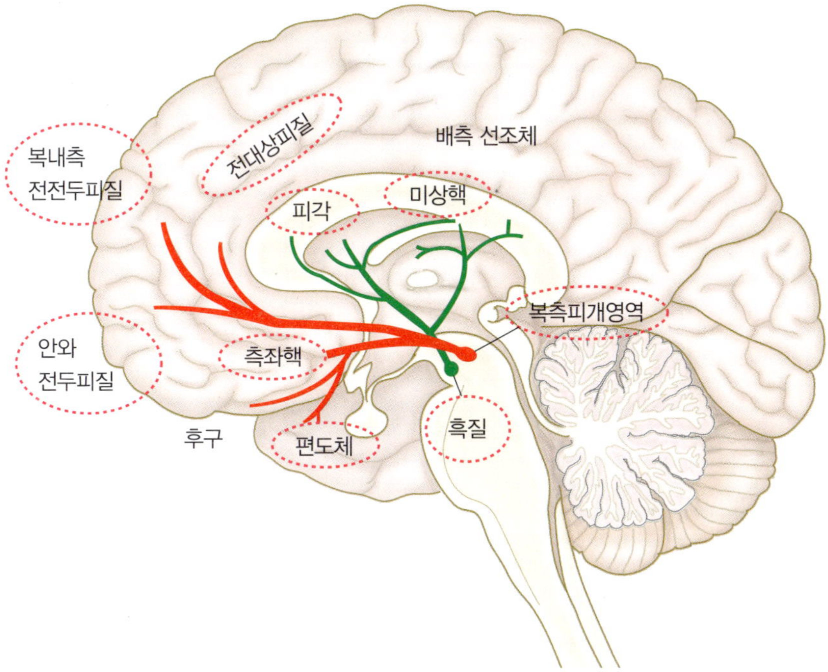

그림 7.1 중뇌에서 시작되는 도파민 작동성 투사

중뇌의 도파민 뉴런은 흑질 치밀부(SNc), 복측피개영역(VTA), 후적핵영역에 존재한다. SNc에서는 배측 선조체(피각, 미상핵, 담창구)로 향하는 흑질 선조체 투사(녹색)가 있고, VTA에서는 측좌핵, 복측담창구, 해마, 편도체로 향하는 중뇌변연계 투사(적색)와 대뇌피질(복내측전전두피질, 안와전두피질, 전대상피질, 후대상피질, 섬피질, 운동영역)로 향하는 중뇌피질 투사(적색)가 있다. SNc의 도파민 뉴런이 변성 · 탈락하고, 기저핵의 운동억제작용, 탈억제작용이 저해되면 파킨슨병의 운동 증상이 일어난다. 후적핵영역은 그림에 나타나 있지 않다.

(문헌 7에서 인용)

dysfunctional pain이라 하며, 전신이 광범위하게 통각과민 상태에 빠져 불안, 우울증, 수면장애 등을 호소하게 된다. 지금까지 두 가지 도파민 투사계가 파킨슨병의 통증에 관여하고 있음을 설명했으며, 파킨슨병 환자의 통증 실태를 각국의 역학조사를 통해 다음 장에서 살펴보자.

3. 뇌내 도파민의 변동과 통증

파킨슨병 환자의 통증의 유병률과 성질, 질환의 진행도와 통증과의 관계는 노르웨이, 프랑스, 독일, 영국, 캐나다 등 각국에서 조사되었다. 통증의 유병률은 62~85%로 모든 조사에서 공통적으로 높은 비율을 보여 '파킨슨병은 아픈 병'이라는 평가가 일반적이다.[2, 4, 8, 12, 16, 17]

노르웨이의 Beiske 등[2]이 환자 176명에 대해 파킨슨병의 통증을 조사한 결과 근골격계의 통증이 70%, 근긴장이상 관련 통증이 40%, 신경병증성 통증이 20%, 중추성 통증이 10%로 나타났다. 통증의 강도는 연령이나 파킨슨병에 이환된 기간과 관계가 없고, 하지불안증후군(restless legs syndrome : RLS) 증상은 통증과 관련되지 않으며, 통증 치료를 받고 있는 파킨슨병 환자는 34%에 불과한 점 등도 보고되었다.

캐나다의 토론토 파킨슨 임상센터의 Rana 등[14]은 파킨슨병 환자 123명을 대상으로 조사하여 파킨슨병에서는 전반적으로 기분장애(불안, 우울증)를 안고 있는 경우가 많으며, 통증은 불안이나 우울증의 중증도에 비례하여 심해지고, 근긴장이상 관련 통증, 저림/신경병증성 통증은 위에서 설명한 Beiske 등[2]의 보고보다 높은 비율이라고 밝혔다.

Rana 등의 보고서에서 주목할 점은 운동 증상으로 인해 파킨슨병 진단을 받기 전 단계에서 통증의 증상이 일어난다는 것을 알리고, 환자 전체의 51%가 통증을 호소하고 있다고 주의를 환기시킨 점이다. 운동 증상이 없어도 전신에 통각과민이 일어나므로, '고령자에게 흔한 통증, 우울증'으로 치부하지 말고 귀를 기울일 필요가 있다는 것을 이 보고서는 지적하였다.

각국의 일련의 조사 결과를 보면, 환자의 통증은 뇌내 도파민 동태와 밀접하게 관련되어 변화하는[5, 8] 것이 명백하다. 파킨슨병의 통증 윤곽을 대략 정리해 보면 다음과 같이 요약할 수 있다.

1) 흑질 선조체 투사계의 장애로 인한 자세이상이나 떨림에 따른 근골격계의 통증은 그 자체가 강한 통증이지만, 파킨슨병 환자는 기본적으로 통증의 자극 역치 자체가 저하되어 있어, 통각과민의 경향이 공통적으로 나타난다. 우울증이나 불안을 동반한 경우가 많으며, 불안이나 우울증이 심할수록 호소하는 통증이 크다.
2) L-dopa나 도파민 작용제 등의 약제 투여를 통해 도파민이 보충되면 통증의 자극 역치가 올라가고, 그에 따라 근골격계의 통증, 중추성 통증도 크게 완화된다.[4] 그러나 뇌내 도파민 농도의 감소에 따라 통증이 증가하므로, 하루의 시간대에도 통증의 악화기와 완화기가 번갈아 나타난다.
3) 운동 증상은 뇌내 도파민 동태에 따라 수일 내 변동을 반복하는데 근긴장이상 관련 통증 역시 약제의 on period, off period와 관련하여 통증의 악화와 완화를 반복한다.

통증의 여러 성질을 위와 같이 정리해 보면 파킨슨병 환자는 흑질 선조체 투사계와 중뇌 변연계의 양쪽에 기능장애가 발생하며, 서로 연관되어 통증이 발생하는 것을 알 수 있다.[7] 중추성 통증 억제 기능이 저하되어 전체적으로 통각과민의 상태에 있고, 자세 이상이나 근강직에 의한 골격근계의 통증이 추가된다. 또한 경추, 요추의 이상에 의한 신경병증성 통증과 약제 농도의 변동에 따른 근긴장이상 관련 통증이 더해진다. 이 때문에 가혹하고, 복잡한 통증의 양상을 보이는 경우가 많다.[7, 8]

그런데 흑질 선조체 투사계와 중뇌변연 투사계는 그림 7.1의 모식도에서는 녹색과 적색으로 구별해 나타냈지만 사실 두 투사계는 엄밀하게 격리된 것이 아니라 서로 느슨하게 겹쳐져 있다. 두 투사계의 기시핵 SNc와 VTA는 근접해서 띠 모양으로 이어져 있으며 SNc 뉴런 집단 안에는 배측 선조체(피각, 미상핵)에 투사하는 뉴런과 복측 선조체(측좌핵)에 투사하는 뉴런이 혼재되어 있는 것이다.[6] 따라서 SNc의 세포가 변성 · 탈락되면 중뇌변연 투사계나 중뇌피질 투사계에 투사하는 경로(pathway)도 손상된다. 이는 통증 억제 기능이 저하된 것을 의미한다.

또한, VTA를 기시핵으로 하는 중뇌변연 투사계(보상회로)는 현재는 SNc/VTA를 포함한 cortico-basal ganglia-dopamine system이라는 큰 루프를 형성하고 있음이 밝혀지고 있다.[6] 더불어 SNc 뉴런은 VTA 뉴런과 유사한 성질을 보인다는 것도 알게 되었다. 동물의 행동실험 결과에서도 SNc 뉴런은 보상과 혐오에 대한 반응을 나타낸다.

이와 같은 신경과학적 예증에 따르면, SNc 뉴런이 변성되어 탈락이 진행됨에 따라 흑질 선조체 투사계뿐만 아니라 중뇌변연 투사계, 중뇌피질 투사계도 손상되며, 결과적으로 중추성 통증 억제 기전이 저하되어,[7, 11] dysfunctional pain, 즉 전신의 통각과민이 표면화될 것으로 생각된다.[17]

4. 파킨슨병 : 통증의 치료

일본신경학회 감수 '파킨슨병 치료 가이드라인 2011'[13]에는 L-dopa나 도파민 작용제 등 약물에 관한 내용이 상세히 기재되었으며, 또한, 약제 농도를 가급적 일정하게 유지하여 wearing off[주3]를 막는 방법도 자세하게 기술되어 있다. 그러나 파킨슨병의 통증에 대한 내용이나 통증 치료와 관련된 설명은 부족하다.

파킨슨병의 통증이 도파민의 뇌내 동태와 밀접하게 관계되는 특수성을 감안할 때, L-dopa 등은 가이드라인에 근거해 ① 침해수용성, ② 신경병증성, ③ 비기질성 통증에 대해 처방한다. 파킨슨병은 완고한 변비, 수면장애, 환각, 환시, 만성피로증후군을 나타내는 것 외에 인지기능 저하를 초래하기도 하는데, 다학제적 임상체제로 맞춤치료를 하는 것이 바람직하다.

① 안정 시 떨림, 근강직, 근긴장이상 등의 골격근계 통증에는 NSAIDs, 트라마돌 · 아세트아미노펜 복합제 등을 처방할 수 있다.

② 경추 · 요추 변형으로 인해 일어나는 신경근 압박 등의 신경병증성 통증에는 프레가발린, 가바펜틴, 카바마제핀 등을 처방할 수 있다.

③ 통증, 불안, 우울증을 동반하는 통각과민 상태에는 SNRI(듀록세틴 등), SSRI를 처방할 수 있다.

④ 뇌자극 치료법에는 뇌심부 전기자극법과 반복경두개 자기자극법이 있다.

파킨슨병의 통증과 그 치료에 대해서는 해외 논문에서도 언급이 매우 적다. 평균 수명이 길지

주3 : 약제가 효과가 있어 증상이 양호한 상태(ON 시간)와 약물의 체내 농도가 저하되어 증상이 나타나는 상태(OFF 시간)를 몇 번이나 반복한다. 자동차의 연료 부족에 비유하여 wearing off라고 표현된다.

않았던 시대에는 파킨슨병 환자 수가 현재만큼 많지 않았다. 이로 인해 질환과 통증에 대한 통합적인 이해가 부족했고, 현재의 혼란이 초래된 것이다.[16)]

이제는 인생 100세 시대로 급속히 이동 중이다. 초고령 사회를 어떻게 건강하게 살아야 할지 교과서도, 표본도 아직 충분히 갖추어지지 않은 시대에서, 새로운 지식이 요구되고 있다. 파킨슨병의 치료에는 iPS세포를 이용한 치료법을 전 세계가 기다리고 있지만, 실용화되기 위해서는 몇 년을 더 기다려야 한다.[주4)] 새로운 치료법을 확립하는 것은 물론, 파킨슨병 등 신경변성 질환을 미연에 방지하고, 미래를 위한 대책을 세우는 것이야말로 가장 중요한 일일 것이다.

이 책에서는 예방에 참고가 되기를 바라며 흑질 치밀부의 도파민 뉴런이 활성 산소의 해로움에 취약하고, 변성 · 탈락하기 쉬운 기전을 이 장의 '만성염증' 편에서 설명하였다. 또한, 근육운동에 의해 항산화 · 항염증 작용을 갖는 특효약이 체내에 발현하여 도파민 뉴런을 보호한다는 것을 제6장 '만성통증의 치료법'에서 소개했다. 이어서 파킨슨병이라는 질환의 근원으로 거슬러 올라가 처음에 이를 억제하려는 시도를 소개할 것이다.

5. 파킨슨병 : 발병의 근원으로 거슬러 올라가다

파킨슨병의 근원이 어디에 있는지 살펴보고, 예방책을 고려하는 연구가 진행되고 있다. 독일의 신경과 의사인 Klingelhoefer 등[10)]은 파킨슨병의 전조는 운동 증상이 발생하기 10여 년 전에 완고한 변비와 후각장애의 형태로 나타남을 지적하고, '파킨슨병은 장(gut)과 후구(olfactory bulb)에서 시작된다'고 2015년에 발표하였다. 이는 파킨슨병의 발병과 장뇌연관(gut-brain axis)에 대한 뛰어난 총설이다.

파킨슨병이 장의 기능과 밀접하게 관계하는 것은 1960년대부터 계속된 대규모 역학조사(Honolulu Heart Program)에서 이미 보고된 바 있다.[1)] 이 조사는 질환이 없는 건강한 남성 6,790명이 대상으로 선정되어 각자의 건강상태를 24년간 추적하고, 기록하는 방식으로 시행되었다. 그 중 파킨슨병을 앓고 있는 96명의 피험자에 대해 초기에 어떤 증상이 발생했는지를 조사했다. 그러자 96명 전원에서 공통된 최초 증상은 완고한 변비와 후각장애였으며, 수면장애와 우울증이 그 뒤를 이었고, 평균적으로 12년 후에 파킨슨병의 운동 증상이 나타나는 것으로 확인됐다.[1)] 이 결과는 그 예리한 지적에도 불구하고, 변비는 파킨슨병의 한 증상에 불과하다고 해석되어 매몰되어 버렸다.

주4 : 교토대학 iPS 세포연구소의 연구팀은 사람 iPS 세포에서 만들어진 도파민 신경세포를 파킨슨병에 걸린 원숭이 뇌에 이식하여 2년간 떨림 등의 증상이 개선되고, 뇌종양화가 발생하지 않았다는 것 등을 2017년 Nature에 발표했다.

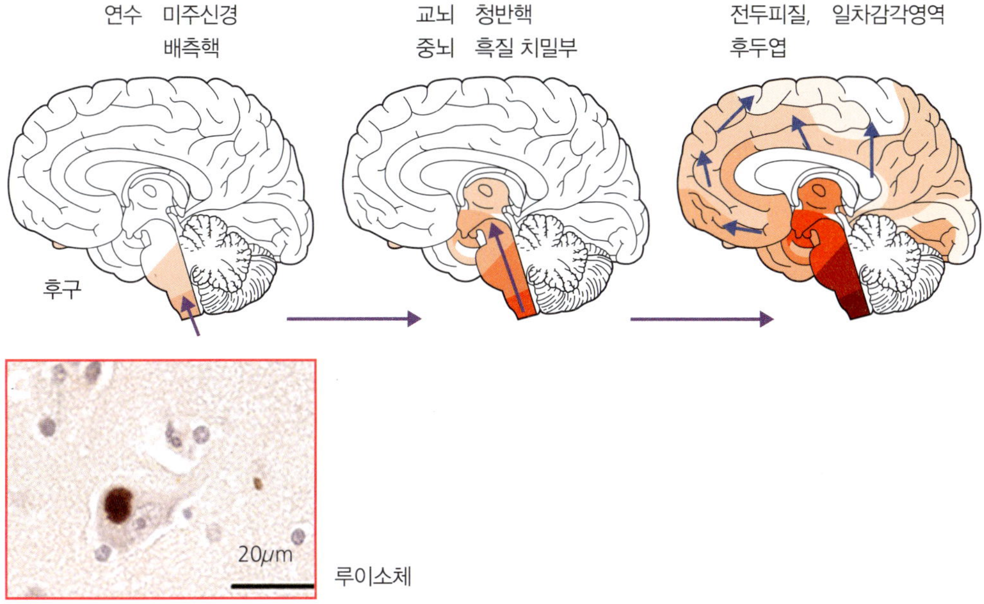

그림 7.2 루이소체의 뇌내 전파

상단 : α-synuclein의 응집은 파킨슨병 초기에 연수의 미주신경배측핵에서 관찰된다. 이윽고 교뇌의 청반핵, 중뇌의 흑질, 그리고 전두피질로 전파된다.
아래 사진 : 루이소체(문헌 9)

그 후 1997년에 파킨슨병의 원인으로 생각되는 이상구조 단백질 α-synuclein에 대한 연구가 시작되었다. 연구의 진전과 함께 장의 작용이 어떻게 뇌와 밀접히 관련되는지 밝혀졌고, 위의 조사결과가 이제야 재검토되고 있다.[9]

이상구조 단백질의 뇌내 전파는 신경변성 질환인 파킨슨병, 알츠하이머병, 헌팅턴병(Huntington's disease), 근위축성 측삭경화증(ALS) 등에 공통되는 병태이다.[9, 10] 특정 단백질의 구조 이상이나 접힘 이상의 단백질에 의해 중추신경 내에 응집이 생기고, 이것이 전파되어 뇌 세포를 죽게 하며 다양한 병태를 야기하는 것으로 여겨진다.

파킨슨병의 경우, α-synuclein에 의한 루이소체와 루이신경돌기가 알려져 있다. 루이소체는 α-synuclein 분자가 중합된 다량체이다. 비정상 단백질은 한 부위에 머무르지 않고 시냅스를 통해 신경세포에서 신경세포로, 세포 간 연락(cell to cell communication)에 의해 연수에서 상부의 뇌간으로, 뇌간에서 중뇌를 거쳐 대뇌피질로 차례로 전파된다[9, 10](그림 7.2).

파킨슨병의 경우는 중뇌의 흑질 치밀부(SNc)에 α-synuclein 양성의 루이소체나 루이신경돌기가 축적되어 SNc의 도파민 뉴런이 변성·탈락되면 운동 증상이 일어난다. 따라서 오랜동안 파킨슨병을 일으키는 책임 병소는 SNc라고 여겨져왔다.

그러나 SNc의 변성·탈락되기 10여 년 전으로 거슬러 올라가 보면, 장에는 완고한 변비라는 형

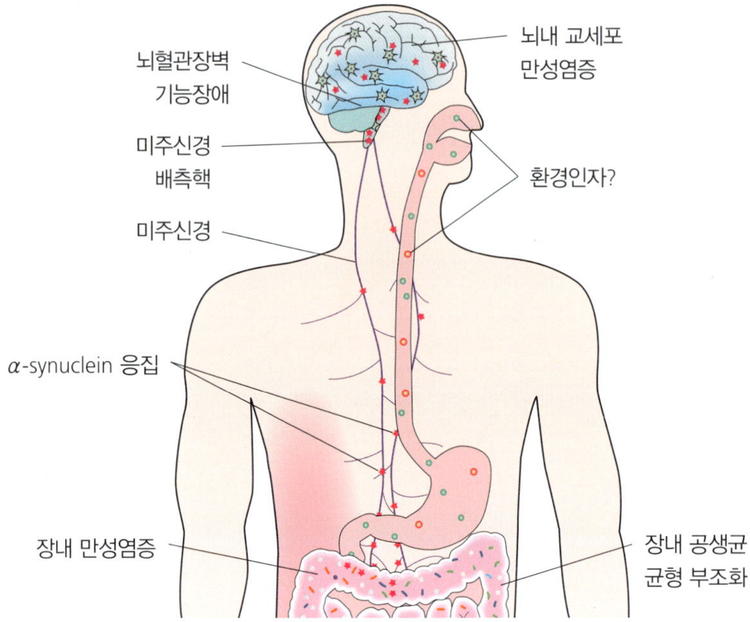

그림 7.3 파킨슨병의 장뇌연관(gut-brain axis) 가설

① 어떤 환경인자가 발단이 되어 장내나 후구에 α-synuclein 응집이 일어난다.
② 응집은 자율신경을 통해 연수의 미주신경배측핵에 전파되고, 다시 상위 뇌로 전파된다.
③ 루이소체에 대하여 뇌내 교세포(glia)에 의한 만성염증이 진행되어 신경세포가 서서히 변성 · 탈락한다. 이에 따라 비운동 증상과 운동 증상이 일어나는 것으로 보인다.

태로 이미 변화가 발생하였으며, α-synuclein의 응집은 장신경, 후구(olfactory bulb), 악하선에 일어났던 것이다. 장은 자율신경을 통해 뇌와 연결된다. 연수의 미주신경배측핵에는 α-synuclein의 응집이 발생하였고, 이 응집은 더욱 문측 방향으로 뇌간을 진행하여 중뇌의 흑질에 이르는 것으로 보고되었다[9, 10](그림 7.3).

독일 해부학의 Braak 등[3]은 2003년에 파킨슨병의 병리학적 변화가 진행되는 과정을 보고하였다. Braak 등은 생전에 파킨슨병을 앓지 않았던 사람의 뇌내에 루이소체가 확인되었다고 보고했으며 이를 계기로 파킨슨병 미증상의 고령자 뇌와 파킨슨병 발병 후의 고령자 뇌에 대한 부검을 계속하고 있다. 그리고 파킨슨병의 진행을 병리학적으로 6단계로 나누어 보고했다.

α-synuclein 양성의 루이소체나 루이신경돌기는 최초에 장신경(enteric nerve), 후구, 악하선, 연수 미주신경배측핵에서 볼 수 있다. 다음 단계로 진행되면 교뇌의 청반핵이나 청반하핵 복합체에서도 확인되고, 더욱 단계가 진행되면 중뇌의 흑질 치밀부로 루이소체가 확대된다. 그리고 전두피질로도 확대되어 결국에는 일차감각영역을 포함한 대뇌피질 전체로 확대된다.

Braak 등의 보고는 이후의 biopsy 연구에 의해서도 거의 확인되었다.[9, 16, 17] 루이소체의 분포가 연수에서 시작되어 상위 뇌간에, 중뇌의 흑질에 이어서 전두피질로, 다시 일차감각영역으로 전파됨에 따라 초기에는 변비 등의 소화관 이상과 후각장애를 보이며, 앉아 있다가 일어나며 자세를 전환할 때의 혈압 급강하, 수면장애, 환각 및 통증, 떨림, 몸의 비틀림, 전경자세 등의 증상이 나타난다.[16, 17] 그리고 루이소체형 치매의 단계에 이를 것으로 생각된다. 뇌내 교세포(glia)가 루이소체를 이물질로 간주하여 만성염증을 일으키는데 이 염증반응으로 인해 뇌 세포가 변성·탈락된다.

변비는 일상적으로 누구나 경험하기 때문에 무시하는 경우가 많다. 후각장애가 있더라도 그것이 심각한 상황을 의미한다고는 받아들이지 않는다. 그러나 시한폭탄의 타이머는 이때부터 10여 년에 걸쳐 계속되고 있다. 어느 날 그것은 전신의 통각과민이라는 비운동 증상이나 신체의 떨림과 비틀림 또는 가속보행 등의 운동 증상으로 나타난다.

후구, 소화기는 모두 외부 환경과 접하는 부위이다. 파킨슨병의 병리가 후구, 소화기에서 비롯된다는 점을 고려하면 어떤 환경인자가 발단이 되는 것은 아닐까 생각된다. 농약살포 작업과 파킨슨병 발병의 관계는 이전부터 잘 알려져 있다. 앞서 말한 역학조사[1]에서는 장의 기능이 나빠서 완고한 변비가 4일 이상 지속된 사람일수록 파킨슨병 발병률이 높았다고 보고하고 있다.

최근의 연구에서 Samson 등[15]은 파킨슨병 모델 동물(유전자 조작으로 α-synuclein을 과잉 발현시킨 생쥐)을 이용하여 장내에 복잡한 세균총을 정착시킨 군과 장내를 무균상태로 한 군에 대해 보고한 바 있다. ① 장내에 악성 세균군을 정착시킨 군에서는 완고한 변비가 일어나고, 뇌내에 α-synuclein의 응집이 진행되어 뇌내에서는 미세아교세포(microglia)가 비대해지고 활성화된다, ② α-synuclein 응집은 장신경이나 연수 미주신경배측핵에서 시작되어 뇌간에서 중뇌로 전파되고, 흑질 치밀부에 도달한다, ③ 장내 세균총은 소화기계와 뇌 모두에서 신호전달과 기능을 변화시킬 가능성이 있다고 보고하였다.

이 연구에서는 장내 악성세균군과 공생세균총의 균형이 무너져 파킨슨병을 유발할 가능성을 시사하였다. 파킨슨병의 원인을 발병의 근원으로 거슬러 올라간 이러한 연구들을 통해 파킨슨병의 발병을 방지하는 약물의 개발과 새로운 치료법의 전개가 모색되고 있다. 아무쪼록 파킨슨병을 예방할 수 있는 방법이 확립되기를 기대해 본다.

❖ 참고문헌

1. Abbott RD, Petrovitch H, White LR, et al : Frequency of bowel movements and the future risk of Parkinson's disease. Neurology 57 : 456-462, 2001
2. Beiske AG, Loge JH, Rønningen A, et al : Pain in Parkinson's disease : Prevalence and characteristics. Pain 141 : 173-177, 2009
3. Braak H, Del Tredici K, Rüb U, et al : Staging of brain pathology related to sporadic Parkinson's disease. Neurobiol Aging 24 : 197-211, 2003

4. Ford B : Pain in Parkinson's disease. Mov Disord 25 : S98-S103, 2010
5. Gerdelat-Mas A, Simonetta-Moreau M, Thalamas C, et al : Levodopa raises objective pain threshold in Parkinson's disease : a RIII reflex study. J Neurol Neurosurg Psychiatry 78 : 1140-1142, 2007
6. Haber SM, Knutson B : The reward circuit : Linking primate anatomy and human imaging. Neuropsychopharmacology 35 : 4-26, 2010
7. 半場道子 : 慢性疼痛の脳内機構. 神経内科 83 : 103-108, 2015
8. Jarcho JM, Mayer EA, Jiang K, et al : Pain, affective symptoms and cognitive deficits in patients with cerebral dopamine dysfunction. Pain 153 : 744-754, 2012
9. Jucker M, Walke LC : Self-propagation of pathogenic protein aggregates in neuro-degenerative diseases. Nature 501 : 45-51, 2013
10. Klingelhoefer L, Reichmann H : Pathogenesis of Parkinson disease — the gut-brain axis and environmental factors. Nat Rev Nerurol 11 : 627-636, 2015
11. Leknes S, Tracey I : A common neurobiology for pain and pleasure. Nat Rev Neurosci 9 : 314-320, 2008
12. Nègre-Pagès L, Regragui W, Bouhassira D, et al : Chronic pain in Parkinson's disease : The cross-sectional French DoPaMiP survey. Mov Disord 23 : 1361-1369, 2008
13. 日本神経学会 (監修), パーキンソン病治療ガイドライン作成委員会 (編集) : パーキンソン病治療ガイドライン 2011, 医学書院, 東京, 2011
14. Rana AQ, Saeed U, Masroor MS, et al : A cross-sectional study investigating clinical predictors and physical experiences of pain in Parkinson's disease. Functional Neurol 28 : 297-304, 2013
15. Sampson TR, Debelius JW, Thron TS, et al : Gut microbiota regulate motor deficits and neuroinflammation in a model of Parkinson's disease. Cell 167 : 1469-1480, 2016
16. Tommaso M, Arendt-Nielsen L, Defrin R, et al : Pain in neurodegenerative disease : Current knowledge and future perspectives. Behavioral Neurol. Article ID 7576292, 2016
17. Zis P, Erro R, Courtney C, et al : The range and nature of non-motor symptoms in drug-naive Parkinson's disease patients : a state-of-the-art systematic review. NPJ Parkinson's Dis 1 : 15013, 2015

II 만성염증과 질환

여기에서는 만성염증과 질환과의 관계를 다룬다. 고령자에게 많이 발생하는 파킨슨병, 알츠하이머병, 퇴행성 관절증(OA), 근감소증에는 공통점이 있으며 만성염증으로 인한 질환이 발생한다.

만성염증이란 전신에 지속되는 낮은 정도의 염증으로 발열, 발적, 종창은 거의 눈에 띄지 않지만 알아차렸을 때는 치명적인 손상에 이르는 반응계이다. 그래서 '만병의 근원'이라고 불린다. 만성염증을 기반으로 하는 질환에는 그 밖에 2형 당뇨병, 만성폐질환, 죽상동맥경화증, 대장암, 전립선암 등이 있다.[2-5, 7, 9] 모두 방대한 수의 사람들을 괴롭히고 있는 질환이지만, 병을 일으키는 것은 극히 흔한 면역계 세포이다. 이 장에서 설명하는 파킨슨병, 알츠하이머병, 근감소증, 기억의 메커니즘을 이해하기 위해 만성염증 항목을 마련하였다.

1. 면역세포와 염증소체(inflammasome)

만성염증을 일으키는 주역은 대식세포, 교세포, 수상세포, 백혈구, 혈관내피세포 등 자연면역계 세포이다.[1, 2, 6, 8] 파킨슨병이나 알츠하이머병의 경우는 주로 뇌내 교세포가 관여하며, OA나 근감소증, 2형 당뇨병에는 대식세포와 수상세포가 관여한다.

이러한 자연면역계 세포는 그림 7.4와 같이 Nod-유사수용체(NLR)를 가지며, DAMPs(손상관련 분자패턴)와 PAMPs(병원체관련 분자패턴)를 패턴으로 검출한다.[1, 7]

DAMPs에는 LDL 콜레스테롤, ATP, 포화지방산, 활성산소, 고혈당, 요산, 세라미드, 석면, 실리카, 소포체에 올바르게 접히지 않는 비정상 단백질 등이 해당되며, PAMPs에는 세균, 바이러스, 병원체의 구성성분 등이 해당된다.

면역세포는 DAMPs나 PAMPs를 검출하면 긴급체제에 돌입해 그림 7.4와 같이 ASC나 pro-caspase-1을 불러들여 inflammasome[주1)]이라는 단백질 복합체를 형성한다. 이는 위험물, 이물질이나 병원체를 배제하기 위한 분자 장치이다.

우선 caspase-1이 활성화되어 IL-1β와 IL-18의 전구체를 성숙형의 IL-1β와 IL-18로 변화시켜 DAMPs와 PAMPs를 향해서 방출한다. 위험물/이물질이나 병원체가 이것에 의해 제거되면 염증반응은 종료된다.

주1 : 그림 7.4는 만성염증의 개념을 단순화한 모식도이며, 실제의 염증소체 분자 기전은 더 복잡하다. 또한, Nod-유사수용체에는 NLRP3, NLRP6, NLRP12 등이 있으나 NLRP3가 가장 많이 연구되고 있기 때문에 NLRP3로 표기되는 경우가 많다.

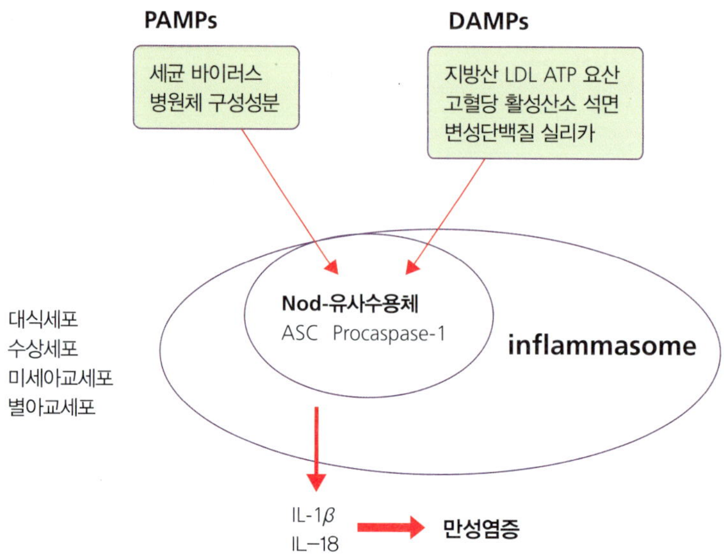

그림 7.4 자연면역세포에서의 inflammasome(단백질 복합체)

자연면역계세포에는 Nod-유사수용체가 있어 PAMPs와 DAMPs를 검출하면 활성화된다. ASC와 procaspase-1을 불러들여 inflammasome을 형성하고, IL-1β, IL-18을 이용하여 이들을 제거한다. 처리할 수 없는 경우에는 IL-1β, IL-18, IL-6, TNF-α도 만성염증에 가세하여 염증이 확대된다.

그러나 처리할 수 없는 경우에는 IL-6, TNF-α 등의 염증성 사이토카인도 추가로 동원되어 염증은 확대된다. 염증이 장기간 진행되고 있는 부위에서는 면역세포가 현저하게 집적되어 조직의 파괴, 혈관의 신생, 조직의 리모델링(섬유화) 등이 수개월에서 수년에 걸쳐 잠재적으로 진행된다.

괴사한 세포에서 나온 ATP나 DNA, RNA, 삼출된 혈장 글로불린 등이 2차적, 3차적으로 DAMPs가 되기 때문에 염증반응은 캐스케이드(cascade) 형태로 확대되고, 불가역적으로 진행된다. 염증의 화살은 중요한 조직이나 장기에까지 미쳐 결과적으로 치명적인 병태에 이른다.

임상상으로도 체내의 IL-1β, IL-6, IL-8, TNF-α 등이 장기간에 걸쳐 높은 수준일 때는 각종 암, 신경변성 질환 등의 발병과 관련이 있는 것으로 보고된 바 있다.[4)]

2. 만성염증은 만병의 근원

만성염증에서 주의해야 할 것은 염증의 화살이 자신의 세포대사산물에도 향한다는 점이다. 포화지방산, LDL콜레스테롤, ATP, 고혈당, 요산 등은 대사산물이며, 소포체에 제대로 접히지 않는 비정상 단백질은 아밀로이드-β(Amyloid-β : Aβ)와 α-synuclein 양성의 루이소체 등이다.

퇴행성 무릎관절증의 경우, 관절연골에서 벗겨지고 떨어져 부유하는 미세한 작은 조각이 DAMPs가 되어 염증이 시작된다. IL-1β, IL-6, IL-8, TNF-α 등의 염증성 사이토카인이 추가되어 결국 조직 파괴가 뼈조직에까지 미치게 된다(이 과정은 제3장 참조).

알츠하이머병의 경우는 뇌내 미세아교세포와 별아교세포가 비정상 단백질 Aβ와 Tau를 DAMPs로 검출되어 만성염증을 일으킨다.[5] Aβ에는 인접한 정상적인 뇌세포에 차례로 전파되는 성질이 있는데, 프리온의 뇌내 전파나 루이소체 전파의 경우와 같다. 대뇌피질 전체에 20여 년에 걸쳐 전파되어 가는 Aβ에 대해 만성염증이 시작되어, 뇌세포가 변성 · 탈락된다.

뇌의 대사 노폐물은 정상인에서 수면 중 상당히 배출되며, Aβ의 침착이나 Tau의 응집은 적게 유지된다. 그러나 고령기가 되면 Aβ의 침착은 불가피해 보인다. 뇌내 교세포에 의한 염증반응이 대뇌피질에 광범위하게 진행되면서 기억력 저하뿐만 아니라 인식장애, 사고력 및 판단력 저하가 일어나고, 폭언과 망언 등의 증상도 나타난다.

파킨슨병의 경우에는 뇌내 교세포가 뇌에 축적된 비정상 단백질 α-synuclein 양성의 루이소체나 루이신경돌기에 대해 만성염증을 일으킨다. 루이소체는 파킨슨병의 초기에는 장 신경이나 후구, 연수의 미주신경배측핵에서 관찰되며 연수에서 뇌간으로, 중뇌의 흑질 치밀부로, 나아가 대뇌피질 전부에서 후부로, 10여 년에 걸쳐 전파된다.

전파된 α-synuclein에 대한 염증반응이 확대되어 연수나 뇌간의 뇌세포를 변성 · 탈락시키면 후각장애, 변비, REM 수면장애, 전신의 통각과민, 환각, 환시, 실신 등의 비운동 증상으로 나타난다. 또한, 흑질 치밀부의 도파민 뉴런이 변성 · 탈락하면 손발의 떨림 등의 운동 증상이 나타나고,[3, 9] 마침내 루이소체형 치매 증상이 드러난다.

죽상동맥경화증의 경우는 LDL 콜레스테롤의 미립자가 혈관 내막에 과도하게 축적되어 산화, 당화되면 혈중의 단핵구 자극을 받아 케모카인이 모여든다. 단핵구는 곧 대식세포로 성숙하여 LDL 콜레스테롤을 탐식하게 된다.

충분히 탐식한 대식세포는 포말세포(foam cell)라고 하는데, 혈관벽에 플라크 전구체를 만든다. 이에 대해 만성염증이 일어나 제거를 위한 과정이 시작된다. TNF-α, IL-6, IFN-γ 등 염증성 사이토카인도 추가 동원되어 만성염증이 장기간 계속되고 동맥을 경화시키는 것으로 여겨진다.[4] 혈관 외막에서도 신생혈관이 플라크에 침입하여 염증을 확대시킨다는 보고가 있다.

만성 폐쇄성 폐질환의 경우는 담배, 유해한 미립자나 가스가 DAMPs로써 염증이 발생하고, IL-1β, IL-18의 방출이 계속된다. 염증의 장기화에 따라 기관지 점막선 비대, 혈관 신생, 기도상피 부종, 조직 리모델링(섬유형성) 등 병적인 상태가 초래되고,[2] 석면으로 인한 중피종도 발생한다.

2형 당뇨병의 경우는 내장지방이 주된 원인이 되어 전신에 만성염증이 시작된다. 만성염증의 반응과정이 분자 수준에서 처음 연구된 것은 1990년대 미국에서 비만자가 급증하고, 인슐린 저항성이나 심혈관성 질환이 증가한 시대였다. Harvard 대학의 Spiegelman 등은 비만자의 지방조직에 염증성 사이토카인 TNF-α가 증가하고, TNF-α가 인슐린 수용체를 인산화하여 인슐린 저항성

을 유발하며, 지방조직의 대식세포 M1이 만성염증을 일으키는 것을 보여주었다.[4)]

비만자의 내장은 각 장기의 지방세포가 과도하게 지질을 많이 축적해 한계까지 비대해진다. 혈액 공급이 충분히 되지 않아 산소 부족으로 죽음에 이른 지방세포에서는 지방산이 세포 밖으로 나오게 되는데, 이것은 DAMPs에 해당한다. 그러면 대식세포 M1이 염증반응을 개시해[4, 6, 8)] IFN-γ나 TNF-α, IL-6 등이 추가 동원되고, 더불어 단핵구 주화인자 MCP-1이나 케모카인 수용체 CCR2 등도 끌어온다.

그러나 비만자의 여러 장기에는 지질을 충분히 축적한 지방세포가 있다. 대식세포 M1은 췌장, 간, 혈관내피 등의 장기에도 침윤되어 염증을 유발한다. 다른 면역세포도 끌어들여 집적되고, 각각의 염증을 확대시킨 결과로 세포의 괴사, 조직의 재생, 혈관신생 등이 불가역적으로 반복된다.[4, 6, 8)]

TNF-α의 증가에 의해 인슐린 수용체의 인산화가 진행되어 인슐린 저항성이 발생하고, IL-6의 증가에 의해 췌장의 β-cell에 인슐린 분비 저하가 일어난다. 이렇게 인슐린 저항성의 병태와 2형 당뇨병으로의 단계가 된다.[4)]

일찍이 의료의 주체는 감염증과의 오랜 투쟁이었다. 그러나 미식과 포식의 현대에는 생활 습관병과의 싸움으로 옮겨가고 있다. 내장지방은 우리가 체내에 비축한 '내장의 적'이다. 어느 날 트로이의 목마처럼 미친듯이 난폭한 반응으로 우리 몸에 역습의 신호탄을 쏘아 올리게 된다.

지금까지 흔한 면역세포에 의한 국소적인 미세염증이 결국 온몸에 치명적인 병태를 만들어 낸다는 사실을 설명했다.

오해를 피하기 위해 여기서 비비만자의 내장지방에 대해 언급하고자 한다. 대사증후군의 개념이 사회에 침투한 이래, 지방은 나쁜 것으로 받아들여지고 있다. 그러나 비비만자의 내장지방은 만성염증 등을 일으키지 않는다. 비염증성 대식세포 M2가 상재하며, 항염증 사이토카인인 IL-4, IL-10, NO의 생성을 억제하는 아르기나아제를 생성하고 있다. 염증을 억제하는 작용을 하며 식이를 통해 얻은 에너지를 세포 내에 축적하고 기아에 대비하고 있을 뿐이다.

3. 만성염증의 억제

인류는 약 700만 년 전에 침팬지 계통에서 나뉘어져 원숭이, 원인, 구인, 신인으로 진화해 왔다. 현생인류 호모 사피엔스가 탄생한 지 약 20만 년이 지났지만 농경생활이 시작된 것은 지금으로부터 약 1.2만 년 전에 불과하다. 조상이 살았던 황야는 배고픔이 일상이었고, 적은 식량으로 굶주림을 이겨내고 겨우 생명을 이어온 것이 인류의 역사이다.

칼로리 과다로 인해 고혈당, 포화지방산 등이 장기간에 걸쳐 체내에 저장된 시기는 그리 오래되지 않았다. 이러한 과잉이 위험신호 DAMPs로 간주되는 것은 당연할지도 모른다.

우리는 이제 인류 역사상 최초로 기아에서 해방되었고, 병원체와의 전쟁도 어느 정도 종식되었다. 선인들의 투쟁 덕분에 간신히 얻어낸 기아로부터의 해방이다. 그러나 포식과 미식의 결과가 내적인 적이 되어 우리를 위협하고 있다. 또한, 아밀로이드-β와 α-synuclein이 뇌내에 축적되어 전파된다는 것은 사람이 단명하던 시절에는 알지 못했던 것들로 초고령 사회에 들어서서 처음으로 부상한 의학적 문제이다.

염증소체와 과도한 염증을 억제하는 약물에 관해서 생명과학, 분자생물학, 분자약리학 등 다양한 영역에 걸친 기초연구가 진행되고 있다. 만성염증을 억제할 수 있는 약물이 세계적으로 기대되고 있고, 이미 후보들은 여러 가지가 거론되고 있다. 완전하게 억제하는 약물은 아직 개발되지 않았지만, 새로운 치료법이 도래할 날이 멀지 않았다고 생각된다. 또한, 이러한 연구를 통해서 우리의 체내에 염증을 억제하는 특효약이 있다는 사실도 밝혀졌다. 바로 근육운동 시에 발현되는 전사조절인자 PPAR-γ와 그 공활성 인자 PGC1-α이다. PGC1-α의 발현은 만성염증을 억제하고, 퇴행성 무릎관절증이나 신경퇴행성 질환의 발생을 방지한다. 만성염증을 기반으로 하는 질환이 예방되고, 치료되는 날이 오기를 진심으로 기원한다.

❖ 참고문헌

1. Artlett CM : Inflammasomes in wound healing and fibrosis. J Pathol 229 : 157-167, 2013
2. De Nardo D, De Nardo CM, Latz E : New insights into mechanisms controlling the NLRP3 inflammasome and its role in lung disease. Am J Pathol 184 : 42-54, 2014
3. Exner N, Lutz AK, Haass C, et al : Mitochondrial dysfunction in Parkinson's disease : molecular mechanisms and pathophysiological consequences. EMBO J 31 : 3038-3062, 2012
4. Hotamisligil GS, Shargill NS, Spiegelman BM : Adipose expression of tumor necrosis factor-alpha : direct role in obesity-linked insulin resistance. Science 259 : 87-91, 1993
5. Liu L, Chan C : The role of inflammasome in Alzheimer's disease. Aging Res Rev 19 : 15C : 6-15, 2014
6. Lumeng CN, Saltierl AR : Inflammatory links between obesity and metabolic disease. J Clin Invest 121 : 2111-2117, 2011
7. Vandanmagsar B, Youm Y-H, Ravussin A, et al : The NLRP3 inflammasome instigates obesity-induced inflammation and insulin resistance. Nat Med 17 : 180-189, 2011
8. Weisberg SP, McCann D, Desai M, et al : Obesity is associated with macrophage accumulation in adipose tissue. J Clin Invest 112 : 1796-1808, 2003
9. Whitton PS : Inflammation as a causative factor in the aetiology of Parkinson's disease. Br J Pharmacol 150 : 963-976, 2007

III 인지기능 장애

치매(dementia)의 원인이 되는 질환에는 알츠하이머병(Alzheimer's disease : AD), 루이소체형 치매(Lewy body dementia : LBD), 전두측두형 치매(frontotemporal dementia : FTD), 뇌혈관성 치매, 헌팅턴병 등이 있는데 이 장에서는 치매의 2/3를 차지하는 알츠하이머병에 대한 최근의 신경과학을 소개한다.

알츠하이머병을 근본적으로 치료할 수 있는 약은 아직 개발되지 않았다. 그러나 치매의 생물학적 기반이 세포/분자 수준에서 적극적으로 조사되면서 복잡한 반응계가 밝혀지고 있다. 만성염증과 뇌변성의 관계가 밝혀짐에 따라, 많은 식견을 바탕으로 기존과는 다른 각도에서 치료제의 효과가 검증되고 있다. 미국에서는 2011년에 preclinical AD[주1)]가 제창되었는데 보다 조기에 치료 개입을 목표로 한 제창이다.[9)] 이는 아직 경도인지장애(mild cognitive impairment : MCI)에 이르지 않았지만, PET 뇌 영상에서 Aβ나 인산화 Tau의 존재가 확인되는 단계를 가리킨다.

전세계 치매 환자 수는 2015년에 4,680만 명이었고, MCI 환자 수는 그 3배였다고 한다. 일본의 환자 수를 보면 1995년에 126만 명, 2005년에 205만 명, 2012년에 462만 명으로 계속 증가하고 있으며, 2025년에는 약 700만 명이 될 것으로 추산된다(2015년 후생노동성 '치매 국가전략').

장수를 기원하며 의학을 발달시키고, 거국적으로 건강보험제도와 위생 인프라를 확충하여 장수를 실현시킨 그 앞에 커다란 함정이 기다리고 있었던 것이다. 세계에서 가장 먼저 사회의 초고령화가 진행된 일본은 세계에서 가장 먼저 이 문제에 직면하고 있다.

1. 알츠하이머병

알츠하이머병의 주요 증상은 기억장애, 인식장애, 사고 및 판단력의 저하, 작업에 필요한 여러 절차를 제대로 밟지 못하는 수행기능의 장애 등이 있다. 이들 핵심 증상들의 주변을 수면장애, 불안, 배회, 우울, 폭언, 폭력, 불결 행동, 섬망, 실어증 등 다양한 증상들이 둘러싸고 있다.

알츠하이머병에서 뇌세포의 변성이나 탈락은 측두엽 안쪽(후내피질, 해마, 해마방회 등을 포함

주1 : 치매(dementia) : 한번 발달된 지적 기능이 후천적인 뇌의 기질적 장애에 의해 광범위하고, 지속적으로 저하된 상태를 가리킨다.
경도인지장애(mild cognitive impairment : MCI) : 치매의 전 단계이지만 기억력 저하가 주를 이루고, 일상생활의 동작이나 전반적인 인지기능은 정상적으로 유지되고 있다. 연령이나 교육 수준의 영향만으로는 설명되지 않는 기억장애가 있으며, 본인이나 가족으로부터 건망증의 호소가 있다.
Preclinical AD(Preclinical Alzheimer's Disease) : 2011년에 미국국립노화연구소와 Alzheimer병 협회가 새로운 진단 기준으로 제창했다. PET 영상에서 비정상 단백질의 Aβ와 Tau가 확인되는 상태.

하는 부위)에서 비롯된다.[4, 7] 환자의 행동이나 심리적인 증상을 뇌 영상의 회백질 밀도 감소와의 관계로 볼 때 fMRI 영상에서 측두엽 안쪽의 부피 저하가 현저할 때는 기억장애가 두드러지고, 우울증세가 나타난다. 알츠하이머병에서는 두정엽도, 후두엽도 위축되지만, 전두엽에 위축이 미치는 시기에 일치하여 감정이 둔해지거나 망상의 증상이 나타나고, 사고, 판단, 의사결정, 인지 등의 고차원적 뇌 기능이 장애를 받아 인격이 붕괴되어 간다.[1)]

증상상 특징적으로 나타나는 것은 무감각증(apathy : 감정의 둔해짐, 정동의 마비, 동기를 가진 행동의 결여 등), 망상(delusion : 편집증적인 착각, 피해망상이나 과대망상, 주의력 결핍 등), 우울증(depression)의 세 가지이다.

전두엽 중에서도 전대상피질(ACC)과 안와전두피질(OFC)로 위축이 진행되면 이러한 증상이 두드러진다. 무감각증은 알츠하이머병 환자의 40~60%에 공통되는 증상으로 경도인지장애 단계에서도 그 경향을 볼 수 있다. 이 세 가지 증상을 묘사한 어휘는 치매에 관한 지난 20년의 방대한 논문상에서 가장 자주 등장하고 있다.[1)]

ACC의 위축이 미치는 영향이 큰 이유는 다음의 두 가지를 들 수 있다.

ACC에서는 전전두피질을 향해 조밀한 투사가 있지만 편도체, 후내피질, 해마, 해마방회, 시상하부, 섬피질, 뇌간 등 정동계의 많은 신경핵을 향해서도 많은 투사가 있다. 이 때문에 ACC가 위축되면 동기를 가진 행동, 판단, 의사결정 등의 고차원적 뇌 기능에 영향을 미칠 뿐만 아니라 정동계에도 영향을 미쳐 정동의 마비, 불안, 폭언, 섬망 등의 형태로 나타나게 된다.

우리의 고차원적 뇌 활동은 여러 개의 신경핵으로 구성된 대규모 네트워크의 경합과 협조에 의해 이루어진다. ACC는 현저성 네트워크(salience network)와 안정시 네트워크의 사이를 연결하는 신경핵이다. 현저성 네트워크는 ACC, OFC, 섬피질, 편도체, 선조체로 구성된 회로망이고, 안정시 네트워크는 해마, 후대상피질, 전전두피질로 구성되어 있다. 따라서 ACC가 위축되면 네트워크 전체에 영향을 미치고 망상, 불안, 공격성, 중상모략, 흥분성(irritability) 등의 증상이 나타나는 것으로 생각된다.

증상과 영상의 위축 관계를 설명했는데 개인의 증상은 전형적인 것이 아니라 때로는 루이소체형 치매(LBD), 전두측두형 치매(FTD)의 증상이 모자이크상에 추가되어 다양하게 나타나는 것으로 알려져 있다. LBD에는 환시, 환각, 비정상적인 REM 수면, 주의장애, 시공간장애가 있으며, FTD는 동일 시간대에 동일한 행동을 취하는 집착이 강하며, 활발해서 외출하고 싶어 하며, 때로는 반사회적 행동으로도 발전한다. 다음 항 이후에 알츠하이머병의 생물학적 기반을 설명하지만 LBD나 FTD의 경우도 뇌내에서는 신경핵의 위축 등 공통의 변화가 일어나고 있다.

2. 뇌의 시한폭탄 Aβ와 Tau

알츠하이머병에 있어 병리의 특징은 아밀로이드 β(Aβ)라고 불리는 펩타이드의 침착과 신경원섬유 Tau의 응집이 뇌세포에서 보인다는 것이다.

Aβ는 잘못 접힌(misfolding) 단백질이다. 세포막의 단백질 APP(amyloid 전구체)가 분해될 때에 정상적인 경로로 분해되면 Aβ는 축적되지 않는다. 정상 경로란 처음에 α-secretase로, 이어서 γ-secretase로 분해되는 경로이다. 그러나 처음에 β-secretase로, 이어서 γ-secretase로 분해되는 프로세스 오류가 일어나면 소포체에 잘못 접힌 단백질이 생성되어 버린다. Aβ는 서로 이어진 시트상 구조를 만들어 신경세포의 바깥쪽에 플라크(plaque : 노인반)로 침착된다(그림 7.5 상단).

Aβ의 침착으로부터 10년 정도 이후 Tau가 신경세포, 축삭, 수상돌기의 내부에 섬유상으로 응집하게 된다(그림 7.5 하단). Tau는 미세관 결합 단백질이 과도하게 인산화된 신경원섬유로 해외 논문에서는 NFTs(neurofibrillary tangles)로 기재되는 경우가 많다.

Aβ나 Tau에는 뇌세포에서 뇌세포로, 세포 간 연락에 의해 전파되는 성질이 있어 그림 7.5와 같이 뇌내로 확대되어 간다.[6] 인간의 크로이츠펠트 야콥병(CJD)이나 일찍이 영국에서 심각한 피해를 입은 소해면상뇌증(광우병)은 비정상적인 단백질 프리온이 뇌 전체에 전파되어 발생한다. 또한, 파킨슨병에서 루이소체(α-synuclein 분자가 중합된 다량체)의 침착이 연수에서 시작하여 중

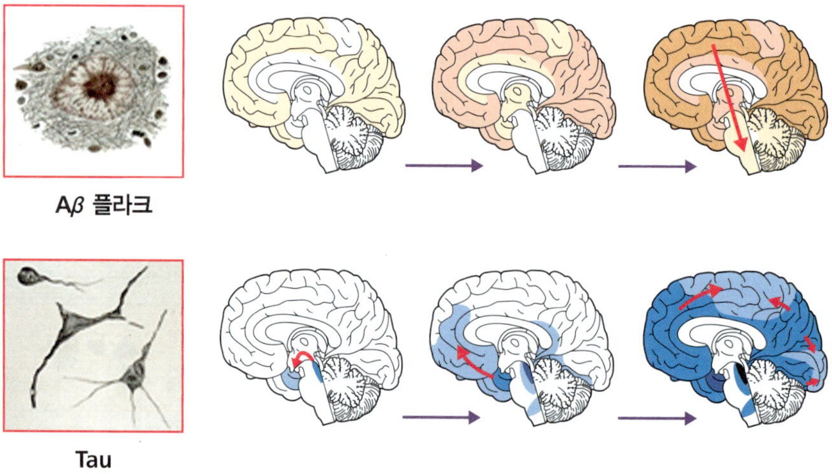

그림 7.5 비정상 단백질 Aβ와 Tau의 뇌내 전파

상단 좌측 : Aβ 침착에 의한 플라크(노인반)
우측 : Aβ는 해마나 후내피질의 뇌세포 밖에 침착되어 곧 대뇌피질 전체에 전파된다.
하단 좌측 : Tau. 신경세포나 축삭, 수상돌기의 내부에 섬유상으로 응집한다.
우측 : Tau도 대뇌피질 전체에 전파되어 간다(문헌 6 Fig. 1을 수정).

뇌로, 전두피질로, 후두엽으로 전파되는 전파되는 과정은 앞에서 설명했다. 알츠하이머병의 Aβ와 Tau의 뇌내 전파도 유사한 현상으로 해석된다.

Aβ의 침착은 알츠하이머병이 발병하기 25년 전쯤부터 시작된다고 알려져 있는데 70세에 알츠하이머병이 발병한 경우, Aβ라는 시한폭탄의 타이머는 45세 무렵에 맞춰진 것이 된다. 젊은 세대의 뇌에서도 그와 같은 전파가 잠재적으로 진행되고 있을지도 모른다. 알츠하이머병은 그 누구의 뇌에도 일어날 수 있는 것이다.

정상인에서 뇌조직 내의 대사 노폐물은 수면 중에 뇌척수액 안으로 배출되어 혈류를 타고 제거된다. Rochester 대학의 Nedergaard 등[5, 11]은 뇌에는 노폐물을 배출하는 글림프 시스템(glymphatic system)이 있어 수면 중에 가장 활발하게 기능한다고 밝혔다. 살아있는 뇌에서 2광자 현미경을 이용하여 확증을 얻는 작업이 계속되며, 수면 중에는 뇌세포 간의 공간이 증가하고, 깨어 있을 때보다 2배나 많은 대사 노폐물이 배출된다고 보고하였다.

알츠하이머병 환자는 뇌로부터의 배출 기능이 저하되어 있기 때문에 Tau나 Aβ 등이 뇌내에 축적되어[5] 뇌 안으로 전파되어 간다. 또한, 혈액뇌장벽 기능에 장애가 생기고, 말초의 T세포나 대식세포가 중추신경 내에 침입해 염증반응이 확대된다.[1] 그 때문에 염증성 사이토카인(TNF-α, IL-1β, IL-17 등)이 뇌세포에 과도하게 방출된다.

이렇게 해서 알츠하이머병의 발병 기전으로 이어지는 새로운 지식을 얻을 수 있었다. 치매나 MCI 환자에서는 잠을 잘 수 없다는 공통된 호소가 많은데, 이는 중요한 사실을 알려주는 듯하다. 치매 예방을 위해서는 평소 양질의 수면이 필요하다는 사실을 새삼 깨닫게 되었다. 그럼, Aβ나 Tau가 뇌내에 저장되면 왜 뇌세포가 변성이나 탈락하는지, 뇌 교세포에 의한 만성염증의 실태를 살펴보자.

3. 뇌내 교세포로 인한 만성염증

만성염증의 반응계는 앞서 설명한 바와 같이 자연면역계 세포가 유해물에 대해 신호 DAMPs나 병원체 신호 PAMPs를 일으켜 염증에 의해 이들을 제거하는 시스템이다. 중추신경 내에서는 미세아교세포와 별아교세포가 그 기능을 하며 손상된 세포나 이물질을 제거하고 뇌내 환경을 정상적으로 유지한다.

평온할 때의 미세아교세포는 뇌내를 순찰하여 위험물이나 이물질 그리고 병원체의 유무를 점검하고 있으며, 별아교세포는 영양물의 운반이나 노폐물 제거 등의 역할(logistic)을 담당하고 있다. 일단 Aβ나 Tau를 검출하면 미세아교세포는 만성염증을 통해 이들을 제거하지만, 필요하다면 염증성 사이토카인(IL-1, IL-8, IL-17A, TNF-α 등)도 추가로 동원하고, 케모카인도 불러들인다

(그림 7.6).[10)]

그러나 Aβ나 Tau가 뇌내에 많이 존재할 때는 다수의 교세포가 집결하여 염증은 확대되고, 연쇄반응이 끝없이 계속된다. 미세아교세포에는 두 종류가 있는데 활성화/비대화해서 염증을 촉진하는 M1과 항염증 작용이 있는 M2이다. 후자는 항염증성 사이토카인(IL-4, IL-10, IL-13, TNF-β 등)을 방출하여 뇌세포의 염증을 막는 역할을 한다. 그러나 만성염증이 연쇄적으로 진행되는 상태에서는 M2가 M1으로 변신하여 염증을 촉진하는 쪽으로 바뀐다.[10)]

알츠하이머병 환자의 뇌를 조직학적으로 살펴보면 Aβ와 Tau 주위에 비대화된 미세아교세포와 별아교세포가 많이 둘러싸고 있다. 염증의 연쇄반응을 억제하는 쪽이었던 M2가 염증을 가속화시키고 있는 것이다. 과도한 염증성 사이토카인에 장기적으로 둘러싸여 있는 환경에서는 뇌세포가

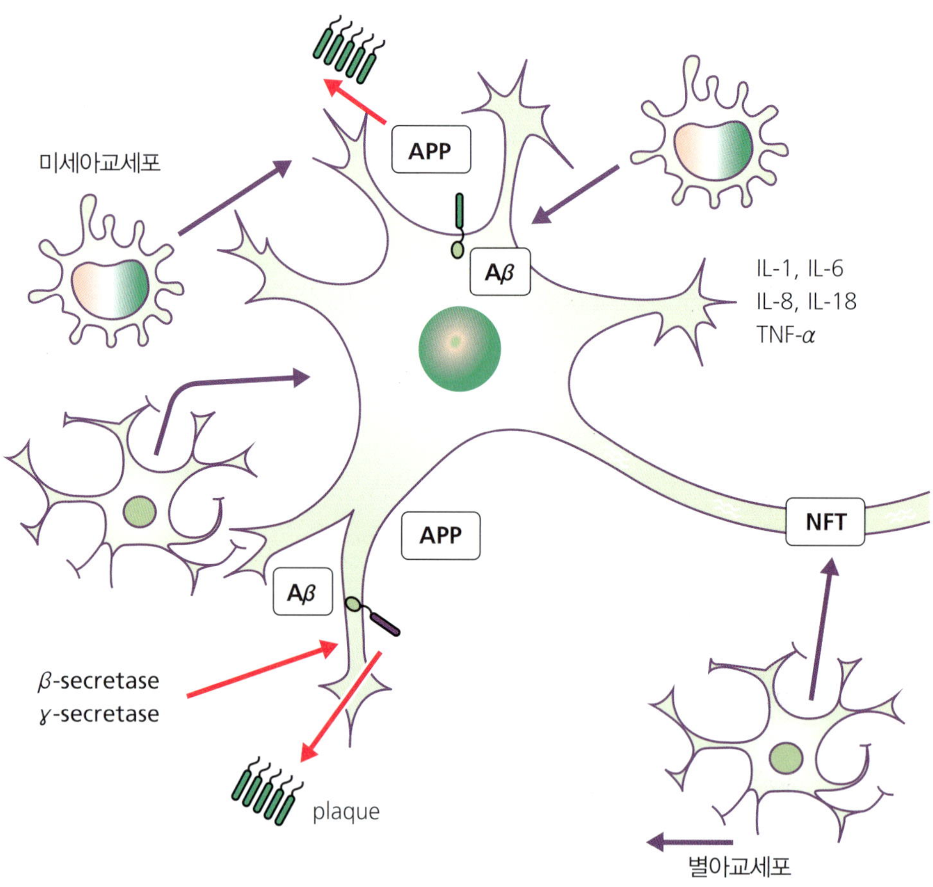

그림 7.6 뇌내 교세포로 인한 만성염증

신경세포의 막단백질 APP가 프로세스 오류로 분해되면 소포체에 잘못 접힌 비정상 단백질 Aβ가 생성된다. 이는 시트상 구조를 보이며 세포 밖에 침착되어 플라크를 만든다. 신경원섬유 Tau(NFT)는 축삭이나 수상돌기 내에 응집한다. 미세아교세포와 별아교세포는 Aβ와 Tau(NFT)를 DAMPs로 검출해 만성염증을 일으킨다.

변성하여 세포사한다.

Aβ와 Tau는 뇌내 전파되기 때문에 그에 대한 만성염증이 발생하는데 MCI보다 초기 단계인 Preclinical AD에서도 외측후내피질에는 미세아교세포가 집적되어 Aβ를 둘러싸고, 신경핵의 위축을 진행시킨다.[7] 그러므로 후내피질은 알츠하이머병의 초기에 특히 위험한 부위로 주목받고 있다.

지금까지 뇌 교세포에 의한 만성염증의 진행에 대해 설명했는데, 분자 수준에서 수많은 확증이 이루어진 것에 근거해 만성염증을 억제하는 약물에 대해 인지기능 개선의 유효성이 검증되고 있다. 현재 역학조사에 의해 검증되고 있는 것은 항TNF-α 항체, 미노사이클린(minocycline), 면역 체크포인트 억제제 PD-1 등이다. 장기 투여한 경우의 안전성에 대한 확인도 요구되는데[10] NSAIDs나 COX 제제에 대해서는 부정적인 보고가 많다. 치료시기에 대해서는 뇌의 염증을 억제하기 위해 이전보다 훨씬 빠른 단계에 치료를 시작해야 할 필요성이 지적되고 있다. 이러한 시도는 약물 개발에 훨씬 더 효과적인 영향을 미칠지도 모른다.

4. 치매와 해마

fMRI 뇌 영상에서 해마 부피를 측정하는 것은 치매의 진단에 확실한 지표가 된다. 알츠하이머병에서 신경핵의 위축은 해마, 해마방회, 후내피질 등을 포함한 부위에서 시작되는데[4, 7] 해마의

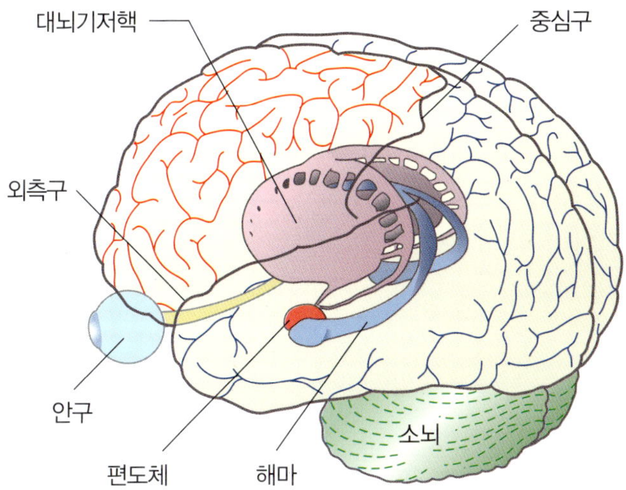

그림 7.7 인간 뇌에서 해마의 위치

[カラー図解「人体の正常構造と機能Ⅷ神VIII系 (1)」河田光博, 稲瀬正彦著. 日本医事新報社, 東京(2004 年) 46 頁より引用]

위축이 큰 경우에는 MCI나 치매로 이행될 위험성이 높다고 진단된다(그림 7.7).[8)]

그렇다면 인지기능의 저하가 나타나지 않고, 건강한 정신 상태를 유지하면서 장수를 누린 고령자의 뇌에는 무슨 일이 일어나고 있는 것일까? 장수자(n=12, 평균 91.27세)의 뇌를 부검한 결과, Aβ의 침착이나 신경원섬유 Tau의 응집이 마찬가지로 확인되었다. 그러나 알츠하이머병을 앓다가 사망한 고령자(n=24, 평균 88.75세)와 비교하여 해마나 대뇌피질의 부피는 유의하게 컸다고 보고되었다.[3)]

뇌에서 나오는 대사 노폐물의 배출 능력은 고령이 되면 저하된다. 장수자라도 Aβ나 Tau의 축적은 피할 수 없는 것 같다. 그러나 Aβ나 Tau에 대해 만성염증이 과도하게 일어나지 않으면 해마와 대뇌피질의 위축을 피할 수 있고, 인지기능이 정상적으로 유지될 가능성을 보여준 점에서 이 보고는 시사하는 바가 많다. 'Super-old, Super-healthy'라 불리는 100세인 사람(centenarian)은 매년 증가하고 있다. 이들의 생활습관, 식사, 수면, 유전자상의 특성, 가족이나 친구와의 관계 등 귀중한 데이터가 제공되는 것은 마음 든든한 일이다.

5. 치매의 위험요인

치매의 위험요인 중 첫 번째는 노화이다. 초고령 사회인 일본에서는 날로 절박한 상황이다. 그 밖의 위험요인은 수면장애, 우울증, 당뇨병, 수면무호흡증후군, 두부외상, 고혈압, PTSD, 비만, 동맥경화증, 파킨슨병, sedentary lifestyle(몸을 움직이지 않는 비활동적인 생활) 등이다.[2, 4)]

수면장애는 큰 위험요인이다. 앞서 설명한 바와 같이 정상인의 뇌에서는 수면 중에 대사 노폐분자가 뇌척수액 안으로 배출되고 제거된다.[5, 11)] 치매 증상이 나타나는 시기보다 20~25년 전에 Aβ의 침착이 시작되는 것을 감안하면 알츠하이머병을 막기 위해서는 젊은 시절부터 질 좋은 수면이 중요하다고 생각된다.

우울증에 걸리면 젊은 세대에도 뇌내의 뇌유래신경영양인자(BDNF)가 감소하여 해마에 위축이 보인다. 우울증 때문에 자살한 사람의 뇌를 부검하면 해마에서 BDNF가 감소되어 있다.[2, 4)] BDNF의 감소는 해마에 심각한 영향을 미치며, 고령자의 경우 특히 MIC나 치매로 급속히 진행된다. 고령자는 지인, 친구, 배우자 등의 죽음을 접하는 경우가 잦아 우울증의 위험이 높으므로 충분한 배려가 필요하다.

우울증 환자가 삼환계 항우울제, SSRI, SNRI 등을 투여받거나 인지행동요법을 받고 건강이 호전되면 해마 부피가 회복되는 것으로 알려져 있다. 우울증, 당뇨병, 고혈압, 수면무호흡증후군 등의 병세는 가능한 한 빨리 치료하는 것이 바람직하다.

알츠하이머병을 근본적으로 치료하는 약물은 아직 개발되지 않았으며, 현재 치매 예방에 가장 효과가 확실한 것은 일상적인 근육운동이다.[2, 4] 골격근을 움직이면 PGC1-α가 발현되어 만성염증을 억제한다고 이미 설명했다. 다음 장에서는 해마에서 신생 뉴런이 매일 탄생하여, 기억기능을 담당한다는 것을 소개할 것이며, 뉴런의 성장과 성숙에 불가결한 BDNF, FGF-2는 근육운동에 의해 분비 촉진된다. sedentary lifestyle에서는 해마 뉴런이 탈락하고 머지않아 고차원의 뇌 기능이 저하된다. 일상적으로 자주 몸을 움직이는 일과 수면의 중요성을 다시 한번 인식하기를 바란다.

❖ 참고문헌

1. Boublay N, Schott AM, Krolak-Salmon P : Neuroimaging correlates of neuropsychiatric symptoms in Alzheimer's disease : a review of 20 years of research. Eur J Neurol 10 : 1500-1509, 2016
2. Erickson KI, Miller DL, Roecklein KA : The aging hippocampus : Interactions between exercise, depression, and BDNF. Neuroscientist 18 : 82-97, 2012
3. Erten-Lyons D, Woltjer RL, Dodge H : Factors associated with resistance to dementia despite high Alzheimer disease pathology. Neurology 72 : 354-360, 2009
4. Fotuhi M, Do D, Jack C : Modifiable factors that alter the size of the hippocampus with aging. Nat Rev Neurol 8 : 189-202, 2012
5. Iliff JJ, Chen MJ, Plog BA, et al : Impairment of glymphatic pathway function promotes Tau pathology after traumatic brain injury. J Neurosci 34 : 16180-16193, 2014
6. Jucker M, Walker LC : Self-propagation of pathogenic protein aggregates in neurodegenerative diseases. Nature 501 : 45-51, 2013
7. Khan UA, Liu L, Provenzano FA, et al : Molecular drivers and cortical spread of lateral entorhinal cortex dysfunction in preclinical Alzheimer's disease. Nat Neurosci 17 : 304-311, 2014
8. Muller SG, Schuff N, Yaffe K, et al : Hippocampal atrophy patterns in mild cognitive impairment and Alzheimer's disease. Hum Brain Mapp 31 : 1339-1347, 2010
9. Sperling RA, Aisen PS, Bechett LA, et al : Toward defining the preclinical stage of Alzheimer's disease : recommendations for the National Institute on Aging- Alzheimer's Association work-groups on diagnostic guidelines for Alzheimer's disease. Alzheimers Diment 7 : 280-292, 2011
10. Walters A, Phillips E, Zheng R, et al : Evidence for neuroinflammation in Alzheimer's disease. Prog Neurol Psychiatry 20 : 25-31, 2016
11. Xie L, Kang H, Xu Q, et al : Sleep drives metabolite clearance from the adult brain. Science 342 : 373-377, 2013

IV 기억의 메커니즘

이 장에서는 기억의 신경과학을 소개한다. 치매나 우울증 등의 치료와 발병을 예방하는 데 있어 기억 메커니즘의 이해는 필수적이라고 생각되기 때문이다. 최근의 신경과학에는 치매의 예방에 응용할 수 있는 토픽들이 많이 보고되고 있다. 초고령 사회에서 기억력을 건강하게 유지하기 위해 앞서 설명한 '인지기능 장애'와 함께 읽어보자.

고령자라도 해마에서는 새로운 뉴런이 매일 탄생하고, 뉴런이 성장하고 성숙하여 기억기능을 담당하면 기억력은 정상적으로 유지된다. 해마의 새로운 뉴런이 성장하고 성숙하는 데는 근육운동이 필요하며 또한, 뇌의 기능을 정상적으로 유지하기 위해서는 질 좋은 수면을 요하는 등 우리의 일상생활이 크게 영향을 미친다.

1. 해마 : 기억의 중추

기억의 중추는 해마이다. 지금은 널리 알려진 이 사실을 처음으로 보여준 것은 'H.M.의 뇌 증례'였다. H.M.이라고 불린 남성은 난치성 간질로 인해 1953년, 27세 때 양쪽의 측두엽 안쪽 부분의 일부를 절제했다. 간질의 병소로 해마, 해마방회, 후내피질을 포함한 부위를 적출하여 심한 발작에서 마침내 해방되었다.

그러나 이 수술로 인해 H.M.은 새로운 기억이 생겨나지 않게 되었고, 매일 보는 주치의와 간호사의 얼굴조차 기억하지 못했으며 몇 분 전에 자신이 한 일도 기억하지 못했다. 일과로 신문을 읽었는데 매일 같은 지면을 처음 읽는 기사처럼 신기하게 읽었다고 보고되었다.

저명한 뇌 과학자 라마찬드란은 저서 '뇌 속의 유령들'에서 'H.M.이라는 환자를 수일간 관찰한 것만으로, 기억에 관하여 수십 년에 걸쳐 축적한 지식들을 훨씬 뛰어 넘는 수준으로 이해할 수 있다'고 적고 있다. H.M.의 증례 덕분에 기억과 해마에 관한 지견은 비약적으로 발전했고, 해마와 후내피질이 단기기억의 형성과 유지에 핵심적인 역할을 한다는 사실을 알게 되었다.

그 밖에도 몇 가지 중요한 사항들이 밝혀졌는데, 그는 수술 전의 기억을 정확하게 유지하고 있었고, 지능과 워킹 메모리(작업기억)도 정상이어서 이전의 습관대로라면 지장 없이 생활할 수 있었다. 이를 통해 최근의 기억(recent memory)과 오래된 기억(remote memory, 원격기억이라고도 함)에 관련된 뇌 부위는 다르다는 것도 알게 되었다.

최근의 기억 형성에 필수적인 중추는 해마이다. 그러나 오래된 기억을 유지하는 것은 해마가 아닌 다른 뇌 부위이다. 해마를 잃고도 그보다 반년 정도 전에 축적된 기억과 지능은 정상적으로 유지된다는 것이 밝혀졌다. 이후의 연구에서 어떤 일을 상기할 때 해마 의존적으로 떠올리는 것은 반년에서 2년 정도의 기간이며, 오래된 기억은 해마로부터 대뇌피질의 여러 부위에서 전송된다는 것을 알게 되었다.

H.M.에 관한 기록은 의학서적에 기재되어 기억 및 학습 기전 연구의 단서가 되었다. H.M.은 2008년에 사망했으며, 본명이 Henry Molaison이라는 사실이 최초로 밝혀졌다. 사후에 뇌 절편이 만들어지고 27세 때 적출한 병변 부위를 포함하여 3차원 모델로 뇌를 재구축하는 작업이 진행 중인데, 이로 인해 해마와 주변 영역의 기능이 생전의 언행이나 행동과 대조되어 더욱 정확하게 구축될 것이다.

이상은 뇌 외과수술로 인해 해마를 잃은 H.M.에 대한 설명이었으며, 치매 환자의 경우는 해마나 후내피질의 신경세포가 변성 · 탈락하여 기억장애가 일어난다. 몇 분 전에 식사한 것도 기억하지 못하고, 같은 질문을 반복적으로 물어봐서 주위를 어리둥절하게 만드는 점도 마찬가지이다.

그럼 해마의 어디에서 어떻게 기억이 형성되는지, 해마에 대한 기억 형성의 메커니즘을 살펴보자.

2. 해마에는 매일 뉴런이 새로 생기고 있다

해마가 새로운 기억의 형성에 중요하다는 것을 알게 되었는데 해마 중에서도 해마 앞부분은 과학 분야에서 현재 가장 주목받고 있는 부위이다. 해마 앞부분은 치상회(dentate gyrus), CA1 영역, CA3 영역, 후내피질(entorhinal cortex), 해마지각(subiculum) 등을 포함하는 부위이다(그림

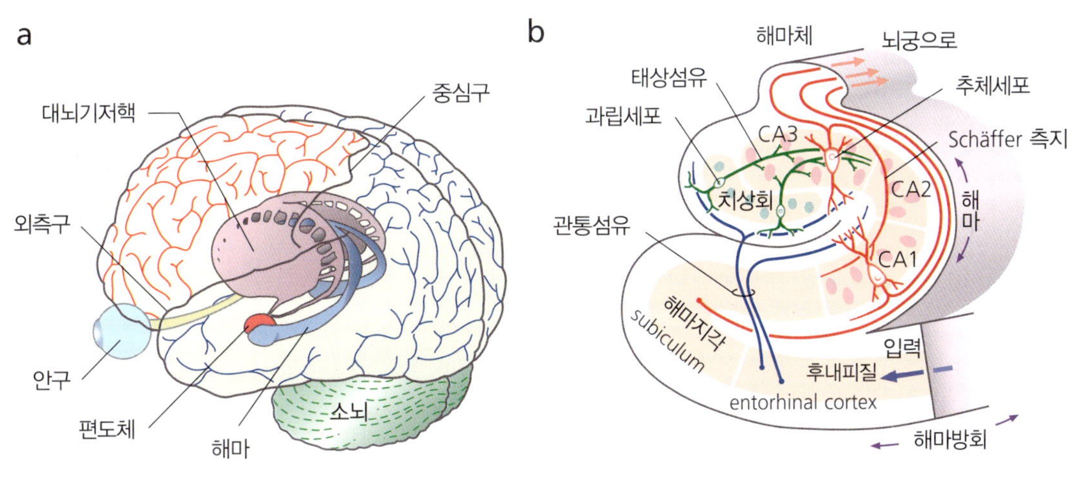

그림 7.8 해마의 위치 a와 해마의 세포 구축 b

[カラー図解「人体の正常構造と機能Ⅷ神VIII系 (1)」河田光博, 稲瀬正彦著. 日本医事新報社, 東京(2004 年)46 頁より引用]

7.8).

해마 앞부분이 주목을 끄는 이유는 두 가지이다.

그 중 하나는 새로 생긴 뉴런이 해마 앞부분에서 매일 탄생하고 있다는 것이다. '성인이 된 사람의 뇌에는 뇌세포가 새로 생기지 않는다'고 오랫동안 믿어져 왔으나 뇌에는 줄기세포가 존재하여 뉴런의 증식, 분화, 성숙이 매일 일어나고 있다. 그 존재 부위 중 하나가 해마 치상회의 과립세포층하대(subgranular zone : SGZ)이며 여기서 탄생한 신생 뉴런은 성장하고 성숙되어 기억기능을 담당하는 기존의 세포군에 합류해 간다.[1, 7, 8]

덧붙여서 뇌에는 또 하나의 신경줄기세포가 존재하는 부위가 알려져 있는데, 바로 측뇌실의 상피세포 아래에 있는 뇌실하영역(subventricular zone)이다. 이 새로운 뉴런은 후각과 관련이 있는 것 같다. 줄기세포에서 새로운 뉴런이 탄생한다는 것을 알면서 뇌는 이제까지 생각했던 것보다 훨씬 가소성이 풍부하고, 변화무쌍한 존재가 되었다.

해마 앞부분이 주목을 끄는 또 다른 이유는 알츠하이머병의 초기에 뇌 위축이 시작되는 건 해마 앞부분, 해마방회, 후내피질 등으로 밝혀졌기 때문이다.[6] 알츠하이머병의 이전 단계인 preclinical AD의 뇌에서도 이 부위에 Aβ의 침착이나 Tau의 응집을 보인다.

따라서, 해마 앞부분에는 새로 생긴 뉴런 탄생의 드라마가 있고, 다른 한편 신경세포의 변성 및 탈락이 진행되고 있다. 이제 삶과 죽음이 대항하여 싸우는 해마 앞부분에 대해 신생 뉴런의 탄생, 성장, 성숙의 과정과 기억의 관계를 살펴보자.

3. 신생 뉴런이 기억기능을 담당한다

해마 치상회의 과립세포층하대에서는 신경전구세포가 분열하고, 증식하며 딸세포가 되어 분화한다. 세포는 그림 7.9의 현미경 사진과 같은 모양이 되어 과립세포층으로 이동한다. 여기서 축삭을 CA3의 추체세포층으로 뻗고, 수상돌기를 분자층으로 뻗어 수상돌기의 분지를 복잡하게 발달시켜 기존의 신경망을 찾아내 결합한다. 이렇게 해서 뉴런은 탄생으로부터 1~2개월 사이에 형태적으로나 기능적으로 성숙한 과립세포가 되어 기억의 형성에 관여한다고 생각된다(그림 7.9).

모두의 뇌에서 뉴런 신생은 일어난다. 그러나 새로 태어날 뿐 생육 및 성장하지 못하면, 기억기능을 발휘하지 못하고 탈락한다. 신생 뉴런이 어떻게 성숙하고, 기억기능을 담당하는 세포가 되는지 그 과정이 연구되어 왔다.

신생아가 무럭무럭 자라기 위해서는 우유가 필요하듯이, 해마의 신생 뉴런의 생육 및 성숙에는 생리활성물질이 필요하다.[2, 3, 5, 7, 9] 뇌유래신경영양인자(brain-derived nerve growth factor : BDNF)나 섬유아세포성장인자-2(fibroblast growth factor : FGF-2) 등이 있는데[1, 3] 이들은 근육운동을 계속하면 골격근세포에서 방출된다.

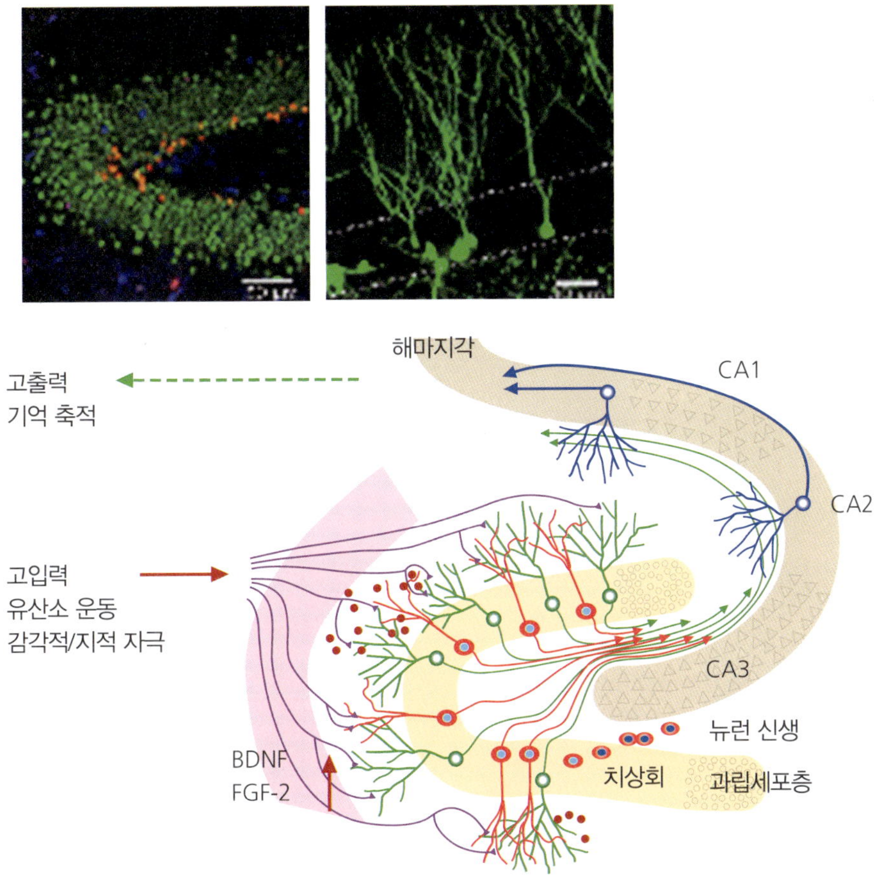

그림 7.9 해마의 뉴런 신생

상단 : 신생 뉴런(오른쪽)은 과립세포층(왼쪽)으로 이동한다.
하단 : 전구신경세포는 BDNF, FGF-2 등을 받아 성장하며, 축삭을 CA3의 추체세포층으로, 수상돌기를 분자층으로 뻗어 수상돌기분지를 복잡하게 발달시킨다.

(문헌 7에서 인용)

BDNF는 신경세포의 생존이나 성장을 조절하는 인자로서, 뉴런 시냅스의 기능 항진이나 뇌세포의 증가에 필수적인 단백질이다. 또한, FGF는 세포의 증식이나 분화에 활성을 가지는 형태형성인자로서, 생체의 항상성을 유지하는 대사조절인자로 작용한다. 더불어 인슐린유사성장인자(insulin-like growth factor : IGF), 혈관내피성장인자(VEGF) 등도 신경세포의 생존과 성장에 관여한다.

신생 뉴런은 이러한 BDNF, FGF-2, IGF, VEGF를 받으며 성장하고, 성숙해진 기존의 신경세포층을 찾아내고 결합하여 기억기능을 담당한다. 그러나 BDNF, FGF-2 등이 충분하지 않은 환경에서는 뉴런의 성장이 쇠퇴하고 만다. 따라서, 해마 뉴런의 성장은 골격근을 움직여 BDNF나 FGF-2를 분비시키고 있는지 여부에 달려있다.[2, 3, 9] 몸을 움직이는 생활이 반드시 필요할 것이다.

고령자의 뇌에서도 뉴런 신생은 일어나고 있는데 다만 뉴런 신생률은 젊은 시절만큼 높지 않고, 나이가 들면서 저하되는 것으로 알려져 있다.

동물을 이용한 연구에서는 뉴런의 신생과 성장에 자발적인 운동 이외에 호기심을 채우는 자극이나 동료와의 접촉 등의 '풍부한 환경'이 효과적이라고 보고되었다.[5] 이 결과로 인해, 고령자의 기억력 저하를 방지하기 위해서는 친구들과의 대화와 접촉이 효과적이라고 알려지게 되었다. 그러나 고령자 중에는 몸은 움직이지 않고, 풍부한 환경을 만들기에만 열심인 사람들도 있다. 기본은 근육운동으로, 이것 없이는 BDNF나 FGF-2가 분비되지 않는다.

4. 고령자의 뇌와 기억력

고령자의 뇌에서도 신생 뉴런이 탄생한다. 성장 및 성숙하게 되면 기억기능을 담당할 수 있다. 그렇다면 뉴런 기능을 향상시키기 위해서는 근육운동이 어느 정도 필요할까? 선수 수준의 운동량이 필요한 것일까?

해마의 부피가 기억력의 저하와 향상을 추측하는 기준으로 밝혀져 해마의 부피와 근육운동량의 관계가 연구되고 있다. 근골격 활동과 기억력의 관계를 열정적으로 연구해 온 Pittsburgh 대학 Erickson 그룹[2, 3]의 연구는 중요한 정보를 제공하고 있으므로 그 중 하나를 소개한다.

건강한 고령의 남녀 120명을 대상으로 절반(n=60, 평균 67.6세)은 주 3회의 유산소 운동(걷기, 최장 40분간)을, 나머지 절반(n=60, 평균 65.5세)은 주 3회의 요가, 스트레칭, 밸런스 운동 등을 1년간 지속시켜 해마의 부피와 혈청 중의 BDNF량, 공간 기억력을 측정했다. 1년 후에 해마 부피를 측정한 결과 유산소 운동군에서는 왼쪽, 오른쪽의 해마 부피가 각각 2.12%, 1.97% 증가한 것으로 나타났다.

'겨우 2%인가?'라고 생각했는가? 만약 그대로 내버려 두면 해마 부피는 매년 1~2%의 비율로 감소하고, 증가할 가능성은 없다고 생각되는 연령대이다. 부피가 증가한 것은 노화에 따른 위축을 2년 치 정도 회복한 셈이 된다.

유산소 운동군에서는 그림 7.10과 같이 해마의 부피 증가에 비례하여 산소 섭취량, 혈청 중의 BDNF량, 공간 기억력이 점점 증가하였다.

유산소 운동군의 피험자에게는 첫 주 5분간의 보행을 시작으로 1주마다 5분씩 보행을 연장하여 최장 40분간의 보행을 최대심박수(HR)의 50~60%로 실시하고, 또한 8주 이후에는 HR 60~75%에 근접하도록 지시하였다. 참고로 운동생리학에서 HR 60%란 최대산소 섭취량의 약 50%에 해당하며, 이마에 땀이 배일 정도의 운동을 가리킨다. 다양한 생리활성물질이 혈류를 타고 각 장기로 수송되기 위해서는 최소 20~30분간 지속적인 운동이 필요하며, 그보다 적으면 운동에 의한 다

장기의 통합반응(소화관, 신장의 혈류량 감소 등)을 얻을 수 없는 것을 알 수 있다.

한편, 요가와 스트레칭 운동군의 효과는 좌우 해마 부피가 -1.40%, 1.43%를 나타내 혈청 중의 BDNF량은 저하되고, 공간 기억력도 떨어졌다.

조사 시작 전에는 피험자 두 군의 해마 부피가 거의 동일했고, 차이는 없었다. 실험 결과는 유산소 운동의 1년 동안 지속되는 운동량의 차이가 해마의 부피 증가와 기억력 향상을 초래하는 것을 보여주었다. 요가와 스트레칭 군에서도 주 3회의 근육운동을 1년간 지속했지만, 해마 부피는

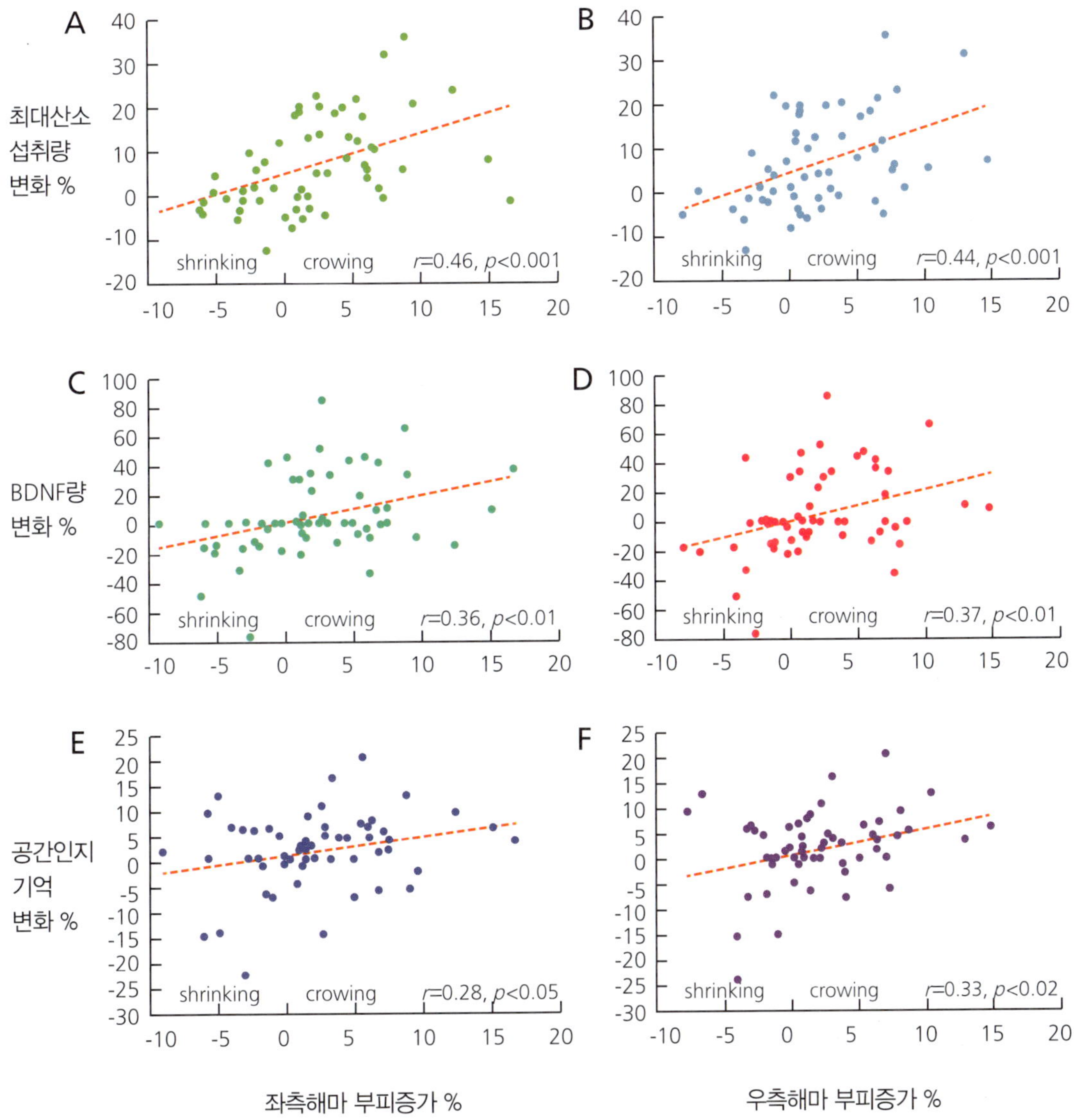

그림 7.10 **유산소 운동군(n=60)의 해마 부피 변화와 BDNF량, 공간인지 기억의 관계**

(문헌 2에서 수정하여 인용)

증가되지 않았다. 요가와 스트레칭은 효과가 없다는 뜻이 아니라 근육운동량 부하가 너무 적어서 해마 부피가 늘지 않았기 때문일 것이다.

이 연구를 다시 한 번 검증해 보면 유산소 운동으로 인해 부피 증가가 있었던 것은 해마 앞부분뿐이었고, 해마 뒷부분의 부피는 증가하지 않았다. 부피를 해마 앞부분만 놓고 비교하면 왼쪽은 3.38%, 오른쪽은 4.33%나 증가한 것이다.

해마 치상회의 과립세포층하대에서는 새로운 뉴런이 매일 탄생하고 있다. 해마 부피의 증가는 뉴런 신생의 촉진을 시사하며, 유산소 운동 습관이 기억력을 향상시킨다는 것을 나타낸다.

5. 인지기능과 근육운동

근육운동이 인지기능 저하를 막는다는 것은 많은 연구에 의해 검증되었고, 미국에서는 지역 의료기관에 의한 대규모 역학조사가 많이 이루어지고 있다. 그 중 하나로 Mayo대학에서 실시된 역학조사를 소개한다.

1,324명의 남녀[70~93세, 평균 80세, 인지기능이 정상인 시민 1,126명과 경도인지장애(MCI) 198명]를 대상으로 근육운동 습관의 유무가 MCI 발생에 어느 정도 관계되는지를 조사하였다.[4)]

각 피험자에 대해서 인생의 중기(50~69세), 후기(70~93세)에 어느 정도의 근육운동 습관이 있었는지를 각자에게 물어 MCI의 odds rate를 산정하는 방법을 이용했다. 그 결과, MCI는 인생의 중기, 후기를 통해서 운동 습관이 전혀 없었던 생활양식을 가진 사람에게 발생률이 높고, 중기에 중간 정도의 운동 습관이 있는 경우는 MCI의 odds rate가 39% 적고, 후기에 운동 습관이 있는 경우는 32% 적은 것으로 나타났다.

위 내용은 역학조사상 대략적인 경향을 파악하는 것에 불과하지만, 중요한 지적을 포함하고 있다. 인지기능을 정상으로 유지하느냐와 MCI 단계에 도달하느냐의 갈림길은 50~60대의 근육운동 습관에 달렸다는 것을 보여준 점이다. 또한, MCI의 발병을 막기 위해 강한 근육운동이 필요한 것이 아니라, 운동 습관의 유무가 큰 영향을 미친다는 것도 알 수 있었다.[4)] 이는 시사하는 바가 많은 조사결과라고 할 수 있다.

3장에서 설명한 바와 같이 일단 무릎관절과 고관절의 문제가 발생한 후에는 근육운동의 습관화가 어려워진다. 통증이 없는 50대부터 근골격계 기능의 향상을 도모하고, 일상적인 근육운동을 고령기까지 습관화하는 것이 인지기능의 저하를 예방하는 첫걸음이 될 것으로 보인다.

사회생활양식이 크게 변화하여 수면시간을 제외한 하루 노동시간 가운데 평균 58%가 앉은 자세를 차지한다는 사실은 이미 설명했다. 앉은 자세를 계속하는 것은 만성염증을 기반으로 하는 질환을 증가시키고, MCI의 위험률을 높이게 된다. 최근의 스포츠 의학에서는 일상적으로 자주 몸을 움직이는 습관이 근육운동의 효과를 얻는데 중요하게 여겨진다. 출퇴근 시 걷기, 계단 오르내리기, 청소하기 등도 근육운동이며, 빠르고 신속하게 실시하면 운동량은 훨씬 늘어난다.

6. 해마 위축의 원인

해마 부피는 장년기의 건강한 성인 뇌에서는 거의 일정하지만, 고령기에 접어들면 매년 1~2%의 비율로 감소한다. MRI 뇌 영상에서 해마, 후내피질의 위축이 심한 경우에는 MCI로 이행될 위험성이 높다고 진단된다.[5, 9)]

해마 세포는 미세 뇌 순환의 불량이나 저산소에 의해서도 손상되기 쉽다. 해마 위축을 일으키는 요인은 두부 외상, 고혈압, 수면무호흡증후군, PTSD, 우울증 등이다. 또한, 만성염증을 기반으로 하는 질환(당뇨병, 비만, 죽상동맥경화증, 파킨슨병 등)에 의해서도 해마 부피는 감소한다. 이들은 알츠하이머병이나 MCI의 위험인자가 되고 있다. MCI의 발병을 방지하기 위해 조기에 이러한 병태를 치료하는 것이 바람직하다. 알츠하이머병, MCI에 의한 뇌 변성 프로세스에 주목하면 측두엽의 내측영역(해마, 해마방회, 후내피질 등을 포함한 부위)에 대사 노폐물 Aβ나 Tau의 축적이 다른 부위보다 조기에 시작되었다. 이들에 대한 만성염증이 뇌세포를 변성·탈락시키고, 해마 부피를 위축시키기 때문이다.

7. 기억에는 반복과 수면

벼락치기로 시험 공부에 몰두한 경험이 있는가? 반복적으로 주입하는 자극이 필요했던 것으로 생각한다. 해마의 뉴런 시냅스에서는 반복적으로 자극을 받으면 장기 증강(LTP) 현상이 일어나고, 시냅스 결합이 강화되어 가소성이 증대된다. 흥분성이 증가하고 신호의 전달 효율이 높아지며 단백질의 생성 반응이 일어나 장기적으로 기억 흔적이 형성된다. 그리고 무언가 계기가 있는 순간 강화 시냅스가 활성화되어 상기시킨다. 이것이 생체의 기억·학습의 기반 응답이라고 생각된다.

삶에 있어 중요한 일이나 정동과 함께 입력된 사항들은 반복 없이 기억된다. 순간의 사건이라도 무서운 광경, 환희의 순간, 흥미 있는 일, 칭찬받을 때 등 입력 자극이 크면 견고하게 기억에 남는다.

그런데 앞에 언급된 H.M.은 해마를 적출한 후에도 오래된 기억은 정확하게 유지되었다. 오래된 기억이라면 기억하고 있는 것은 치매 환자의 경우도 마찬가지이다. 어떠한 사물을 떠올릴 때 해마 의존적으로 떠오르는 기억과 해마 비의존적으로 떠오르는 기억이 있으며, 기억 정보는 해마에서 대뇌피질로 수면 중에 전송된다.

수면 중에는 다양한 기억 정보가 재현되고, 정리되어 중요하게 여겨지는 정보들부터 우선 전송되는 것으로 여겨진다. 해마 전체의 세포 수는 약 1억 개이고, 100억 개의 세포를 가진 대뇌피질로 정보를 전송하는 것은 PC에 비유하면, 정보를 다른 하드디스크로 옮겨 PC 본체의 메모리 용량을 비우는 작업으로 통할지도 모른다. 뇌의 대사 노폐물 Aβ나 Tau가 수면 중에 배출된다는 것은 앞서 설명했다. 수면과 기억의 관계는 앞으로 더욱 분명해질 것이다.

❖ 참고문헌

1. Aimone JB, Wiles J, Gage FH : Potential role for adult neurogenesis in the encoding of time in new memories. Nat Neurosci 9 : 723-727, 2006
2. Erickson KI, Voss MW, Prakash RS : Exercise training increases size of hippocampus and improve memory. PNAS 108 : 3017-3022, 2011
3. Erickson KI, Shaurya RP, Voss MW, et al : BDNF is associated with age-related decline in hippocampal volume. J Neurosci 30 : 5368-5375, 2010
4. Geda YE, Roberts RO, Knopman DS, et al : Physical exercise, aging and mild cognitive impairment. A population based-study. Arch Neurol 67 : 80-86, 2010
5. Kempermann G, Kuhn HG, Gage FH : More hippocampal neurons in adult mice living in an enriched environment. Nature 386 : 493-495, 1997
6. Khan UA, Liu L, Provenzano FA, et al : Molecular drivers and cortical spread of lateral entorhinal cortex dysfunction in preclinical Alzheimer's disease. Nat Neurosci 17 : 304-311, 2014
7. Lazarov O, Mattson MP, Peterson DA, et al : When neurogenesis encounters aging and disease. Trends Neurosci 33 : 569-579, 2010
8. Suh H, Deng W, Gage FH : Signaling in the adult neurogenesis. Annu Rev Cell Dev Biol 25 : 253-275, 2009
9. van Praag H, Kempermann G, Gage FH : Running increases cell proliferation and neurogenesis in the adult mouse dentate gyrus. Nat Neurosci 2 : 266-270, 1999

Box ① 해마와 노벨상

예전에 '뇌는 청년기에 완성되고, 그 이후에는 신경세포가 새로 생기지 않는다'는 '카할의 도그마'를 믿었던 시대가 있었다. 이 교의를 뒤집은 발견은 사실 1962년에 보고되었다. 쥐의 해마에서 뉴런 신생이 일어나고 있음을 Altman J가 Science지에 보도했던 것이다.[2] 그러나 당시는 신경줄기세포라는 개념이 없던 시대였기 때문에 있을 수 없는 일이라고 받아들여지지 않았고, 이는 30여 년간 무시되었다.

1998년에 이르러 Gage FH 등이 동물 뇌에서 신경 신생이 있음을 보고했고,[4] 또한 Eriksson PS 등은 인간 성인 뇌의 해마 치상회에서 신경 신생이 있음을 보고했다.[3] 살아있는 인간 뇌에 대해 신경재생능력을 증명하는 것은 불가능에 가까웠지만, 설암 말기 환자가 사후 뇌 부검을 허락해 준 덕분에 증명이 가능해졌다. 생전에 종양의 측정을 위해 투여된 약물이 세포 분열의 표식으로 입증된 것이다. Gage 등의 발견이 기점이 되어 현재는 인간 배아줄기세포(ES 세포) 등 중요한 연구가 계속 발전하고 있다.

해마는 과학 분야에서 화두가 되는 부위로 노벨 생리의학상의 수상이 이어지고 있다. Colombia 대학의 Kandel 교수는 동물 무순류(Aplysiomorpha)를 이용하여 기억/학습의 메커니즘을 분자 · 세포 수준에서 밝혀내 2000년에 수상했다.

London 대학의 O'Keefe 교수는 실험용 쥐의 해마 CA1 region에 '장소 세포'가 있어서 자신이 지금 있는 공간의 위치를 알리는 것을 발견했다. 그의 제자인 Moser 부부는 후내피질에 '격자세포'가 존재한다는 사실을 보고했으며[1] 2014년에 사제 3명이 수상했다.

후내피질의 격자 세포와 해마의 장소 세포의 상호작용에 의해 자신이 지금 있는 장소, 앞으로 향하는 방향이나 거리가 파악되어 공간인식이 이루어진다는 것을 알게 되었다. GPS가 해마와 후내피질에 있어서 네비게이션처럼 공간인식을 하고 있는 듯하다. Moser 부부는 주행 시의 속도를 알리는 '속도 뉴런'의 존재도 보고했다.

어떤 일을 상기할 때 '언제', '어디서', '누구와', '어떤 냄새'였는지 그 장소의 정경이 기억날 때가 있다. '어디서'를 기억하는 것이 장소 세포이며 '언제'를 기억하는 시간 세포도 발견된다. 실험용 미로에 동물을 달리게 하면 직선 통로를 달릴 때 발화하는 장소 세포가 있고, 모퉁이에 왔을 때 발화하는 다른 장소 세포도 있다. 움직임을 멈췄을 때 이들 세포의 발화가 뇌내에서 재현되고, 기억이 고정되는 것으로 보인다. 조금 전 직선 통로를 지난 것, 모퉁이를 우회전한 기억이 고정된다. 다시 같은 지점에 섰을 때 '언젠가 왔던 길'로 기억이 되살아난다.

1. Abbot A : Neuroscience : Brains of Norway. Nature 514 : 154-157, 2014
2. Altman J : Are neurons formed in the brains of adult mammals? Science 135 : 1127-1128, 1962
3. Eriksson PS, Perfilieva E, Björk-Eriksson T, et al : Neurogenesis in the adult human hippocampus. Nat Med 11 : 1313-1317, 1998
4. Gage FH : Neurogenesis in the Adult Brain. J Neurosci 22 : 612-613, 2002

V 고령자와 근감소증

1. 근감소증 - 죽음의 위험

인류가 이전에 한 번도 경험해 보지 못한 초고령 사회[주1)]가 도래하면서 고령자의 근감소증(sarcopenia)이 사회 문제가 되고 있다. 인구가 집중된 도시의 병원에서는 휠체어와 간병인들이 넓은 대기실에 가득하며, 그 대부분은 고령자 간호와 병 간호이다.

근감소증이란 고령자의 골격근량 감소와 근력 저하의 병태를 가리킨다.

깁스 착용 시나 장기 입원 등의 안정 시에는 젊은이에게도 폐용성 근위축(비활동성 위축)이 일어난다. 그러나 이것은 근의 비동화(inactivation)가 해제되고, 근수축이 시작되면 회복된다. 반면, 근감소증에서는 골격근의 위축이 불가역적으로 진행되어 죽음의 위험을 동반한다. 폐용성 근위축과는 기전이 다른 근위축이 근감소증이다.

여기에서는 최신의 신경 과학에 의해서 밝혀진 근감소증의 기전을 분자 · 유전자 수준에서 다룰 것이다. 근수축 시에 발현하는 PGC1-α와 텔로미어, 만성염증과의 관계에서 근감소증의 기전에 접근하려고 한다.

근감소증(sarcopenia)의 어원은 그리스어의 sarx(근육)와 penia(상실)이다.[6)] 유럽 고령자 근감소증 워킹그룹(European Working Group on Sarcopenia in Older People : EWGSOP)의 정의에서는 '노화에 따른 골격근량의 감소와 근력 저하가 전신으로 진행되는 증후군으로 신체기능과 삶의 질 저하, 죽음의 위험을 수반하는 것'[2)]으로 되어 있다. 2009년에 노인 의학과 각 영역의 연구자들이 모여 허약성(frailty), 근량의 감소, 근력의 저하에 관한 진단 지표에 일정한 합의가 이루어졌다.[2)]

근감소증 발병의 원인이 되는 것은 노화에 따른 쇠약, 전신의 만성염증, 인슐린 저항성, 내분비계의 기능 저하, 저영양 등이지만 구체적인 계기는 대퇴골 근위부 골절이나 요추 압박 골절로 인한 침대 생활, 복부 암수술, 고령의 독거인에게서 나타나는 저영양, 우울증이나 치매로 인한 은둔 등이 있다.

주1 : 고령자의 비율이 7%를 넘으면 고령화 사회, 14%를 넘으면 고령 사회, 21%를 넘으면 초고령 사회라고 불린다. 일본에서는 65세 이상이 2013년에 3,186만 명으로 고령화율 25%를 넘었다. 그러나 일본노년학회와 일본노년의학회는 2017년에 '고령자의 정의를 75세 이상으로 하자'고 제안하였다. 유엔 보고서가 고령자를 65세 이상으로 정의한 1956년 당시에 비해 현재의 고령자는 심신이 모두 젊다는게 새로운 제안의 이유이다. 2016년 7월의 일본 인구를 연령대 별로 보면 ① 0~64세가 9,256만 명으로 전체의 72.9%, ② 65~74세가 1,768만 명으로 13.9%, ③ 75세 이상이 1,676만 명으로 13.2%이다(총무성 발표). 새로운 제안에 따르면 고령자는 ③의 1,676만 명으로 고령화율 13.2%가 된다.

'나는 몇 살까지 독립적인 생활을 할 수 있을까?' 초고령 사회에서는 누구나 이런 불안을 안고 끊임없이 자신에게 다가 올 위기를 생각하고 있다. 근감소증에 관한 영어 논문 수는 1994년에 4편, 2006년에 140편에 불과했지만 세계 각국의 관심을 반영하여 2016년 말에는 1,018편에 이르고 있다. 논문의 내용은 근감소증이 어느 시점까지 예방 가능한지, 어떤 개입이 효과적인지, 근감소증의 기전은 무엇인지 등이다.

2. 근감소증의 진단

EWGSOP에서는 고령자의 보행 속도, 근량, 악력에 대해서 근감소증의 진단 지표를 나타내고 있다.[2] 진단 지표는 대략적으로 ① 65세 이상의 고령자로 누워만 있고, 혼자서 의자에서 일어날 수 없는, ② 보행 속도가 0.8m/초 이하이며, ③ 악력이 일정한 기준치에 이르지 못하며, ④ 이중에너지 X선 흡수법(dual energy X-ray absorptiometry : DXA)으로 측정한 근량이 기준치에 미달하는 것이다.

일본인의 근감소증 평가에 대해서는 전신의 DXA 측정값에서 산출한 골격근 지수나 일상생활의 동작(일어나기, 보행, 계단 오르기)에 필요한 근력값[8] 등의 참고치가 있다. 또한, 보행 속도가 파란 신호등에 길을 건너갈 수 있는 최소한의 필요 속도(0.8m/초) 이하로 떨어지면 수백 미터를 걷는 것만으로도 어려움을 느껴 외출을 꺼리게 되고, 집에 틀어박히게 되는 등 근력이 급락하는 한계점을 나타낸 조사[9]도 기재되어 있다. 고령자의 생활 활동을 구체적으로 부각시킨 보고가 흥미롭다.

근감소증은 근육운동 재활을 통해 방지할 수 있는지, 어느 시점이 되어야 회복이 가능한지, 미국에서는 근육운동에 의한 개입에 관해 대규모 조사가 이루어지고 있다.[5] 70~89세의 노쇠한 피험자가 조사 대상이 되어 400m 정도를 간신히 15분 이내에 걸을 수 있다는 보행 능력의 한계를 기준으로 조사가 이루어졌다. 대상자에 대해 일주일에 150분간의 보행과 균형 운동을 2.6년에 걸쳐 실시한 결과, 자력으로는 움직일 수 없는 자립 장애인의 발생률이 운동군(818명)에서는 30.1%로, 운동을 하지 않은 대조군(817명)보다 5% 낮았다고 보고되었다.

이 조사에서 피험자를 선정한 기준이 '400m를 15분 이내에 걷는 것'이라는 자체가 한숨이 나오는 수치이지만 불과 1~2주간의 근육운동 부족으로 놀라운 보행 곤란에 빠지는 것이 고령자들이다. 이 연구에는 근육운동의 실시와 그 효과를 알아보기 위해 다수의 의사들과 연구자들이 나라 전역에 걸쳐 동원되고 있다. 그러나 재활의 개입은 근위축이 덜 진행된 초기 단계에서만 바람직하다는 한계를 보이는 결과가 나왔다. 근육의 쇠약이 진행된 후의 회복은 이처럼 어려운 것이다.

미국 솔트레이크 대학교에서는 60~75세의 건강한 피험자를 대상으로 침대 생활로 인한 하지의 근량과 근강도의 저하를 젊은 피험자(18~35세)와 비교하는 실험을 했다.

고령의 피험자군에서는 5일간의 침대 생활을 계속하는 것만으로도 근량과 근강도가 저하되고, 재활(근육운동 강화와 영양 추가)을 실시해도 근육 회복도는 작아 실험 전의 수준으로 회복하는 데 긴 시간을 요했다.[12] 일상생활을 하는데 지장이 없는 생활 자립자라도 60~75세의 나이로 5일간 침대 생활을 하면 근단백질의 분해량은 생산량을 크게 웃돈다. 근감소증의 기전에는 근단백질 분해 외에 만성염증도 추가되어 있는데, 다음 항에서 기전을 자세히 살펴보자.

3. 근감소증의 기전

근감소증의 기전은 '폐용성 근위축의 기전'[10]에 '텔로미어의 단축을 수반하는 노화의 기전'[4, 7, 11]이 중복되어 발생하는 것으로 생각된다. 우선 폐용성 근위축의 기전을 설명하고, 이어서 노화의 기전을 설명할 것이다.

근조직에서는 근단백질의 생성과 분해의 균형이 거의 일정하게 유지된다. 근단백질의 생성량이 적고, 분해량이 생성량을 초과하면 근위축이 일어난다. 깁스 착용이나 장기 입원 등 근육의 비동화(inactivation)로 생기는 폐용성 근위축은 잘 알려져 있다.

골격근의 근단백질 생성에 관여하는 것은 근육운동 시에 발현하는 공활성인자이다. 대표적인 전사조절인자는 PPAR-γ(peroxisome-proliferator-activated receptor-γ)와 그 공활성인자 PGC1-α이다. PGC1-α는 골격근이 수축하면 발현된다. 그리고 근섬유 유전자의 전사와 번역이 진행되면 근섬유 단백질이 생성되고, 근섬유 수가 증가하여 근량이 커진다.

근섬유는 뼈에 약간 신장된 상태로 부착되어 있어 운동할 때 관절의 역동적인 움직임에 맞춰 단축과 신장을 반복하지만 몸의 움직임이 정지되면 원래의 신장된 상태로 돌아온다. 이때 근방추는 근섬유의 길이 정보를 척수운동뉴런에 전달한다.

근육을 움직이지 않고, 근방추를 기능시키지 않는 상태로 있으면 척수의 운동뉴런 활동이 저하되어 근수축은 일어나지 않고 PGC1-α는 발현되지 않는다.[10] 따라서 근단백질의 분해량이 커지고, 근량이나 근력이 저하되는 폐용성 근위축이 일어난다.(그림 7.11a)

근감소증에서는 폐용성 근위축 외에 텔로미어의 단축이라는 다른 기전이 중첩되어 불가역적으로 근육의 허약성, 근량의 감소, 근력의 저하가 진행된다(그림 7.11b). 텔로미어란 염색체 말단에 있는 캡 모양 구조를 말하며, 반복 배열 DNA와 핵단백질로 이루어져 있다.[3] 염색체가 외부환경과 세포 내 스트레스로부터 손상되는 것을 막는 장치이지만, 세포가 분열할 때마다 텔로미어는 단축된다. 촛불이 타면서 짧아지듯이, 길이가 한계에 이르면 엄연한 세포사(apoptosis)가 일어난다.

텔로미어의 길이는 노화를 반영하는 지표이지만 만성염증이 있는 경우도 단축되기[3] 때문에 젊

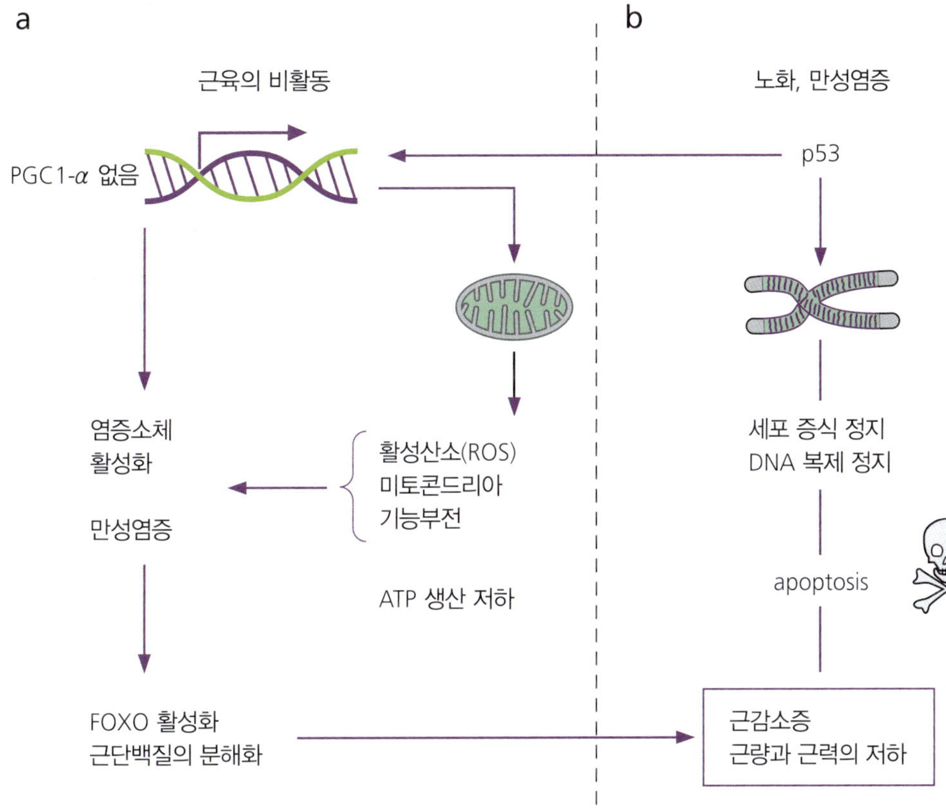

그림 7.11 근감소증의 작업 가설

근감소증은 폐용성 근위축의 기전 a와 노화의 기전 b가 중복되어 생긴다.

a : 골격근은 미토콘드리아를 많이 포함하고 있기 때문에 활성산소(ROS)에 의한 손상을 받기 쉬우며, PGC1-α 발현이 없으면 ROS를 억제할 수 없다. 손상된 근세포에 대하여 대식세포가 인플라마솜을 형성하고, 염증성 사이토카인을 방출하는 만성염증이 확대된다. 근량과 근력이 격감하고, 근수축 에너지가 저하된다. 근위축 유전자에 의해서도 근단백질 분해가 진행된다.

b : a에서 생긴 만성염증이 텔로미어를 손상시켜 단축시킨다. 텔로미어 기능이 저하되면 p53이 작용하여 근세포로 apoptosis가 유도된다. p53이 작용할 때 PGC1-α는 발현이 억제되므로 근세포는 회복되지 않으며 노화가 가속화된다.

(半場道子 : 運動器のサイエンス第 8 回. 運動器活動は慢性炎症を抑制する. 臨整外 49 : 1016-1018, 2014)

은 사람도 짧아질 수 있다. 텔로미어 기능이 저하되면 p53(전사활성제어인자)[주2)]이 작용하여 근세포의 증식과 DNA 복제를 정지시킨다. 정지에 의해 DNA가 복원되면 세포 주기는 회복되지만 복원하지 못하면 아포토시스가 일어난다.

주2 : p53은 유전자의 발현 조절, 세포주기 정지, apoptosis 제어, 항종양 활성, DNA 복원, 혈관신생 억제, 세포증식 제어, 게놈 안정화, 숙주 면역 제어 등 중요하고도 다양한 생리 기능을 유도한다.

p53이 작용할 때 PGC1-α의 발현은 억제된다. PGC1-α의 발현이 없는 상태에서는 독성 있는 활성산소(ROS)를 억제할 수 없다.[7, 10] 근세포는 미토콘드리아를 많이 포함하고 있기 때문에 활성산소에 의해 특히 손상되기 쉽다. 손상된 근세포 DNA나 ROS에 대하여 대식세포 등 면역세포는 만성염증을 일으켜 염증소체(inflammasome)를 형성하고, 더불어 염증성 사이토카인(IL-1β, IL-6, TNF-α)을 방출하여 만성염증을 확대시킨다. 또한, 근위축을 일으키는 특이적 유전자(forkhead box : FOXO)도 억제할 수 없으므로 근단백질 분해는 급속히 진행된다.

이와 같이 폐용성 근위축의 기전과 노화의 기전 두 가지가 중첩되어 근감소증에 이르는 것으로 생각된다. 만성염증이 노화를 앞당긴다는 것은 임상에서도 보고되었으며, 고령자에서는 만성질환 하나만 있어도 다장기의 노화나 근감소증이 가속화된다.[11] 근감소증의 기전에는 유전자다형 등의 요인, 위성줄기세포, 저영양도 크게 관련되어 있다. 그러나 간단한 도해에는 이를 표시하지 않았다.

근감소증의 치료법에는 운동요법,[5), 13] 항염증제,[3] 영양 강화 등이 있다. 줄기세포를 이용한 근조직 재생의 연구[1]도 시작되고 있지만, 임상응용이 궤도에 오르려면 상당한 시간이 걸릴 것으로 예상된다. 고령자는 무릎이나 허리에 약간의 통증만 있어도 보행을 최대한 피하려고 한다. 잠시 동안의 근활동 부족으로 심각한 보행 곤란에 빠지는 것을 감안하면 고령자용 근력운동[13]이 충분히 이해되고, 영양을 포함한 초기부터의 예방책이 사회에 보급되기를 바라지 않을 수 없다.

❖ 참고문헌

1. Berardi E, Annibali D, Cassano M, et al : Molecular and cell-based therapies for muscle degenerations : a road under construction. Front Physiol 5 : 119, 2014
2. Cruz-Jentoft AJ, Baeyens JP, Bauer JM, et al : Sarcopenia : European consensus on definition and diagnosis : Report of the European Working Group on Sarcopenia in Older People. Age Ageing 39 : 412-423, 2010
3. Jurk D, Wilson C, Passos JF, et al : Chronic inflammation induces telomere dysfunction and accelerates ageing in mice. Nat Commun 2 : 4172, 2014
4. Meng S-J, Yu L-J : Oxidative stress, molecular inflammation and sarcopenia. Int J Mol Sci 11 : 1509-1526, 2010
5. Pahor M, Guralnik JM, Ambrosius WT, et al : Effect of structured physical activity on prevention of major mobility disability in older adults. The life study randomized clinical trial. JAMA 311 : 2387-2396, 2014
6. Rosenberg IH : Sarcopenia : origins and clinical relevance. J Nutr 127 : 990S-991S, 1997
7. Sahin E, Colla S, Liesa M, et al : Telomere dysfunction induces metabolic and mitochondrial compromise. Nature 470 : 359-365, 2011

8. 真田樹義, 宮地元彦, 山元健太·他 : 日本人成人男女を対象としたサルコペニア簡易評価表の開発. 体力科学 59 : 290-302, 2012
9. 下方浩史, 安藤富士子 : 日常生活機能と骨格筋量, 筋力との関連. 日老医誌 49 : 195-198, 2012
10. St-Pierre J, Drori S, Uldry M, et al : Suppression of reactive oxygen species and neuro-degeneration by the PGC-1 transcriptional coactivators. Cell 127 : 397-408, 2006
11. Suram A, Kaplunov J, Patel PL : Oncogene-induced telomere dysfunction enforces cellular senescence in human cancer precursor. EMBO J 31 : 2839-2851, 2012
12. Tanner RE, Brunker LB, Agergaard J, et al : Age-related differences in lean mass, protein synthesis and skeletal muscle markers of proteolysis after bed rest and exercise rehabilitation. J Physiol 593 : 4259-4273, 2015
13. 都竹茂樹 : 高齢者の筋力トレーニング安全に楽しく行うための指導者向け実践ガイド. 講談社, 東京, 2013

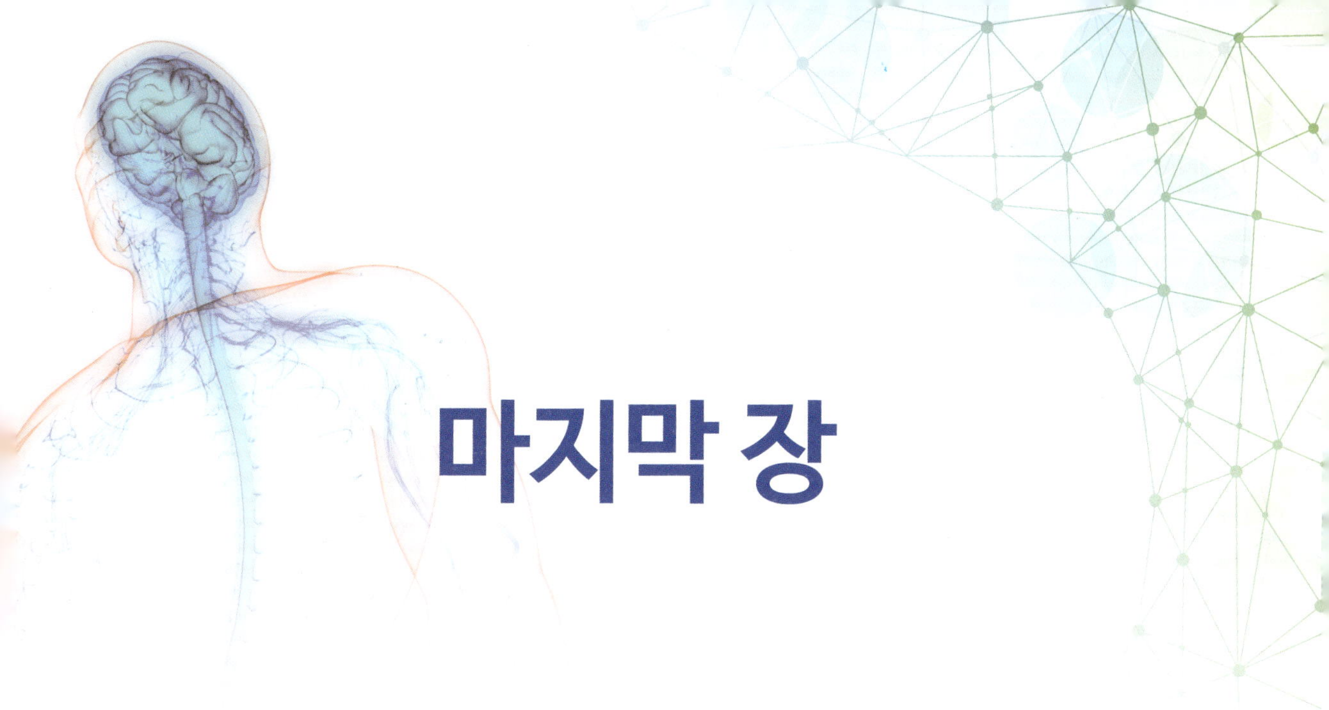

마지막 장

1. 만성통증의 수수께끼 풀이와 진화의 계보 - 고대 바다에서 우주 정거장으로

이 책은 오래전부터 인류를 괴롭혀 온 만성통증의 수수께끼 풀이에 대해 설명했다.

만성통증의 뇌내 기전은 노스웨스턴 대학의 Apkarian 그룹, 옥스퍼드 대학의 Tracy 그룹에 대한 연구를 중심으로 추진되어 왔다. fMRI나 PET를 이용한 뇌 영상 분석에서 만성요통, 섬유근육통, 복합부위 통증증후군 등의 뇌내에서는 뇌 구조의 변화와 기능저하가 일어나고 있는 것으로 나타났다. 한 마디로 말하면 '만성통증은 뇌'라는 결론이 지어지는데, 이 수수께끼 풀이에는 뇌 신경계의 진화 계보가 관련되어 있다.

사람은 수억 년이라는 진화의 계보를 신체 구성에 집약하여 살고 있다.

2장에서는 말초감각신경종말을 시점, 정수리에 있는 체성감각영역을 종점으로 '통증의 정보전달계'를 개략적으로 설명했는데, 사람의 신경계와 혈관의 경로는 수억 년이나 옛날의 선조, 수생생물의 신체를 원형으로 한다. 생명이 탄생한 고대의 바다, 바닷물과 민물이 뒤섞인 하구에 살았던 생물의 신체 구성이 기본형이다.

감각신경종말은 외부 환경의 자극 에너지를 전기 신호로 변환하는 변환기(transducer)라고 설명했으나, 어류에서는 Aδ-신경섬유가 화학적/기계적/열자극에 반응하는 폴리모달 수용기로서 작용하여 도피 반사를 일으킨다. C-신경섬유는 포유류보다는 훨씬 적지만 어류의 신경계는 그 후에 육지로 올라와 진화한 척추동물의 감각신경계의 원형이 되었다.

선조는 공룡시대를 쥐와 같은 작은 동물로 살아갔으며, 하등 포유류에서 영장류로 진화한 것은 약 6,500만 년 전이었고, 침팬지 계통에서 인류로 나뉘어진 것은 약 700만 년 전이다. 그리고 원숭이, 원인, 구인, 신인으로 진화하여 약 20만 년 전에 현생인류 호모 사피엔스가 탄생했다고 한다.

따라서, 사람의 뇌에서는 계통 발생상의 여러 층을 볼 수 있다. 최하층에 '생존뇌'라고 불리는 원시피질(archicortex)이 있어 생명유지 기능을 담당하고, 그 위에 구축된 '정동뇌'라고 불리는 고피질(paleocortex)이 원시적인 본능 행동, 종의 보존, 쾌/불쾌정동을 담당하고 있다. 호모 사피엔스가 되어 현저하게 발달한 신피질(neocortex)은 최상층에 있으며 사고, 창조, 상상, 언어, 미래 예측, 사회적 교류 등 고도의 정신 활동을 담당하고 있고, 그 때문에 '사고뇌'라고도 한다.

이제 상공 10km 높이에는 여객기가 오가고, 400km에는 우주비행사가 있는 국제우주정거장이 있다. 현대인은 고도로 진화한 신피질을 활용하여 우주에도 진출했지만, 그 생명의 근원적 유지는 피질하에서 활동하는 생존뇌와 정동뇌에서 무수한 투사를 받으며 지지받고 있다. 창업한지 오래된 노포 여관에 고층 신관과 별관이 아름답게 증개축되어 있지만 내부적으로는 옛날 그대로의 견습생과 직원, 지배인이 밤낮없이 일하며 한순간의 실수도 없이 노포를 유지하고 있다고 비유할 수 있을 것이다.

통증신호가 닿으면 고층에 있는 대뇌피질감각영역은 정밀한 국재성을 발휘하여 어디에 어떤 통증이 있는지 '감각'을 검출한다. 그러나 '구관'의 변연계에 있어서 통증신호는 '생명의 중대사를 알리는 긴급벨'이다. 가혹한 자연환경에서 육식동물에게 겁을 먹은 황야 그대로, 편도체는 부(불쾌)정동을 일으키고 본능적인 공포나 불안감을 가미하여 기억회로로 보낸다. 생명을 유지하는 데 있어 통증은 단순한 '감각'이 아닌 '고통'인 것이다.

극심한 고통을 겪은 사람이 '통증에는 나락으로 빠져드는 것 같은 힘이 있고, 이성을 초월한 고통은 마음을 굴복시킨다'고 말하는데, 이는 바로 뇌내 활동을 반영한 말일 것이다. 편도체 등 변연계 회로망에 이상 흥분이 일어나면 신피질에 의한 이성은 이 폭주를 억제할 수 없다.

5장의 그림 5.1은 급성통증 회로망에서 만성통증 회로망으로의 이행을 나타낸다(p78). 아급성 통증의 단계에서는 시상이나 대뇌피질감각영역에 활성을 보이는데 비해, 만성통증으로 이행한 후에는 시상이나 대뇌피질감각영역에 활성이 없다. 정동뇌의 회로망에 활성을 보일 뿐이다. 그러나 여전히 '아프다'고 호소하는 것이다. 이러한 통증에는 당연히 소염진통제나 신경차단이 효과가 없다.

남북전쟁 시대의 의사였던 Mitchell은 만성통증의 단계가 되면 불안 경향과 과민성이 더해져 사람이 변한 것처럼 겁이 많아진다고 뛰어난 관찰력으로 지적했다. '통증의 수수께끼'라고 불리던 만성통증의 수수께끼는 뇌내 회로망의 변화에서 비롯되었던 것이다.

이와 같은 중요한 지견을 얻은 것에 기반하여 만성통증 치료에는 약물요법, 인지행동요법, 마음챙김, 뇌자극 치료법 등이 개발되어 왔으며, 이 치료들은 환자의 불쾌정동을 억제하고 증상을 개선시키며, 뇌 영상에서도 신경핵의 회백질 밀도 감소를 회복시키고 있다. 고대부터 인류를 괴롭혀 온 만성통증의 매커니즘은 이렇게 점차 뚜렷해지고 있으며 향후 의료의 근간은 사람의 정동에 초점을 두고 재정립될 것으로 생각된다.

이상, 불쾌정동과 만성통증의 관계에 대해 집중적으로 언급했지만 변연계는 쾌정동도 일으킨다. 쾌정동의 회로망을 강화하고, 만성통증을 억제하는 연구도 진행되고 있는데 다음 장에서는 쾌정동과 불쾌정동 회로망의 이항 대립과 우리가 희망을 품는 것의 의의에 대해 언급하고 싶다.

2. 쾌정동과 불쾌정동에 초점을 맞춘다 - 향후 의료의 근간

이 책에서는 만성통증의 근저에 있는 불쾌정동, 원시적 공포와 불안의 회로망과 쾌정동이 담당하는 역할에 대해서 설명했다. 불쾌정동은 황야에 살고 있는 야생 시대에 위험을 미연에 감지하고 주의깊게 살피며, 미연에 회피해 생명을 유지하는데 필수적이었다. 이에 비해 쾌정동은 생존에 필수적인 먹이, 물, 교미 대상과 무리의 동료들에게 이를 '쾌'라고 평가해 접근 행동을 하게 하는 본능적인 정동으로 발달했다. 둘 다 개체의 생존 유지와 종의 보존을 도모하는 데 필수적이며 자연계에서의 생존은 둘 사이 이항 대립 균형 위에 성립한다.

통증이 난치성 통증으로 바뀔지, 회복되어 평온한 일상으로 돌아갈지 최초의 갈림길은 아주 작은 곳에 있다고 필자는 생각한다. '지금의 통증이 괴롭지만 좋아질 것이다', '극복할 수 있다'라고 볼 것인지, '나는 절대 못 참겠다', '수술요법이나 약물요법도 더 나쁜 결과를 낳을 것이다'라고 볼 것인지는 순간적인 작은 차이처럼 보인다. 그러나 불쾌정동과 쾌정동 회로망의 균형은 여기서 깨지고, 그것이 장기적으로 지속되면 결국 뇌의 기능과 구조에 변화가 일어난다. 특히 dysfunctional pain에서는 병적이고, 과도한 불쾌정동의 회로망이 지배적이다. 파국적인 생각에 빠져 버리면 수술요법도 약물요법도 저항하여 회복하기 어렵게 되는데 이 같은 사실은 이 책에서 여러 번 언급된 사항이다.

플라시보 진통(placebo analgesia)에서 말한 것처럼(p42) 알약을 한눈에 본 후, 신피질이 '약물과 흡사하다'라고 인식하여 '진통효과가 있음에 틀림없다!'고 기대하는 순간, 피질하에 있는 여러 신경핵들이 일제히 활동을 시작한다. 중뇌의 복측피개영역에서는 도파민이, 전대상피질이나 변연계의 신경핵에서는 오피오이드가 분비되며 뇌간에서는 하행성 통증 억제계의 신경핵이 활성화된다. 이러한 피질하의 신경핵의 기능은 무의식적으로 일어나기 때문에 지금까지 그 활동을 파악하지 못했다. 기존에는 시각적으로 관찰할 방법이 없었을 뿐이고, 실제로는 빠르게 활동하고 있는 것이다.

비록 미미하더라도 마음에 기대나 희망을 품을 때 mesolimbic dopamine system은 자극되고, 근원적인 삶을 위해 본능적인 행동이 활발해진다. 정동 뇌도, 생존 뇌도 활발하게 움직이기 시작한다. 쾌정동 → 의욕 → 행동 → 기대의 사이클이 순환하면 생명 활동이나 창조 의욕은 왕성해지고, 이는 다음 행동을 일으키는 동기 부여가 되어 뇌 활동은 더욱 활발해진다. 희망과 기대를 품는 것 만으로도 정신과 신체의 기능은 확실히 되살아난다. 절망의 극치에서 헤어 나올 힘을 줄 수 있는 것은 희망이다. '희망이 뇌를 만든다'고 말하는데 이는 결코 잘못된 것이 아니라고 필자는 생각한다.

플라시보 효과를 내는 것은 약이나 주사만이 아니며 제사, 경전의 노래, 교회의 찬송가나 예배도 뇌 회로망을 활발하게 움직인다. 의사나 의료 종사자의 말과 표정은 특히 큰 영향을 주는 것 같다. 난치성 통증에 8년간 괴로워하며 자살 미수를 반복하던 섬유근육통 환자가 '이번 담당 의사는 자랑스런 아들을 쏙 빼닮았다'라고 전폭적인 신뢰를 보인 이래, 인지행동요법과 약물요법이 효과를 거두어 기적적인 회복을 이룬 예도 있다.

플라시보는 일본에서 위약으로 번역되었기 때문에 속임수라는 이미지가 있지만, 플라시보는 우리 자신의 뇌 기능이나 다름없다. Mesolimbic dopamine system은 갈망이나 삶의 의욕을 북돋는 쾌의 정동계이지만 측좌핵을 통해 사고나 인지기능을 담당하는 전두피질의 회로망과 결합되어 '자기 우월성의 착각'[주1)]도 확립시킨다.

'나는 우수하고, 강자이다'라는 우월성을 '착각'하는 것은 정신 건강을 유지하는 데 중요하다. 이 착각에 의해서 사람들은 자신의 미래 가능성을 믿고, 자존감을 가지며 희망과 목표를 향해 전진하는 자신을 우수하다고 평가할 때, 뇌에서는 도파민의 분비량이 급증한다.

만성통증 환자의 말인 '나는 무력하고 아무것도 할 수 없으며 무능하고, 비참하다'와 대비시켜 보면 도파민 시스템이 삶의 의욕에 얼마나 중요한 역할을 하고 있는지 새삼 느끼게 될 것이다.

격동하는 글로벌 경제 체제 속에서 생존 게임을 계속하는 현대의 사람들은 가혹한 심리적(사회적) 스트레스에 매일 노출되어 있다. 향락도, 스트레스도 과도하게 넘치는 사회에서는 육식동물이 사라지면 위기에서 해방된 야생시대보다 훨씬 큰 패배감과 고독감이 사람을 괴롭힐 수도 있다. 아주 작은 희망이나 기대라도 쾌정동 → 의욕 → 행동 → 기대의 사이클이 순환해 나간다면 정신과 신체의 기능이 되살아난다는 것을 기억하기 바란다.

3. 사람은 희망으로 산다

재앙을 입거나, 심각한 병에 걸리거나, 불행이나 끔찍한 사건은 누구의 인생에서도 한 번쯤은

주1 : 미국에서 유명대학의 교수들을 대상으로 자기 평가에 관한 조사를 실시했는데, '자신이 대학 중 가장 우수한 교수다'라고 평가하는 사람이 압도적으로 많았고, 그렇게 평가했을 때 뇌내에서는 도파민의 분비량이 급증했다. 겸허함을 미덕으로 하는 일본에서 유사한 조사를 실시한 결과도 비슷했다. 사람들은 작은 칭찬이라도 받으면 우월의식이 생기고, 우월의식은 희망이 되어 도파민 시스템을 활성화시킨다.

찾아오기 마련이다. 그러나 어떤 사람들은 재앙이나 불운에 기죽지 않고 밑바닥에서 다시 기어올라 자신의 인생을 몇 배나 더 크게 재건하고, 고통을 경험하면서도 이전의 창의력을 발휘하여 뛰어난 작품을 만들어 낸다. 반면에, 어떤 사람들은 절망의 구렁텅이에서 헤어나오지 못하거나 불쾌정동의 감옥에 갇혀 난치성 통증으로부터 회복하지 못한다. 이 둘을 나누는 첫 번째 차이는 아주 작은 곳에서 생긴다고 앞에서 말했다.

최근의 심리학과 정신의학의 연구에 따르면, 양자의 첫 번째 갈림길은 아주 작은 사소한 것에 있다. 그 갈림길은 일상적인 물건이나 사건을 어떻게 파악하는지, 본인의 의식과 무의식하 뇌 활동의 차이에 있다. 어떤 사건이 발생하는 순간, 작은 희망과 기대를 가지고 해결 방법을 찾으려고 하는 것과 '사태가 앞으로 더 악화될거야', '나는 운이 없어, 이런 일 하기는 힘들어, 싫어'라고 느끼는 것은 작은 차이인 것처럼 보인다. 그러나 장기적으로 보면 무의식적인 뇌 활동에 큰 영향을 미친다.

인간의 의식과 무의식하 뇌 활동이 뇌 영상검사의 진보에 따라 다양한 각도에서 파악할 수 있게 된 것은 실로 큰 진전이다. '분명히 다 잘 될거야'라고 희망적으로 생각할 때의 뇌 활 동 패턴은 상황을 호전시키는 방향을 모색하고 있으며 '사태가 더 악화될거야', '나는 항상 운이 없어'라고 부정적으로 전망할 때의 뇌 활동 패턴과는 다르다. 기쁨과 행복을 느끼는 뇌 회로망과 불안에 떨고 과도한 불쾌정동에 사로 잡혀있는 뇌 회로망 사이는 관여하는 신경핵이 다를 뿐만 아니라 장기적으로 뇌에 구조적인 변화를 일으키기 때문이다.

성경과 불교 설화에는 강한 희망과 독실한 믿음을 가진 사람이 죽음의 문턱에서 되살아난 기적이 종종 등장한다. 오 헨리의 '마지막 잎새'[주2)]에도 단 한 잎의 넝쿨에 살 수 있다는 희망을 걸어 죽음의 문턱에 있던 여인의 생명이 기적적으로 회복된다. 사람이 희망과 기대를 품을 때 그것은 엄청난 힘을 준다. 아주 작은 희망이나 기대만으로도 뇌 활동에 좋은 순환을 만들어 내면 면역력을 비롯한 생명 활동과 창의력이 눈부시게 활성화되기 때문이다.

프랭클의 '죽음의 수용소'[주3)]에는 나치의 강제 수용소에서 '수용소 노동자'로 분류되어 강제 노동에 종사한 사람들이 묘사되어 있다. '가스실 이송'은 면했지만 대량 살육된 동포의 시신 운반, 소각, 청소 등 처참한 노동을 겪어야 했고, 결국 자신도 가스실로 이송될 운명에 몰린 사람들이었다. 2차 세계 대전이 끝난 후에야 겨우 죽음을 면하고 살아 돌아온 사람들이 있었고, 정신과 의사 프랭클도 그 중 한명이었다.

주2 : O. Henry, 본명은 William Sydney Porter(1862-1910). 원제는 'The last leaf'. 여자는 심한 폐렴으로 살 기운을 잃고, 창밖의 담쟁이 덩굴잎이 다 떨어지면 자신의 목숨도 다한다고 생각한다. 폭풍우가 이틀 밤 휘몰아치면서 잎을 다 날려버렸지만 마지막 한 잎만은 남아 있었고, 용기를 얻은 여자는 기적적으로 완쾌한다. 그 잎은 늙은 화가가 그녀를 위해 벽에 그린 그림이었다.

주3 : 원제는 'Ein Psycholog Erlebt das Konzentrationslager'. 작가 Victor E. Frankl(1905-1997)은 비엔나에 살고 있는 정신과 의사였으나 1941년 체코의 테레지엔슈타트 강제 수용소로 끌려갔고, 이어 폴란드 아우슈비츠 강제 수용소로, 다시 독일의 다하우 강제 수용소로 이송되었다. 전쟁 종식으로 1945년에 해방되었다.

아우슈비츠 수용소가 인근의 빌케나우 수용소와 함께 홀로코스트의 상징으로 알려지게 된 것은 전체적으로 800만 명이라는 희생자 수는 물론, 10만 명 이상의 '수용소 노동자'들이 강제 수용소에서 살아남은 전후에 그 실상을 자세히 전했기 때문이다.

생환자에 대해서는 전후에 결성된 조사단에서 여러 가지 질문이 있었다. '지옥의 극치를 맛봤고, 절망한 나머지 고압선을 스스로 건드려 죽음을 택한 동료들도 많았던 가운데 어떻게 자신의 마음을 추스리며 살아 남았는가?'라는 질문에 대해 모두에게 공통된 대답은 '오직 한결같은 희망이었다'라고 말했다. 몇몇 답변은 '아내를 꼭 보고 싶었다', '집필 중인 저서를 완성하고 싶었다' 등 여러 가지 이유가 있었지만 대부분의 공통적인 답변이 '한결같은 희망'이었다는 것은 주목할 만하다.

희망하고, 기대하는 것. 그것이 바로 우리의 조상 호모 사피엔스가 6만 년 전에 아프리카를 떠나 미지의 대륙에 발을 디딘 원동력이었다고 생각된다. 동아프리카에서 중동으로, 호주로, 유라시아 대륙의 횡단으로, 베링 해협을 넘어 북미로, 그리고 마침내 남미의 남단에까지 도달한 원천, 그것은 바로 희망이었다.

육식동물이 살고 있는 미개지에 들어가 전염병과 싸우고 혹한의 긴 여행과 굶주림을 견뎠던 조상들이 민족 별로 엮어낸 신화와 전설은 무수히 존재했을 것이다. 그 중 하나인 그리스 신화[주4)]에서는 이야기의 제2장에서 '희망'이 언급되어 있다. '희망'이야말로 인간 삶의 궁극적 진리로서 전승되어 온 신화 중 그 한 구절을 인용하여 이 책을 끝내고자 한다.

> 판도라가 뚜껑을 열고 안을 들여다보니, 항아리 속에서 엄청난 재앙과 질병(육체적인 것은 통풍, 류머티스, 산통이, 정신적인 것은 질투, 원한, 복수 등)이 튀어나와 멀리 퍼져버렸다. 판도라가 서둘러 뚜껑을 닫았지만, 모든 재앙은 이미 흩어진 뒤였다. 그러나 항아리 바닥에 딱 하나 남아 있는 것이 있었다. 그것은 바로 희망이었다.
>
> 오늘날까지 우리가 어떤 재난을 당하더라도 희망만큼은 결코 우리를 버리지 않을 것이고, 우리가 희망을 잃지 않는 한 어떤 불행도 우리를 몰락시킬 수 없을 것이다.
>
> - 'The Age of Fable' (Thomas Bulfinch)

주4 : 원제는 'The Age of Fable'(1855년). 작가는 Thomas Bulfinch(1796-1867). 일본어 번역에는 '그리스 로마 신화-인도 북유럽 신화'(노가미 야요이코 번역, 이와나미 서점 1978년) 등 다수 있다. 신화 제2장에서는 다양한 재앙의 필두로 통풍, 류머티즘 등의 '통증'을 들고 있으며 당시 사람들의 통증에 대한 두려움을 이야기하는 것으로써 주목된다.

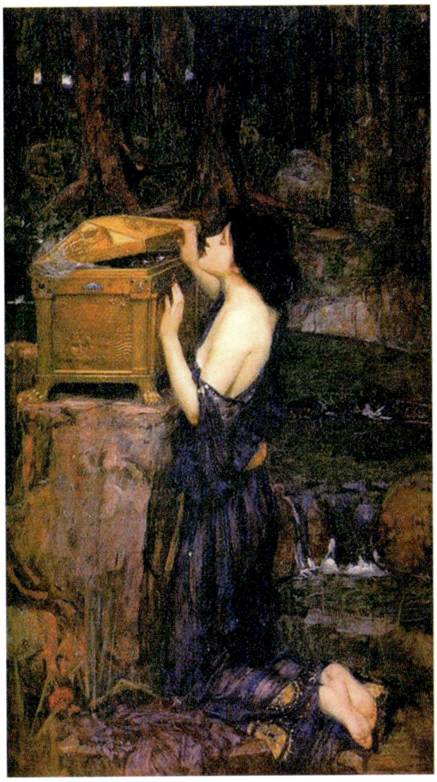

Pandra Waterhouse JW

찾아보기

한글

ㄱ·ㄴ·ㄷ·ㅁ

ㅂ·ㅅ·ㅇ

N · P · R · S · T · V

기 타